Rosemary A. Payne

Entspannungstechniken

Rosemary A. Payne

Entspannungstechniken

Ein praktischer Leitfaden für Therapeuten

Übersetzt von Markus Vieten

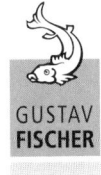

GUSTAV
FISCHER

Lübeck · Stuttgart · Jena · Ulm

Zuschriften an:
Hans Reuter, Lektorat Fachberufe, Fleischhauerstr. 37, 23552 Lübeck

Originalverlag:
Churchill Livingstone, 102-108 Clerkenwell Road, London, EC 1M 5SA,
United Kingdom

Originaltitel:
Relaxation techniques

Übersetzt von:
Markus Vieten, Brüsseler Ring 37-C, 52074 Aachen

Die Deutsche Bibliothek - CIP-Einheitsaufnahme

Payne, Rosemary A.:
Entspannungstechniken: ein praktischer Leitfaden für Therapeuten/
Rosemary A. Payne. [Übers. von Markus Vieten] - Stuttgart; Jena;
Lübeck; Ulm: G. Fischer, 1998
    Einheitssacht.: Relaxation techniques <dt.>
    ISBN 3-437-45660-1

© Gustav Fischer Verlag, Lübeck Stuttgart Jena Ulm, 1998
Wollgrasweg 49, 70599 Stuttgart
Lektorat: Hans Reuter, Lübeck
Druck und Bindung: Thomas Müntzer, Bad Langensalza
Umschlaggestaltung: SRP GmbH, Ulm
Titelphotographie: Hubert Durtz, MEV Verlag Augsburg
Gedruckt auf: 100 g/m^2 Praximatt

Inhalt

Zweiter Teil: Körperliche Entspannungstechniken

Dritter Teil: Meditative Entspannungstechniken

Vierter Teil: Verschiedenes

Vorwort

Als ich vor einigen Jahren einen Vortrag über Entspannungstechniken hielt, wurde ich von einem Sozialarbeiter gefragt, ob die Techniken, über die ich referierte, in einem einzigen Buch gebündelt zu finden seien. Ich sagte ihm, daß ich kein solches Buch kennen würde. Seitdem wurden mir bei verschiedenen Gelegenheiten von ganz unterschiedlichen Seiten ähnliche Fragen gestellt. Gibt es ein Buch, das sich mit der praktischen Seite von Entspannungstechniken befaßt? Lassen sich die Details der Methoden alle unter einen Hut bringen?

In vielen Büchern ist von Entspannungstechniken die Rede ohne sie jedoch zu vertiefen, außer wenn sich die gesamte Arbeit mit einer einzigen Technik befaßt. Offenbar gab es hier eine Lücke, die es zu füllen galt.

Man nimmt an, daß 80% der modernen Erkrankungen streßbedingt sind (Powell & Enright 1990) und daß streßbedingte Erkrankungen wenigstens 75% der Allgemeinarztkonsultationen ausmachen (Looker & Gregson 1989). Während man in zunehmendem Maße über Sicherheit, Wirksamkeit und Kosten psychotroper Medikamente beunruhigt ist (Sibbald et al. 1993), besteht ein wachsendes Interesse an nicht-medikamentösen Behandlungsmethoden, zu denen auch die Entspannungstechniken zählen.

Dieses Buch richtet sich an Beschäftigungstherapeuten, Sozialarbeiter, Pflegepersonal und Sprachtherapeuten, aber auch Allgemeinärzte und Psychologen werden es hilfreich finden. Es kann auch von Laien verwendet werden, da der Stil umgangssprachlich gehalten wurde.

Für die Auswahl der Techniken war die Praktikabilität ein wichtiger Faktor. Somit finden Sie hier keine Techniken, die einer besonderen Ausstattung oder spezieller Erfahrung bedürfen. Die ausgesuchten Methoden eignen sich ferner zur Durchführung in Kleingruppen.

Das Buch beginnt mit einigen theoretischen Betrachtungen zu Streß und Entspannung. Es folgt ein Kapitel zu den allgemeinen Rahmenbedingungen, die auf alle Methoden anwendbar sind. In Kapitel 3 wird der Streß diskutiert, beginnend mit einem neuerlichen theoretischen Abschnitt und der anschließenden Betrachtung verschiedener Bewältigungsstrategien. Die folgenden 18 Kapitel behandeln jeweils eine Entspannungstechnik. Zwölf Kapitel widmen sich eingehend körperlichen oder „muskulären" Techniken, sechs Kapitel behandeln meditative Methoden. Zum Umgang mit stressenden Situationen schließt sich ein Kapitel über Situativtechniken an, die sich von zuvor beschriebenen Techniken ableiten. Entspannung im Rahmen der Geburtsvorbereitung ist Gegenstand des 23. Kapitels, da Entspannung auf diesem Gebiet eine große Rolle spielt. Kapitel 24 widmet sich der Meßbarkeit von Entspannung. Das letzte Kapitel behandelt einige bis dahin noch nicht erörterte Themen, nämlich die Beziehungen der verschiedenen Entspannungsmethoden untereinander, die Möglichkeiten der Kombination verschiedener Techniken und einige nicht behandelte Methoden. Körperliche und psychische Erkrankungen werden in diesem Rahmen nicht besprochen.

Methoden, deren Hauptanliegen die Entspannungsförderung ist, werden als primäre Techniken bezeichnet, wozu die körperlichen Methoden ebenso wie das autogene Training gehören. Wenn Entspannung nicht das oberste Anliegen ist, werden die Methoden sekundäre Techniken genannt. In diese Kategorie gehören Visualisierung, Meditation und Alexander-Technik. Bei anderen Ansätzen tritt Entspannung noch weiter in den Hintergrund. Hierzu gehören Techniken wie das Aufdecken irrationaler Überzeugungen und die Modifikation automatischer Gedanken. Entspannung ist hierbei eher Nebeneffekt als Ziel (Fanning 1988).

Kein Therapeut, gleich welcher Ausrichtung, sollte sich nach dem Lesen dieses Buches als Lehrer für autogenes Training und Alexander-Technik betrachten. Diese Techniken wurden aufgenommen, um ihren Beitrag zum Thema aufzuzeigen. Sie werden interessehalber und wegen der Bedeutung ihrer zentralen Ideen beschrieben. So wirkt z.B. die Imagination von Wärme und Schwere (autogenes Training) in jedem Kontext entspannend, was auch für die Haltungshinweise der Alexander-Technik gilt. Derartige Konzepte besitzen einen universellen Wert.

Es gibt zwar Hinweise zur Wirksamkeit der Techniken in diesem Buch, doch wurde dazu keine Überprüfung der Beweise in der wissenschaftlichen Literatur vorgenommen. Dies ist Thema anderer Arbeiten, wie z.B. von Lichstein (1988). Die möglichen Komplikationen einer Technik wurden gegebenenfalls am Ende eines Kapitels aufgelistet.

Ich bin mir der Verwicklungen durch eine geschlechtsbezogene Sprache bewußt. Ebenso weiß ich um die komplizierten Formulierungen, die entstehen können, wenn eine geschlechtlich ausgewogene Sprache gewählt wird. Als Versuch, in keine der beiden Fallen zu treten und um der Klarheit willen, habe ich mich entschieden, im gesamten Buch von der Lehrerin statt dem Lehrer zu sprechen. Die Teilnehmer werden in den Kapiteln 2 bis 15 in der männlichen und in den Kapiteln 16 bis 25 in der weiblichen Form angesprochen.

Es werden die Begriffe „Trainer" und auch „Lehrer" verwendet. Die Wahl wird weitgehend von der Natur der Technik bestimmt. Beim autogenen Training, der progressiven Relaxation und dem behavioralen Entspannungstraining wird häufig „Trainer" verwendet, während bei Imagination, Meditation, Alexander-Technik und der Mitchell-Methode „Lehrer" passender zu sein scheint. „Therapeut" wird ebenfalls verwendet, wenn es passend erscheint.

Eine Reihe von Personen haben die Entstehung dieses Buches ermöglicht. Einen wichtigen Beitrag lieferte Keith Bellamy, dessen Photographien das Buch zu dem gemacht haben, was es ist. Nicht zu vergessen das Model Sarah McDermott. Auch möchte ich denen danken, die Kapitel gegengelesen haben und mich mit hilfreichen Anregungen unterstützten: Alexandra Hough, Ian Hughes, Wendy Mair, Margaret Polden und Dr. Jim Robinson und Dr. Christoph Rowland Payne, der das gesamte Manuskript gegengelesen hat. Ferner bedanke ich mich bei Dr. Michael Adams, Joyce Gibbs, Dr. Olga Gregson, Brenda MacLachland, Pat Miller, Alison Ough, Stuart Skyte, Dinah Thom, June Tiley und Dr. Elisabeth Valentine.

Schließlich auch ein Wort des Dankes an alle Übungsteilnehmer, mit denen ich gearbeitet habe. Ohne sie wäre das Buch nie entstanden.

Rosemary A. Payne, Cardiff 1994

Vorwort der deutschen Redaktion

R.A. Payne gibt in ihrem Vorwort einige Hinweise zur Terminologie, die jedoch auf das amerikanische Original zugeschnitten sind. Wir haben uns zu einigen Änderungen entschlossen Die Geschlechteransprache wurde lange diskutiert. Eine durchgehende Nennung weiblicher und männlicher Formen würde die Lesbarkeit erheblich beeinträchtigen. Auch das Einfügen von großen „I"s funktioniert kaum. Paynes Vorschlag, die Geschlechteransprache im Buch zu wechseln, schien uns ebenfalls eher verwirrend. „Patient" oder „Teilnehmer" steht hier also für beide Geschlechter.

Anstatt zwischen „Lehrer", „Therapeut" und „Trainer" zu wechseln, haben wir durchgehend die Bezeichnung „Therapeut" gewählt, was einigen wichtigen deutschsprachigen Standardwerken entspricht, wenngleich auch hier die Namensgebung sehr variabel ist.

Erster Teil: Einleitung

1 Theoretischer Hintergrund

Man könnte sagen, Entspannung bedeute einfach Nichtstun. Vielen Menschen fällt es jedoch schwer, sich zu entspannen. Nichtstun ist demnach schwieriger als man meint, was die Zahl der praktizierten Entspannungstechniken unterstreicht.

„Entspannung" bezieht sich meist auf die Muskulatur. Gemeint ist dann die Lösung einer Anspannung mit Verlängerung der Muskulatur, im Gegensatz zu ihrer Verkürzung bei Muskelanspannung oder Kontraktion. Diese Definition gilt für Techniken, wie sie in den ersten Kapiteln dieses Buches beschrieben werden. Da „Entspannung" neben der körperlichen auch eine psychische Dimension besitzt, greift diese Definition für unsere Zwecke zu kurz.

Sweeneys Ansatz (1978) geht weiter. Er beschreibt Entspannung als „positiv erlebten Zustand oder erlebte Reaktion, in dem eine Person Erleichterung von Anspannung oder Belastung erfährt". In diese Definition fließen auch die psychologischen Aspekte des Entspannungserlebnisses mit ein, wie z.B. das Auftreten angenehmer Empfindungen und das Fehlen störender oder unangenehmer Gedanken.

„Entspannt" bezieht sich also entweder auf gelöste Muskulatur oder auf ausgeglichenes Denken. Beides ist miteinander verbunden, denn ein allgemeiner Entspannungszustand läßt sich sowohl mit physiologischen als auch mit psychologischen Verfahren erreichen.

Entspannung hat drei verschiedene Funktionen (Titlebaum 1988):

1. Präventiv schützt sie die Körperorgane vor unnötiger Beanspruchung, was besonders für Organe gilt, die für streßbedingte Erkrankungen prädestiniert sind (Selye 1956, 1974).
2. Aus therapeutischer Sicht fördert sie den Streßabbau, z.B. bei essentieller Hypertonie (Patel & Marmot 1988), Spannungskopfschmerz (Spinhoven et al. 1992), Schlaflosigkeit (Lichstein 1983), Asthma (Henry et al. 1993), Immundefekten (Antoni et al. 1991), Angstzuständen (Öst 1988) und vielen anderen Beschwerden.
3. Als Bewältigungsstrategie ermöglicht sie es, innerlich zur Ruhe zu kommen und klar und effizient zu denken. Streß kann Menschen psychisch beeinträchtigen, während Entspannung einem wieder zu klarem Denken verhelfen kann. Ein entspannter Mensch findet nachweislich leichter Zugang zu positiven Gedächtnisinhalten (Peveler & Johnston 1986).

Verschiedene Abläufe, die offenbar einen Entspannungszustand herbeiführen, wurden eingehend untersucht und bilden heute die Grundlage einiger Theorien. Bei manchen dieser Aläufe stehen physiologische Aspekte, wie Muskelspannung und vegetative Funktionen, im Vordergrund, andere richten den Blick auf psychologische Elemente, wie z.B. die Einstellung gegenüber sich selbst. Die wichtigsten Theorien werden nachfolgend kurz beschrieben.

Physiologische Theorien

Zu den Körpersystemen, die auf Streß und Entspannung reagieren, gehören:

- das vegetative Nervensystem
- das Endokrinium
- die Skelettmuskulatur

Das vegetative Nervensystem

Physiologische Erregung wird über die beiden Äste des vegetativen Nervensystems vermittelt. Es handelt sich dabei um das sympathische System, das in Notfallsituationen die allgemeine Reaktionsbereitschaft des Organismus erhöht, und um das parasympathische, unter dessen Einfluß ein Erholungszustand herbeigeführt wird. Beide Systeme agieren unwillkürlich und gewährleisten die Lebenserhaltung des Organismus (Abb. 1.1).

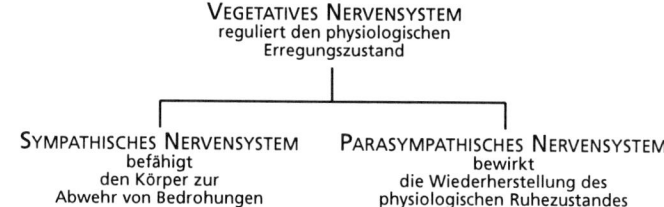

Abb. 1.1 Das vegetative Nervensystem

Bei starker Beanspruchung oder Erregung steigert das sympathische Nervensystem die Herztätigkeit und (auf Kosten der inneren Organe) die Durchblutung der willkürlichen Muskulatur. Blutdruck und Atemfrequenz sind erhöht, die Sinneswahrnehmung geschärft. All dies ermöglicht eine physiologische Reaktion, die allgemein als „Fight-or-flight-Reaktion" (Kampf-Fluchtreaktion) bezeichnet wird. Diese ist gekennzeichnet durch eine Steigerung von:

- Herzfrequenz
- Blutdruck
- Blutgerinnungsrate
- Durchblutung der willkürlichen Muskulatur
- Atemfrequenz
- Sinnesschärfe
- Schweißdrüsensekretion

und durch eine Verminderung der

• Aktivität der Verdauungsorgane

Ohne starke Beanspruchung oder Reizung halten sich beide Funktionen die Waage. Nicht das sympathische, sondern das parasympathische Nervensystem übernimmt die Regulation. Das Zusammenspiel der beiden Anteile des vegetativen Nervensystems ist in Abbildung 1.2 und 1.3 detailliert dargestellt.

Eine Sympathikusstimulation führt in manchen Fällen zu einer deutlich spürbaren Veränderung der Organtätigkeit, wie z.B. erhöhte Atemfrequenz, Herzklopfen und Kaltschweißigkeit, was den Zusammenhang zwischen Emotionen und inneren Organen unterstreicht. Negative Gefühle, besonders Angst und Wut, werden von physiologischen Veränderungen begleitet, die mit der Sympathikusaktivität verbunden sind. Sind diese Veränderungen häufig und intensiv, können sie zu einer Ermüdung der betroffenen Organe führen. Hierauf gründet sich das Konzept psychosomatischer Erkrankungen (S. 48). Die Relaxationsreaktion nach Benson versucht, den Auswirkungen der Sympathikusaktivität entgegenzuwirken, indem sie das parasympathische System anregt und sich damit die Gegenläufigkeit der beiden Zweige des vegetativen Nervensystems zunutze macht (Kapitel 21).

Die Aktivität des parasympathischen Nervensystems ist jedoch nicht in jedem Fall vorteilhaft (Poppen 1988). Asthma wird durch die Verengung der Bronchien verstärkt, ein Magengeschwür durch Zunahme der Säuresekretion. Sowohl die Verengung der Bronchien als auch die Säuresekretion unterliegen dem Parasympathikus. Dennoch wirkt in beiden Fällen Entspannung lindernd, während Streß die Beschwerden verschärft. Für diese Erkrankungen ist die Theorie also nicht ganz schlüssig.

Das Endokrinium

Zwischen dem vegetativen Nervensystem und dem Endokrinium, besonders den Nebennieren, besteht eine enge Verbindung. Die Nebennierenhormone stimmen die Reaktion der inneren Organe auf äußere Reize ab. Die Nebennieren liegen den Nieren auf (Abb. 1.4). Sie bestehen aus Mark (Medulla) und Rinde (Cortex) (Abb. 1.5).

Die Medulla produziert die Katecholamine Noradrenalin und Adrenalin, deren Ausschüttung vom sympathischen Nervensystem gesteuert wird. Noradrenalin unterstützt die Kampf- und Angriffsreaktionen. Es steigert die Aufmerksamkeit und führt einen insgesamt als angenehm erlebten Erregungszustand herbei.

Adrenalin führt zu Angst- und Fluchtbereitschaft: Die Beine werden verstärkt durchblutet, man fühlt sich bedroht, und die geistigen Fähigkeiten sind herabgesetzt (Cox 1978, Looker & Gregson 1989). Zwar werden beide Hormone in Belastungssituationen produziert, doch hängt es offenbar vom vorherrschenden Gefühl ab, welches der beiden das relative Übergewicht erhält. Wer einem als angenehm empfundenen Reiz ausgesetzt ist, wird also mehr Noradrenalin als Adrenalin produzieren. Erlebt jemand den gleichen Reiz als Bedrohung, wird eher mehr Adrenalin bereitgestellt.

In der Nebennierenrinde werden die Glukokortikoide hergestellt, deren wichtigstes, das Cortisol (Hydrocortison) die Energieversorgung der Muskulatur aufrecht erhält und damit die Funktion der Katecholamine unterstützt. Es gibt

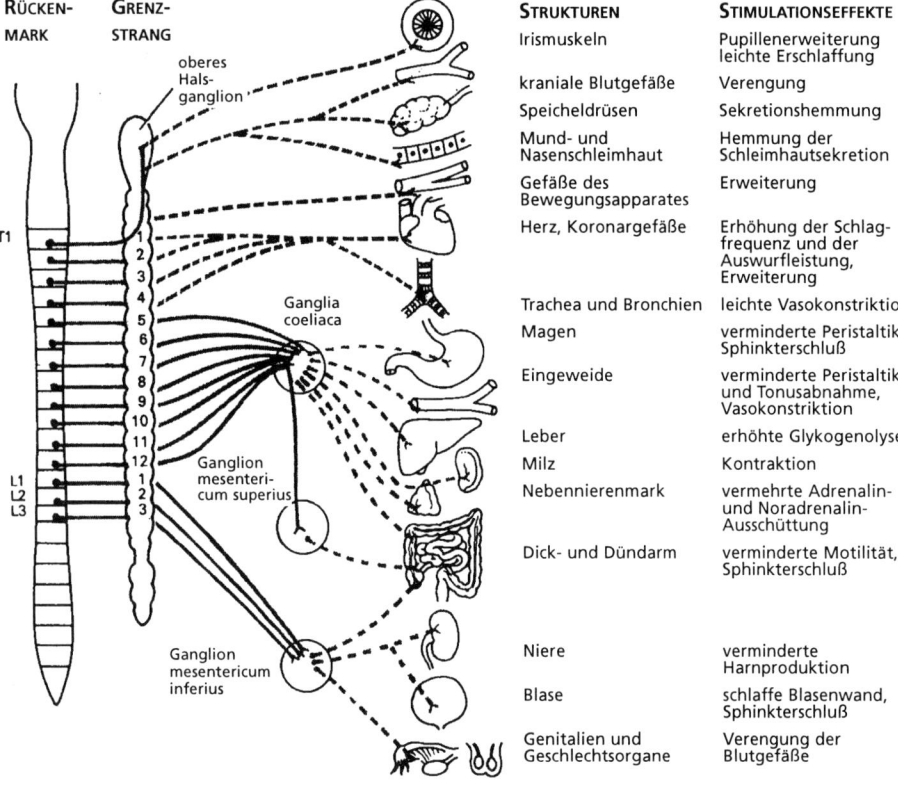

	STRUKTUREN	STIMULATIONSEFFEKTE
	Irismuskeln	Pupillenerweiterung leichte Erschlaffung
	kraniale Blutgefäße	Verengung
	Speicheldrüsen	Sekretionshemmung
	Mund- und Nasenschleimhaut	Hemmung der Schleimhautsekretion
	Gefäße des Bewegungsapparates	Erweiterung
	Herz, Koronargefäße	Erhöhung der Schlagfrequenz und der Auswurfleistung, Erweiterung
	Trachea und Bronchien	leichte Vasokonstriktion
	Magen	verminderte Peristaltik, Sphinkterschluß
	Eingeweide	verminderte Peristaltik und Tonusabnahme, Vasokonstriktion
	Leber	erhöhte Glykogenolyse
	Milz	Kontraktion
	Nebennierenmark	vermehrte Adrenalin- und Noradrenalin-Ausschüttung
	Dick- und Dündarm	verminderte Motilität, Sphinkterschluß
	Niere	verminderte Harnproduktion
	Blase	schlaffe Blasenwand, Sphinkterschluß
	Genitalien und Geschlechtsorgane	Verengung der Blutgefäße

Abb. 1.2 Das sympathische Nervensystem mit den wichtigsten Erfolgsorganen und Innervationseffekten (durchgezogene Linien = präganglionäre Fasern, gestrichelte Linien = postganglionäre Fasern). (aus Wilson 1990, mit freundlicher Genehmigung)

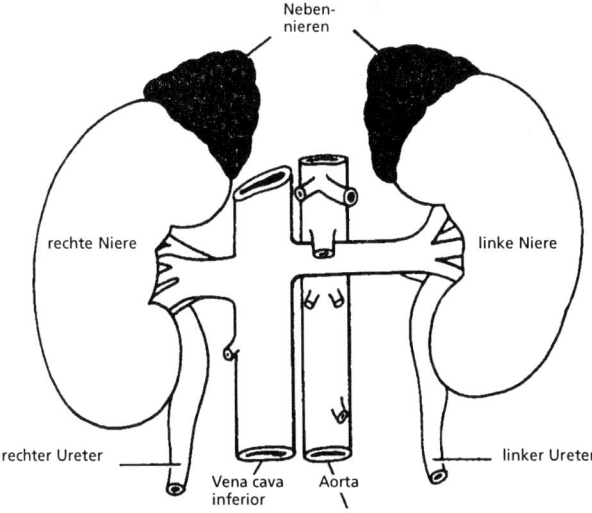

Abb. 1.4 Lage der Nebennieren und assoziierter Strukturen. (aus Wilson 1990, mit freundlicher Genehmigung)

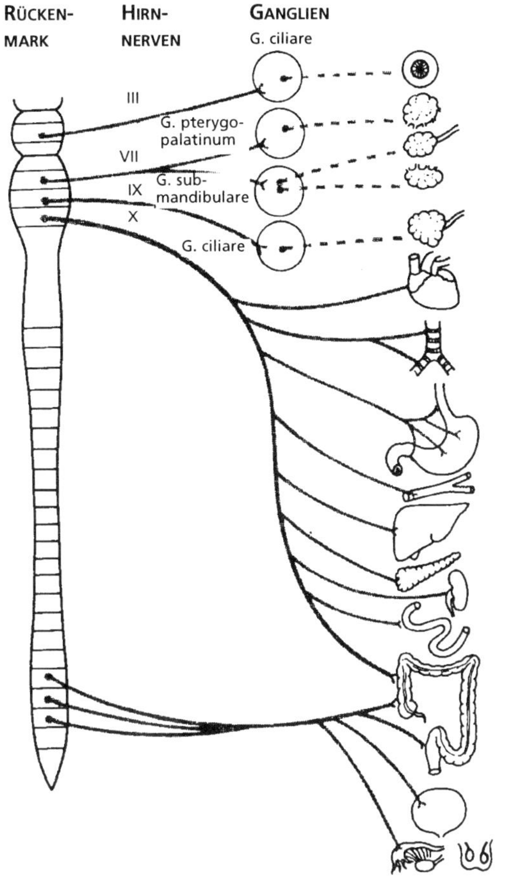

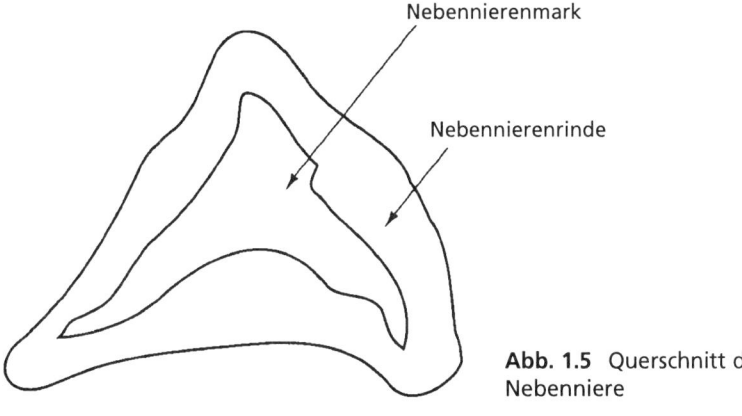

RÜCKEN- MARK	HIRN- NERVEN	GANGLIEN		STRUKTUREN	STIMULATIONSEFFEKTE
		G. ciliare		Irismuskeln	Pupillenverengung
	III			Tränendrüsen	vermehrte Tränensekretion
		G. pterygo-palatinum		Speicheldrüsen: subma-nidibulär, sublingual	vermehrte Speichelproduktion
	VII				
	IX	G. sub-mandibulare		Parotis	vermehrte Speichelproduktion
	X				
		G. ciliare		Herz Koronargefäße	Verminderung von Schlagfrequenz und Auswurfleistung
				Trachea und Bronchien	
				Magen	vermehrte Magen-saftsekretion und gesteigerte Motilität
				Eingeweide	Absorption und Digestion gesteigert
				Leber und Gallenblase	Erweiterung der Blut-gefäße, vermehrte Gal-lenproduktion,
				Bauchspeicheldrüse	vermehrte Sekretion von Pankreasenzymen
				Niere	vermehrte Harnproduktion
				Dünndarm	vermehrte Darmsafte-kretion und gesteigerte Motilität
				Dickdarm	vermehrte Darmsafte-kretion und gesteigerte Motilität, schlaffer Sphinkter
				Blase	kontrahierte Blase, schlaffer Sphinkter
				Genitalien und Geschlechtsorgane	Mann: Erektion Frau: abhängig vom Stadium des menstruel-len Zyklus

Abb. 1.3 Das parasympathische Nervensystem mit den wichtigsten Erfolgsorganen und Innervationseffekten (durchgezogene Linien = präganglionäre Fasern, gestrichelte Linien = postganglionäre Fasern). (aus Wilson 1990, mit freundlicher Genehmigung)

Nebennierenmark

Nebennierenrinde

Abb. 1.5 Querschnitt der Nebenniere

Hinweise darauf, daß ein normaler Cortisonspiegel das Immunsystem anregt (Looker & Gregson 1989, Jeffries 1991), während ein hoher Hydrocortisonspiegel, z.B. als Folge von anhaltendem Streß oder Cortisonmedikation, das Immunsystem dämpft.

Unter Belastung werden die beschriebenen Hormone vermehrt ausgeschüttet. Sobald die Belastungssituation vorüber und die Streßreaktion überflüssig geworden ist, produziert das parasympathische System den Neurotransmitter Azetylcholin, der den entgegengesetzten Zustand, also Entspannung, herbeiführt. Die aktivierten Organe kommen wieder zur Ruhe.

Die Skelettmuskulatur

Jacobson (1938) glaubte, daß die Spannungslösung der Skelettmuskulatur ausgleichend auf die Psyche wirkt. Somit kommt dem neuromuskulären System eine Vermittlerrolle beim Abbau von Streß und Angst zu. Jacobsons progressive Relaxation beinhaltet An- und Entspannungstechniken, die die muskuläre Eigenwahrnehmung schärfen sollen und dazu führen, daß Spannung bewußt abgebaut werden kann (Kapitel 4).

Psychologische Theorien

Im folgenden Abschnitt werden drei unterschiedliche psychologische Theorien zum Phänomen der Entspannung diskutiert:

• kognitive Theorien
• Verhaltenstheorie
• kognitiv-behaviorale Theorien

Kognitive Theorien

„Unsere Gedanken bestimmen unser Weltbild" schrieb Piano Ferruci in „Werde was Du bist" (1986). Unsere Auffassung darüber, was uns geschieht, bestimmt, wie wir es erleben. Diese Aussage bringt den kognitiven Ansatz auf den Punkt, demzufolge Gefühle eine Funktion des Denkens sind. Deutungen, Wahrnehmungen, Annahmen und Schlußfolgerungen rufen Gefühle hervor, die wiederum unser Verhalten bestimmen. Wie wir Streß und Angst erfahren, hängt von unserer Interpretation der uns betreffenden Ereignisse ab. So läßt vielleicht unsere Bewertung einer bestimmten Situation diese unnötigerweise als bedrohlich erscheinen.

Der Psychotherapeut Ellis (1962, 1976) bewertet Angst weitgehend als irrational und gibt dafür folgendes Beispiel:

> „Wenn eine Person X mich abweist, bedeutet dies bestimmt, daß sie mich nicht mag, und das kann nur bedeuten: Ich bin nicht liebenswert." ∎

In diesem Beispiel gründet die Person ihre Selbsteinschätzung auf ein einziges, aus dem Zusammenhang gelöstes Ereignis. Ellis fügte hinzu, daß eine solche Person bevorzugt absolute Aussagen treffen würde, wie: „Jeder muß mich mögen, sonst fühle ich mich wertlos". Wer in derartige Denkmuster verstrickt ist, setzt sich unerreichbare Standards. Enttäuschungen und Ängste sind dann vorprogrammiert.

Das Behandlungsziel wäre in einem solchen Fall, daß die Person ihre irrationalen Überzeugungen erkennt, in Frage stellt und rationalere Alternativen in Betracht zieht.

Auch der Psychiater Beck (1984) sieht den Ursprung von Angst (und Depression) in fehlgerichtetem Denken. Nach seiner Auffassung entsteht das Problem durch falsche Denkmuster, die zu einer verzerrten Wahrnehmung von Ereignissen führen, z.B.:

- Jemand gibt regelmäßig sich selbst die Schuld, wenn etwas schiefgeht, obgleich er nicht verantwortlich ist.
- Nach der ersten abgelehnten Bewerbung hält er sich beruflich für nicht vermittelbar.
- Er macht aus einem kleinen Unglück eine Katastrophe, empfindet einen von ihm beigebrachten Lackschaden an seinem Auto wie einen Totalschaden.

Eine solche Person bauscht die eigenen Schwächen auf und betrachtet läßliche Fehler als Katastrophe, verbohrt sich in die eigenen Unzulänglichkeiten und wertet eigene Erfolge ab. Der erste Therapieschritt besteht darin, die automatisch aufkommenden Gedanken, die das fehlerhafte Denkmuster stützen, aufzuspüren. Aus diesem Grunde wird ein Tagebuch der angstbesetzten Ereignisse und der sie begleitenden Gedanken und Phantasien geführt. Diese Gedanken werden an der Realität überprüft, indem man fragt, wodurch sie gerechtfertigt sind. Gibt es alternative Erklärungen? Spielt es eine Rolle, ob eintrifft, was die Person befürchtet? Halten die Denkautomatismen der Realitätsprüfung nicht stand, dann müssen sie modifiziert werden. Manchmal mag eine Veränderung von negativen in positive Denkmuster notwendig sein, doch ist das vorrangige Ziel, der Person zu einer realistischeren Einschätzung ihrer selbst, ihrer Umwelt und ihrer Zukunft zu verhelfen (Beck 1976).

Becks kognitive Therapie findet immer mehr Zuspruch. Im Vergleich zu den Erfolgen medikamentöser, behavioraler, nicht-direktiv unterstützender und auf Angstbewältigung gerichteter Behandlungen schnitt sie entweder besser oder gleich gut ab (Beck et al. 1979, Durham & Turtvey 1987, Blackburn & Davidson 1990).

Ellis und Beck verstehen den Menschen als Herr seiner Gedanken und messen ihm die Fähigkeit zu, Gefühle und Verhalten gegebenenfalls zu ändern. Ihre Modelle stützen sich auf die Konfrontation irrationalen Denkens, und sie hinterfragen konventionelle Denkmuster. Diese Ansätze fallen in die Kategorie „kognitive Restrukturierung", d.h. die „Bekämpfung von selbstzerstörerischen Denkmustern durch Reorganisation der Wahrnehmungen, Werte und Einstellungen eines Menschen" (Lichstein 1988).

Die Theorien von Beck und Ellis ähneln sich in mancher Hinsicht, doch sind die therapeutischen Ansätze unterschiedlich. Ellis setzt auf Konfrontation, während Beck eher kooperativ vorgeht (Neimeyer 1985).

In diesem Buch wird gelegentlich auf die kognitive Theorie hingewiesen. Besonders wichtig sind die Theorien von Beck und Ellis für das Kapitel über zielgerichtete Visualisierung (Kapitel 18).

Auch Kelly (1955, 1969) war auf diesem Gebiet einflußreich. Seine Theorien der persönlichen Konstrukte haben einen anderen Ansatz. Für Kelly sind Interpretationen nicht irrational oder unlogisch, sofern sie das Produkt der individuellen Wahrnehmung der Welt sind. Bei Problemen unterstützt Kelly die Person bei der Ausarbeitung einer veränderten Weltsicht, indem er versucht, das Beziehungsgeflecht dieser Person aufzubrechen (Neimeyer 1985). Sein Ansatz ist demnach im wesentlichen explorativ.

Während er die Ansicht teilt, daß die Interpretation eines Ereignisses so bedeutsam sein kann wie das Ereignis selbst, lehnt er es ab, als Anhänger der kognitiven Theorie eingestuft zu werden. Diese Titulierung bedeutete in der Vergangenheit, daß Wahrnehmungen und Gefühle getrennt voneinander betrachtet werden, während sie nach Kelly Bestandteile ein und derselben psychischen Instanz sind. Das Klima hat sich jedoch in den letzten Jahren gewandelt, seit Anhänger der kognitiven Theorie allgemein dazu übergingen, Gefühl und Wahrnehmung als „auf komplizierte und individuelle Weise miteinander verflochten" anzusehen (Strongman 1987).

Als kognitive Methoden bezeichnet man die meisten Ansätze, die das Denken beeinflussen. Somit sind innerer Dialog und innere Abstandnahme genau so kognitiv wie andere Techniken, die eine Restrukturierung der Kognitionen zum Ziel haben. Einige davon eignen sich jedoch weniger für wissenschaftliche Untersuchungen als Becks strukturierter Ansatz.

Verhaltenstheorie

Im Gegensatz dazu geht es bei der Verhaltenstheorie um beobachtbare Handlungen. Unter Vernachlässigung der psychischen Prozesse wird nach der Verhaltenstheorie Verhalten durch externe Einflüsse bedingt. Ereignisse veranlassen das Individuum zu einem vorhersagbaren Verhalten. Im Fall der klassischen Konditionierung wird das Verhalten durch Assoziationen bestimmt. Pavlovs Hund lernte z.B., beim Läuten einer Glocke zu speicheln, da das Geräusch mit dem Geruch von Futter verbunden war. Bei der operanten Konditionierung geht es um ein System von Belohnung und Strafe. Eine Ratte lernt z.B., einen Hebel zu betätigen, um Nahrung zu bekommen, den Hebel jedoch zu meiden, wenn er Stromstöße erzeugt (Skinner 1938).

Seit der Anfangszeit dieser reduktionistischen Theorien hat sich die Verhaltensforschung weiter entwickelt. Es bleibt jedoch ihr zentrales Prinzip, daß beobachtbares Verhalten für die Forschung wertvoller ist als Verhalten, das sich von psychischen Prozessen ableitet.

Behaviorale Ansätze beinhalten Muskelentspannung, Ablenkung, schrittweise Desensibilisierung und das Training sozialer Kompetenzen. Die muskuläre Entspannung wird in den ersten Kapiteln dieses Buches beschrieben. Ablenkung besteht aus Aktivität, die Aufmerksamkeit umlenkt. Die schrittweise Desensibilisierung ermöglicht eine allmähliche Annäherung an ein angstbesetztes Objekt oder eine entsprechende Situation. Das Training sozialer Kompetenzen betrifft interpersonelle Kommunikation und umfaßt verbales und nonverbales Verhalten. Das Selbstsicherheitstraining (SST), das in den 70er Jahren von Alberti

& Emmons entwickelt wurde, ist zentraler Bestandteil beim Training sozialer Kompetenzen. Die Autoren definieren Selbstsicherheit als Verhalten, mit dem ein Mensch seine Interessen vertritt, ohne dabei übermäßige Angst zu empfinden oder die Rechte anderer zu beschneiden (Alberti & Emmons 1982). Zum Selbstsicherheitstraining gehört:

• Training der persönlichen Rechte
• Festlegung persönlicher Prioritäten
• Meinungen äußern
• Wünsche äußern
• Wünsche abschlagen
• sich manipulativem Verhalten anderer widersetzen
• sich selbst zugestehen, Fehler zu machen

Das Verhaltensspektrum kann sich von aggressiv bis unterwürfig erstrecken, aber der in den meisten Situationen passende Stil ist der selbstsichere. Zu wissen, wann und wie man ihn einsetzt, ist Bestandteil der sozialen Kompetenz.

Aus dem Gesagten wird ersichtlich, daß Selbstsicherheitstraining eine deutlich kognitive Komponente besitzt. Es gibt einige Schnittstellen zwischen kognitiven und behavioralen Methoden, was einige Untersucher zur Kombination beider Ansätze bewegte.

Kognitiv-behaviorale Theorie

Meichenbaum & Cameron (1971) waren frühe Vertreter einer Integration kognitiver und behavioraler Techniken. Ihr Ziel war eine Verhaltensänderung durch Restrukturierung bewußten Denkens, ein Ansatz, der später von Meichenbaum (1977) weiterverfolgt wurde. Verhalten sei weitgehend von unserem inneren Dialog abhängig, der Zwiesprache, die wir zur Interpretation der Welt mit uns selbst halten. Bei positivem innerem Dialog wird das Ergebnis eines Gedankens eher positiv und umgekehrt. Ein positiver innerer Dialog führt zu Zielstrebigkeit und gesteigertem Vertrauen, ein negativer zu Versagensgefühlen. Der Ansatz soll dem Betroffenen das Gefühl größerer Kontrolle über das eigene Leben und eine größere Widerstandsfähigkeit gegenüber unerwünschtem Streß vermitteln.

In diesem und auch in späteren Ansätzen (Meichenbaum & Cameron 1983) werden drei Phasen unterschieden. Die erste Phase wirkt erzieherisch und ist auf die Bewußtseinsentwicklung für Gedanken, Gefühle, Empfindungen und Verhalten gerichtet. Man erkennt seinen inneren Dialog. In Phase zwei restrukturiert er diesen inneren Dialog und ändert seine Antworten vom Negativen ins Positive, während andere Bewältigungsstrategien wie Problemlösung, Entspannung, Selbstbehauptung und Ablenkung erlernt und eingeübt werden. In Phase 3 schließlich werden die neugewonnenen Verhaltensweisen durch gedankliche Wiederholung, Rollenspiele und schrittweise Desensibilisierung an Ereignissen erprobt. Diese Methode wurde als Streßimpfungstraining bezeichnet. Sie erwies sich bei vielen Angsterkrankungen als effektiv (Davis et al. 1988).

Kognitiv-behaviorale Prinzipien liegen einigen der Streß-lindernden Strategien in Kapitel 3 zugrunde. Sie treten auch bei der zielgerichteten Visualisierung in Kapitel 18 in Erscheinung.

Die Hypothese der „spezifischen Effekte" und Einheitstheorien

Angst kann sich auf dreierlei Art äußern: körperlich (physiologisch), kognitiv (psychisch) und als Verhalten (beobachtbare Handlungen). Die Hypothese der „spezifischen Effekte" (Davidson & Schwartz 1976) besagt, daß eine Behandlung im aktuellen Modus besser auf die Angst wirkt, als in einem anderen, mit anderen Worten: Es ist hilfreich, wenn die Behandlung zu dem Problem paßt. So wird z.B. ein Spannungskopfschmerz wahrscheinlich besser auf eine somatisch orientierte Behandlung (z.B. Muskelentspannung) ansprechen als auf eine kognitive Behandlung (z.B. die Korrektur falscher Denkmuster). Training in einem bestimmten Modus ist also unangebracht, wenn sich die Angst in einem anderen Modus manifestiert. Tabelle 1.1 listet die zu einem bestimmten Angst-Modus passenden Gruppenentspannungstechniken auf. Es handelt sich lediglich um eine grobe Einteilung, da manche Methoden, wie z.B. das autogene Training, in mehreren Modi funktionieren. Sogar die ausgesprochen somatische Methode der progressiven Relaxation beinhaltet kognitive Elemente, und zwar in Form der auf die muskulären Empfindungen gerichteten Aufmerksamkeit (Kapitel 4).

Im Gegensatz dazu streben Einheitstheorien eine einzige Entspannungsform durch eine beliebige Technik an. Bensons Relaxationsreaktion (Benson et al. 1974) basiert auf der Hypothese, daß sämtliche Entspannungstechniken zu einer einzigen gemeinsamen Respons führen (Kapitel 21). Ebenso gründet sich Jacobsons progressive Relaxation auf einer Einheitstheorie, nach der das Lösen muskulärer Anspannung zu allgemeiner Entspannung führt (Kapitel 4).

Die Kluft zwischen den Theorien der spezifischen Effekte und der Einheitstheorie wurde ein wenig schmaler, als man sich überlegte, daß die spezifischen Effekte von einer allgemeinen Entspannungsreaktion überlagert würden, d.h. daß jede Entspannungstechnik zu einem allgemeinen Effekt führt, über den sich ein spezifisches Muster von Veränderungen legt, das von der bestimmten

somatisch	Progressive Relaxation Angewandte Entspannung Mitchell-Methode Atmung
kognitiv	kognitive Restrukturierung Imagination innerer Dialog Meditation
behavioral	behaviorales Entspannungstraining soziale Kompetenz
kognitiv und somatisch	autogenes Training

Tabelle 1.1 Formen der Angst und passende Entspannungstechniken in Übereinstimmung mit der Hypothese der „spezifischen Effekte" (Davidson & Schwartz 1976)

Technik hervorgerufen wurde (Schwartz et al. 1978). Allerdings ist man weit davon entfernt, den zugrundeliegenden Mechanismus ganz zu verstehen (Lichstein 1988).

Streßmanagement

Entspannungstechniken werden häufig als Teil eines umfassenderen Ganzen angesehen, das als Streßmanagement, Angstmanagement oder Streßimpfung bezeichnet wird (Keable 1989, Powell & Enright 1990). Aber was ist Streßmanagement? Es gibt keine exakte Definition, weil keine spezifische Behandlung und auch keine standardisierte Methode existiert. Es handelt sich um einen allgemeinen Ansatz, der Bewältigungsstrategien zur Verfügung stellt.

Allerdings haben die verschiedenen Methoden einige Gemeinsamkeiten, die von Lichstein (1988) beschrieben wurden. Demnach sind stets einige der folgenden Grundelemente vertreten:

- Kognitive Restrukturierung: Modifizierung bewußter Denkmuster zur Förderung eines erfolgreicheren Verhaltens
- Entspannung zur Reduktion physiologischer Erregung
- Training sozialer Kompetenz und Selbstsicherheitstraining zur Steigerung interpersoneller Aktivitäten
- Selbstbeobachtung (self-monitoring): Hierbei werden die Stressoren, ihr Auftreten und das durch sie entstehende Maß an Streß identifiziert. Selbstbeobachtung ermutigt eine Person zu einer objektiveren Sicht auf sie selbst ebenso wie auf ihre Weiterentwicklung. Es hat sich herausgestellt, daß das Monitoring selbst die Wahrscheinlichkeit des Auftretens von erwünschtem Verhalten erhöht und von unerwünschtem Verhalten senkt. Dieses Phänomen ist als „Reaktivität des Monitorings" bekannt (Hiebert & Fox 1981).

Formen der Entspannungstechnik

Entspannung ist also nur ein Teil des Streßmanagements. Dieses Buch konzentriert sich auf diesen Teil und präsentiert eine Vielzahl von Methoden und Techniken. Sie entstammen bekannten Quellen und werden in leicht abgewandelter Form dargeboten. Wo möglich, wird eine kurze Evaluation der Methode geliefert.

Unsere Auflistung ist nicht vollständig. Methoden, die einer speziellen Ausbildung bedürfen, wie Hypnose oder fortgeschrittenes autogenes Training, oder die komplizierte Hilfsmittel erfordern, wie das Biofeedback, wurden außen vor gelassen. Im allgemeinen wurde die Auswahl der Methoden von ihrer Praktikabilität diktiert. Die Auswahlkriterien waren:

• leichte Erlernbarkeit und Anwendbarkeit
• keine besonderen Ausbildungserfordernisse an den Therapeuten
• kein Einsatz komplizierter Gerätschaften
• ausgelegt für den Einsatz in Kleingruppen
• anwendbar bei allen Altersgruppen

„Tiefe" und „kurze" Entspannung

Lichstein (1988) unterscheidet zwischen Methoden zur „tiefen" und zur „kurzen" Entspannung. Tiefe Entspannung bezieht sich auf Methoden mit langanhaltender Wirkung und dem Erfordernis einer ruhigen Umgebung, wobei der Patient liegt (z.B. progressive Relaxation, autogenes Training oder Meditation). Kurze Entspannung bezieht sich auf Techniken, die augenblicklich angewandt werden können und sich für Situationen eignen, in denen der Betroffene einem stressenden Ereignis ausgesetzt ist (häufig Kurzfassungen der oben genannten Methoden). Dabei geht es um die rasche Lösung einer übermäßigen Anspannung. Während die tiefe Entspannung sich also auf einen Prozeß der völligen körperlichen Entspannung bezieht, richtet sich die kurze Entspannung auf Alltagssituationen.

Körperliche und meditative Techniken

Die meisten Methoden, ob tief oder kurz, gehören mehr oder weniger in eine der großen Kategorien körperlich oder meditativ. Die in diesem Buch besprochenen körperlichen Methoden sind

• Progressive Relaxation nach Jacobson (1938)
• Modifizierte Form nach Bernstein & Borkovec (1973)
• Passive Relaxation nach Everly & Rosenfeld
• Reine Entspannung nach Madders (1981)
• Angewandte Entspannung nach Öst (1987)
• Behaviorales Entspannungstraining nach Poppen (1988)
• Mitchell-Methode (1987)
• Alexander-Technik (1932)
• Differentielle Entspannung
• Dehnungen
• Training
• Atemübungen

Zu den meditativen Methoden gehören:

• Selbstgewahrwerden
• Imagination
• zielgerichtete Visualisierung
• Autogenes Training (1969)
• Meditation
• Relaxationsreaktion nach Benson (1976)

Weiterführende Literatur

Physiologischer und psychologischer Hintergrund

Blackburn, I., Davidson, K.M. 1990: Cognitive therapy for depression and anxiety: a practitioner`s guide. Blackwell Scientific Publications, Oxford.

Hawton, K., Salkovskis, P.M., Kirk, J., Clark, D.M. (Hrsg.) 1989: Cognitive behaviour therapy for psychiatric problems. Oxford Medical, Oxford.

Wilson, K.J.W. 1990: Ross and Wilson anatomy and physiology in health and illness, 7. Aufl. Churchill Livingstone, Edinburgh.

Streßmanagement

Keable, D. 1989: The management of anxiety: a manual for therapists. Churchill Livingstone, Edinburgh.

Powell, T.J., Enright, S.J. 1990: Anxiety and stress management. Routledge, London.

2   Allgemeine Aspekte zum Entspannungstraining

Es werden Aspekte des Entspannungstrainings besprochen, die allen Methoden gemeinsam sind. Dazu gehören das Setting, Vertraulichkeit, die Haltung, einleitende Bemerkungen, Vortragsweise, Beendigung der Sitzung, Anzahl der Sitzungen, häusliche Übungen, Therapeut, Supervision und häufige Komplikationen. Anschließend wird die Arbeit mit Gruppen näher beleuchtet.

Aufbau und Verlauf

Setting

Die meisten Fachleute raten zu einer ruhigen, warmen und störungsfreien Umgebung. Andere favorisieren eine Umgebung, die mehr Ähnlichkeiten mit den normalen Umweltgegebenheiten hat, da sich dadurch die erlernten Entspannungstechniken leichter in das tägliche Leben integrieren lassen. Außerdem kann zu große Stille künstlich erscheinen und angstauslösend wirken. Deshalb kann man sich auch bewußt für einen Hintergrund mit leisen Außengeräuschen entscheiden.

Vertraulichkeit erzeugen

Bei Gruppenarbeit muß von Beginn an Vertraulichkeit gelten. Beim Hinzukommen eines neuen Teilnehmers muß jedesmal von neuem Vertraulichkeit vereinbart werden. Vertraulichkeit bedeutet in diesem Zusammenhang, daß nichts, was von einem Teilnehmer während der Sitzung geäußert wird, von einem anderen Teilnehmer nach außen getragen wird.

Haltung

Zur tiefen Entspannung eignet sich eine liegende Haltung eher als eine sitzende, da sich bei einem völlig unterstützten Körper die Spannung leichter lösen kann. Allerdings liegen manche Menschen aus verschiedenen Gründen nicht gerne. Der sitzenden Haltung kommt argumentativ zugute, daß sie den Gegebenheiten beim Auftreten von Streß in alltäglichen Situationen, bei denen man meistens sitzt, am nächsten kommt. Auch besteht die Gefahr, während der Übung einzuschlafen (S. 40). Man erkennt, daß beide Positionen Vor- und Nachteile besitzen und bei unterschiedlichen Anlässen während des Unterrichts eingesetzt werden können.

Andere Ausgangspositionen werden in späteren Kapiteln besprochen. Mitchell (S. 131) beschrieb drei: auf dem Rücken liegend, vornübergebeugt sitzend, wobei Kopf und Arme auf einer erhöhten Unterlage abgestützt werden, und aufrecht sitzend (1987). Jacobson (1938) beschrieb zwei: sitzend und liegend (S. 56); Bernstein & Borkovec (1973) bevorzugten, ebenso wie Poppen (1988) (S. 117), einen rückwärtsgeneigten Stuhl oder einen Sessel mit Schemel (S. 71).

Zahlreiche Gruppen treffen sich in öffentlichen Gebäuden wie Schulen oder Kirchen, in denen die Böden hölzern oder gefliest sind. Diese sind zwar hart, aber eine Schaumstoff- oder Strandmatte sorgt für einen geeigneten weicheren Untergrund. Solche Unterlagen können ohne großen Aufwand von den Teilnehmern selbst mitgebracht werden. Frauen empfinden Hosen bei den meisten Übungen angenehmer als einen Rock.

Ob die Augen besser geöffnet oder geschlossen sind, hängt von der jeweiligen Technik und den Vorlieben des Teilnehmers ab.

Erläuterungen für die Teilnehmer

Eine die Technik beschreibende und ihren Nutzen erklärende Einführung wird von allen Begründern einer Entspannungstechnik befürwortet. Eine einführende Erläuterung bietet die folgenden Vorteile:

• Zunahme von Interesse und Motivation
• Abnahme der Furcht vor dem Unbekannten

Lichstein (1988) glaubt, daß die Teilnehmer vor allem interessiert, ob die Methode allgemein anerkannt ist und ob sie wirksam ist. Zusätzlich sollte laut Hendler & Redd (1986) allen Teilnehmern, die fürchten, hypnotisiert zu werden, versichert werden, daß dies nicht beabsichtigt ist. Dies kann außerdem die Möglichkeit einer ungewollten Trance verringern.

Die Einführung könnte folgendermaßen lauten:

> „Diese Entspannungstechnik wird bereits seit ... Jahren angewandt. Sie wurde gründlich untersucht und gilt als wirksam. Sie werden sich anschließend sehr entspannt und ruhig fühlen. Es handelt sich nicht um Hypnose, und sie werden auch zu keinem Zeitpunkt das Bewußtsein verlieren."

Der Therapeut fährt dann mit der Beschreibung der Technik fort, die er anwenden möchte. Die Muskelaktivität kann gegebenenfalls wie folgt erklärt werden.

Muskelaktivität

„Wenn sich ein Muskel anspannt, verkürzen sich seine Fasern und lassen ihn anschwellen. Im entspannten Zustand kehrt der Muskel in den Ruhezustand zurück, die Fasern sind dann lang und dünn. Ein kontrahierter Muskel fühlt sich hart an. Sie können das selbst nachempfinden, wenn Sie den Daumen und den Kleinfinger gegeneinanderbringen und mit den Fingern der anderen Hand den Muskel unter dem Daumen hart werden fühlen. Lassen Sie jetzt den Daumen wieder los und fühlen Sie, wie der Muskel wieder weich wird.

An dieser Übung erkennen Sie, daß Entspannung und Kontraktion der Skelettmuskulatur vom Willen bestimmt werden."

Diese beiden Erläuterungen brauchen nur einmal gegeben zu werden. Die beiden folgenden Passagen können vor jeder Sitzung wiederholt werden. Sie dienen der Erzeugung einer entspannten Atmosphäre, indem der Teilnehmer sanft in einen ruhigen Geisteszustand gebracht wird. Die erste nennt man „Einsinken" und die zweite „Gedankenblase". Es reicht, eine von beiden anzuwenden.

Einsinken

„Machen Sie es sich so bequem wie möglich ... Fühlen Sie den Boden unter sich ... Lassen Sie Ihren Körper sich daran gewöhnen ... Achten Sie darauf, wie er Sie trägt ... Achten Sie auch auf die Berührungspunkte zwischen Ihnen und dem Boden: Kopf ... Schultern ... Rücken ... Rippen ... Hüfte ... Fersen ... Unterarme und Hände ... Lassen Sie Ihren Körper in den Boden einsinken ... Achten Sie darauf, wie Ihr Körper schwerer wird, wenn die Spannung nachläßt ... Spüren Sie die Ruhe ... Holen Sie einmal tief Luft und lassen Sie beim Ausatmen alle Spannungen hinausströmen ... Lassen Sie jetzt Ihre Atmung in einen sanften Rhythmus übergehen ..."

Gedankenblase

„Machen Sie sich klar, daß die nächste halbe Stunde für Sie ganz allein ist. Kein Telephon und keine Türglocke kann Sie stören. Niemand wird nach Ihnen rufen. Sie können Geräusche hören: Stimmen, Hupen, Sirenen, knallende und heulende Motoren ... Diese sind außerhalb Ihrer Welt. Mit diesen Gedanken im Kopf stellen Sie sich nun einen Kreis um sich herum vor, der einen Radius von etwa einem Meter besitzt. Stellen Sie sich eine Blase vor ... Betrachten Sie das Innere der Blase als Ihren Raum ... Ihre eigene Privatsphäre. Spüren Sie wie die Blase Sie abschirmt ... so daß Sie jetzt in Kontakt mit sich selbst treten können. Wenden Sie Ihre Gedanken nach innen."

Vortragsweise

Jede Entspannungstechnik erfordert eine ruhige und besänftigende Stimmlage. Dies bedeutet nicht, daß sie hypnotisierend sein soll. Bernstein & Borkovec schlagen vor, die Stimme zu Beginn im normalen Konversationston zu halten, um mit fortschreitender Sitzungsdauer Lautstärke und Tempo allmählich zu reduzieren. Sie empfehlen eine „weiche und ruhige, vielleicht etwas monotone, aber nicht bewußt hypnotisierende" Stimmlage (Bernstein & Borkovec 1973).

Die Pausen zwischen den einzelnen Anweisungen sollten immer so lange dauern, daß die Teilnehmer eine Handlung ausführen bzw. eine Vorstellung erzeugen können. Die Punkte im Text symbolisieren diese Unterbrechungen.

Die „lebende" Stimme ist zur Induzierung der Entspannung effektiver als eine Stimme vom Band (Paul & Trimble 1970, Beiman et al. 1978, Hillenberg & Collins 1982). Tonbänder werden für den Unterricht nicht empfohlen (Lichstein 1988). Sie haben jedoch ihren Nutzen. So kann ein Teilnehmer beispielsweise zunächst durch die echte Stimme lernen und anschließend zu Hause mit dem Tonband arbeiten (vorzugsweise eines mit der Stimme des Therapeuten), bis er die Technik beherrscht (Borkovec & Sides 1979). Problematisch wird es jedoch, wenn der Teilnehmer zur Entspannung nicht mehr ohne Tonbänder auskommt und unfähig ist, sich ohne sie zu entspannen. Die Vorteile, die Tonbänder für die Unterweisung besitzen, beziehen sich eher auf die Forschung als auf die Therapie.

Beendigung

Alle Verfahren zur tiefen Entspannung sollten zu einem allmählichen Ende gebracht werden, das dem Teilnehmer erlaubt, langsam wieder in einen aktiven Zustand zu gelangen. Im gesamten Buch werden zahlreiche Möglichkeiten dazu beschrieben. Manche Anwender bedienen sich eines Zählverfahrens, andere verwenden lediglich einen Satz, wie z.B.: „Wenn Sie fertig sind, öffnen Sie die Augen und setzen sich auf." Einige Therapeuten empfehlen das Beugen und Strecken der Gliedmaßen, während andere zum Stillsitzen für einige Minuten raten. Die meisten der in diesem Buch erwähnten Entspannungstechniken haben ihre eigene Formel zur Beendigung der Sitzung. Die folgende dient als Beispiel:

> „Ich werde nun diese Entspannungssitzung beenden ... Ich möchte, daß Sie sich allmählich wieder Ihrer Umgebung bewußt werden ... Fühlen Sie den Boden/ den Stuhl unter sich ... Öffnen Sie die Augen ... Strecken Sie die Glieder etwas ... Sie fühlen sich wach und sind bereit, wieder am Leben teilzunehmen ..." ■

Häusliche Übungen

Bei jeder Entspannungstechnik wird nachdrücklich auf die Bedeutung des häuslichen Trainings hingewiesen. Entspannung ist eine Fertigkeit und profitiert, wie andere Fertigkeiten auch, von Übung. Dieser Punkt muß betont werden, zumal die

Teilnehmer die Notwendigkeit des Trainings nicht immer einsehen. Eine Untersuchung zu diesem Thema (Hillenberg & Collins 1983) zeigte einen signifikanten Grad an Non-compliance beim häuslichen Training. Dieser Befund ist für Therapie und Forschung von Bedeutung.

Dauer und Häufigkeit der häuslichen Übungen werden gewöhnlich auf zweimal täglich je 15 Minuten festgesetzt (Bernstein & Borkovec 1973). Es wurde darüber diskutiert, ob die Übungen nach den Mahlzeiten durchgeführt werden sollten, erhofften sich die Untersucher doch Vorteile von der dann auftretenden postprandialen Müdigkeit. Andere ziehen es vor, gerade diese Zeiten zu meiden: Benson (1976) meint, daß der Verdauungsprozeß mit den körperlichen Veränderungen bei der Meditation in Wechselwirkung steht (Kapitel 21). Lichstein (1988) rät den Übenden, selbst auszuprobieren, zu welchen Zeiten die Entspannung am besten gelingt.

Während des letzten Kurses werden die Teilnehmer noch einmal ausdrücklich ermuntert, mit den Übungen fortzufahren, wenn auch etwas seltener, um den aus den Übungen gezogenen Nutzen zu erhalten.

Anzahl der Sitzungen

Die meisten Methoden lassen sich innerhalb von sechs Stunden erlernen, immer vorausgesetzt, daß die häuslichen Übungen eingehalten werden. Transzendentale Meditation läßt sich in sechs, progressive Relaxation in fünf bis zehn Stunden einüben (Lichstein 1988). Viele Entspannungskurse umfassen jedoch verschiedene Techniken und können mehr leisten, als einfach Entspannung zu erlernen. Gruppendiskussionen, aktuelle Themen (S. 49), gegenseitige Unterstützung und andere Dinge von Belang können die Stundenzahl über sechs Stunden hinaus verlängern.

Therapeut

In Bezug auf die sensible Frage der Übungsleitung beharrt Luthe (1970) mit Hinweis auf das autogene Training darauf, daß nur medizinisch geschulte Kräfte zum Unterrichten geeignet sind. Lichstein (1988) hält diese Auffassung für übertrieben. Er glaubt, daß auch Therapeuten Entspannungskurse abhalten können, vorausgesetzt, ein Therapeut benutzt sein Urteilsvermögen und kennt die Grenzen seiner Technik. Die Interessen der Gesellschaft seien ferner am besten gewahrt, wenn das Lehren von Entspannungstechniken auch Therapeuten erlaubt sei und sie darin unterstützt würden.

Zu den Anforderungen an Therapeuten, die Entspannungstechniken unterrichten möchten, gehört:

• Grundausbildung in einem therapeutischen Beruf
• Berufserfahrung mit der Art von Gruppe, die betreut werden soll
• Vereinbarungen über regelmäßige Supervisionen (siehe unten)
• Erkenntnis, daß Entspannungstechniken kein Allheilmittel sind, jedoch hilfreiches Werkzeug sein können

Jeder Therapeut sollte sich in drei Schritten vorbereiten (Lichstein 1988):

• Vorab-Studium der Methode, die verwendet werden soll
• Kennenlernen der Methode als Teilnehmer
• Anwendung der Methode bei Freunden, Verwandten oder Kollegen, um eine geeignete Präsentationsform zu entwickeln

Supervision

Unsere eigenen unterdrückten Gefühle können dadurch aufgewühlt werden, daß andere über ihre Gefühle berichten. Sowohl die Arbeit mit einzelnen Personen als auch Gruppenarbeit kann emotionale Reaktionen beim Therapeuten auslösen. Das Aufreißen alter Wunden kann sehr schmerzlich sein und sollte mit einem erfahrenen Kollegen besprochen werden. Der Austausch mit einem solchen Kollegen ist außerdem bei der Bewältigung anderer, in einer Gruppe auftretender Probleme nützlich. Es schützt den Therapeut vor Gefühlsermüdung und dem bekannten „Burn-out" (ein Stadium erschöpfter Empathie).
Der Therapeut muß sich selbst um einen Supervisor kümmern.

Komplikationen

Manche Entspannungstechniken sind sehr wirkungsvoll. Sie müssen deshalb verantwortungsvoll und mit der gebührenden Vorsicht eingesetzt werden, um mögliche Komplikationen zu vermeiden. Komplikationen werden in den jeweiligen Kapiteln besprochen. Es ist sehr wichtig, sich vor Einsatz einer bestimmten Methode über mögliche Komplikationen im klaren zu sein.

Autonomie der Teilnehmer

Zentrales Merkmal von Entspannungstechniken ist die Betrachtung des Menschen als selbstbestimmtes Wesen. Er bleibt bei allen Vorgängen bei Bewußtsein und frei von der Beeinflussung durch äußere Kräfte. Der von ihm erreichte Entspannungszustand ist sein eigenes Werk.

Arbeit mit Gruppen

Das Folgende bezieht sich auf die Arbeit mit Einzelpersonen und auf die Arbeit mit Gruppen. Für die Arbeit mit Gruppen wird jeweils eine kurze Zusammenfassung gegeben. Drei Arten von Gruppen werden unterschieden.
Geführte Gruppen: Hierbei präsentiert ein Therapeut ein vorbereitetes Programm. Obwohl der Kurs einen programmierten Aufbau hat, zeigt sich der Therapeut bei Bedarf flexibel.
Moderierte Gruppen: Der Moderator übernimmt die Verantwortung gegenüber der Gruppe. Die Form der Unterweisung liegt nicht fest. Der Moderator hilft, die

Gruppe in der von ihr selbst beschlossenen Weise zu lenken, ohne ihr Vorschriften zu machen. Aufgabe des Moderators ist es, Möglichkeiten aufzuzeigen. Treten dennoch Probleme auf, zeigt der Moderator Wege zu deren Bewältigung auf.

Selbsthilfegruppen: Es gibt keinen Therapeuten. Die Form ist informell, allerdings sind die Mitglieder gewöhnlich sehr engagiert. Informationen und Erfahrungen werden gesammelt und untereinander ausgetauscht. Die Rolle des Therapeuten wird in wechselnder Besetzung ausgeübt.

Lichstein (1988) hält die Gruppenform für einen effektiven Weg zur Entspannung. Besonders eignet sich die geführte Gruppe, da im Voraus ein ganzer Kurs ausgearbeitet wird. Entspannungstraining findet auch in moderierten Gruppen und in Selbsthilfegruppen statt. Unerfahrene Moderatoren müssen jedoch ganz besonders auf mögliche Komplikationen achten.

Organisation

Eine Gruppe ins Leben zu rufen, ist eine Sache, eine Gruppe am Leben zu erhalten, eine andere. Um eine Gruppenbindung aufrecht zu erhalten, müssen einige Punkte berücksichtigt werden.

1. *Herstellen und Bestätigung von Vertraulichkeit.* Die Notwendigkeit der Vertraulichkeit wurde bereits beschrieben, kann jedoch nicht ausdrücklich genug betont werden.
2. *Kursprogramm.* Wenn die Teilnehmer wissen, was sie erwartet, können sie planen. Die Termine sollten im voraus miteinander abgesprochen bzw. bei einem programmierten Kurs mit dem Kursplan abgeglichen werden.

   Manche Kurse bieten ausschließlich Entspannung an, andere beginnen jede Sitzung mit einem an den Bedürfnissen der Teilnehmer ausgerichteten Thema (S. 49), bevor man zur Entspannung selbst übergeht.
3. *Mitbestimmung durch die Teilnehmer.* Das Gefühl der Gruppenzugehörigkeit vertieft sich, wenn die Teilnehmer hinsichtlich des Ablaufs Einfluß nehmen können. In einer formal geführten Gruppe kann es angebracht sein, weniger Wahlmöglichkeiten zuzulassen als in einer informellen Selbsthilfegruppe. Dennoch besteht in der formalen Gruppe Raum für Wahlmöglichkeiten, indem man zu Beginn herausfindet, weshalb die Personen teilnehmen und was sie sich von den Sitzungen erhoffen. Dies hilft dem Therapeut, die Bedürfnisse der Teilnehmer zu erkennen und verschafft den Teilnehmern größere Befriedigung.

   Die Teilnehmer können ihre Antworten auf Zettel schreiben, die dann eingesammelt werden, sie können aber auch direkt befragt werden. Allerdings empfinden viele Menschen es als bedrohlich, ihre privaten Gedanken vor einer Gruppe Unbekannter auszubreiten. Dieses Vorgehen kann selbst unproduktiv sein, wenn es die falschen Antworten nach sich zieht. Nach unseren Erfahrungen werden Gruppenteilnehmer meist nur ungern direkt befragt, antworten jedoch bereitwilliger bei einem Zettel-System (Payne 1989).
4. *„Icebreaker".* Gemeint sind Methoden zur Schaffung einer entspannten Atmosphäre. Entscheidendes Merkmal ist die physische Beteiligung der Teilnehmer. Einige Methoden werden paarweise durchgeführt, andere umfassen

die gesamte Gruppe. Beispielsweise erzählen zwei Teilnehmer sich gegenseitig ein angenehmes Ereignis aus der vergangenen Woche oder beschreiben einfach, wer sie sind und was sie tun.

Methoden für die gesamte Gruppe haben den Vorteil, daß die Namen schneller behalten werden. Remocker & Storch (1992) lieferten die Idee für ein Spiel, bei dem jeder ein Namensschildchen trägt. Ziel ist es, die Namen schnellstmöglich zu behalten.

5 *Diskussion.* Dabei handelt es sich um einen essentiellen Bestandteil jeder Gruppenarbeit. Diskussion bietet den Teilnehmern die Möglichkeit

- ihren Standpunkt darzulegen
- Informationen auszutauschen und Erfahrungen mit den nachfolgenden Mitgliedern auszutauschen
- bestimmte Fragen zu klären

Ferner fördert Diskussion den Zusammenhalt der Gruppe. Powell & Enright (1990) empfehlen „zirkuläres Fragen", um die Interaktion voranzutreiben. Hierbei werden die Teilnehmer in Gespräche verstrickt, z.B.: „Herr Müller, Sie waren schon einmal in dieser Situation. Was können Sie Frau Schneider sagen, die gerade die gleichen Erfahrungen macht?"

Obwohl die Diskussion wertvoll ist, sollte die Teilnahme immer freiwillig sein. Das Prinzip, nach dem nie Druck auf einen Teilnehmer ausgeübt werden darf, muß immer im Auge behalten werden (Heron 1977).

6 *Informationsmaterial.* Materialien, die die in der Sitzung behandelten Themen wiedergeben, wirken für die Teilnehmer als Gedächtnisstütze (Ley & Spelman 1967). Informationsmaterial soll sich immer auf das aktuelle Thema beziehen. Zu spät ausgeteiltes Informationsmaterial verliert seine Bedeutung.

7 *Zeit einteilen.* Von Natur aus reden manche Personen mehr als andere. Die meisten Therapeuten sind froh, „Vielredner" in der Gruppe zu haben, weil diese belebend wirken. Gleichzeitig liegt es in der Verantwortung eines Therapeuten, daß auch stille Menschen die Gelegenheit zum Sprechen erhalten. Der Therapeut muß also die Fähigkeit zur Intervention entwickeln. Eine taktvolle Weise wäre: „Ich möchte bei dem Thema bleiben, aber mich interessiert, was Frau X dazu zu sagen hat."

8 *Streit schlichten.* Gelegentlich kommt es zu Streitigkeiten. Ein Mitglied kann z.B. fortgesetzt den Ablauf in der Gruppe kritisieren. Ruhiges Entgegentreten und Fragen nach Änderungsvorschlägen, die von der ganzen Gruppe diskutiert werden, löst für gewöhnlich das Problem.

Einschlafen

Es kommt immer wieder vor, daß Teilnehmer während der Sitzung einschlafen.

Die meisten Therapeuten lehnen das ab. Bernstein & Borkovec (1973) sind der Ansicht, daß Einschlafen dem Erlernen einer Technik im Wege steht und geben einige Anregungen, dem vorzubeugen oder damit umzugehen:

- regelmäßige Bitte um ein Zeichen (z.B. hebt der Teilnehmer den Zeigefinger zum Zeichen seiner Entspannung)

- die Stimme in Richtung des schlafenden Teilnehmers richten
- Vermeidung des frühen Nachmittags als Sitzungszeitpunkt

Keable (1989) empfahl, die Teilnehmer zu Beginn darüber zu unterrichten, daß sie durch leichtes Berühren geweckt würden, falls sie einschliefen. Andere rieten, daß Personen, die leicht einschlafen, sich lieber in einen Stuhl setzen sollten, statt sich zu legen, weil Menschen schlechter einschlafen, je unbequemer sie es haben (Lichstein 1988). Kokoszka (1992) verweist auf die Wirksamkeit der auf einen gleichförmigen Stimulus gerichteten Aufmerksamkeit, z.B. Zählen der Atemzüge, um die Personen wach zu halten.

Einschlafen wird also nicht gerne gesehen. Obwohl Fanning (1988) die Ansicht vertritt, daß Personen, die sich völlig vom Streß befreit haben, auch schlafen dürfen. Schnarchen ist allerdings nicht zu tolerieren, weil es die anderen Teilnehmer stört.

3 Streß

Streßtheorien

Selye (1956) entwickelte das Konzept vom Streß beim lebenden Organismus. Er zeigte, daß ein Organismus, der einer Belastung ausgesetzt ist, auf charakteristische Weise reagiert. Selye benannte drei Stadien (Abb. 3.1):

- Alarmreaktion
- Resistenz
- Erschöpfung

Die Belastung löst die Freisetzung von Hormonen und anderen Substanzen aus, die für eine angemessene körperliche Reaktion (Alarmreaktion) sorgen. Die Alarmreaktion bricht ab, sobald der Stressor verschwindet. Bleibt der Stressor bestehen, paßt der Körper sich durch die Entwicklung einer Resistenz an, was zu diesem Zeitpunkt hilfreich ist. Allerdings fordert diese Resistenz ihren Tribut vom Organismus und kann nicht endlos aufrecht erhalten werden. Ist die Widerstandskraft des Körpers verbraucht, dann kommt es zum Stadium der Erschöpfung. Die drei Stadien gemeinsam bilden das generelle Adaptationssyndrom (Selye 1956).

Selye betrachtete Streß aus physiologischer Sicht als unspezifische Antwort des Körpers auf Belastungen (Mit unspezifisch meinte er, daß, unabhängig von der Natur des Stimulus, die gleiche Reaktion auftritt). Zwanzig Jahre später definierten die Psychologen Cox & Mackay (1976) Streß als „Wahrnehmungsphänomen, das erzeugt wird durch die Diskrepanz zwischen den Anforderungen an eine

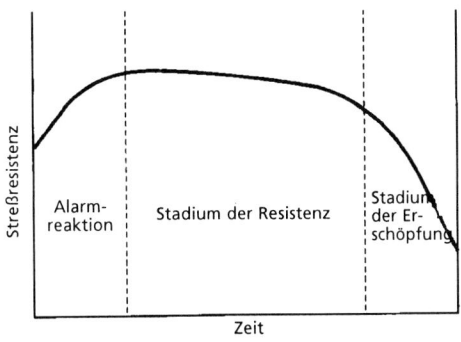

Abb. 3.1 Das generelle Adaptations-syndrom (nach Cox T. 1978: Stress, mit freundlicher Genehmigung von Macmillan, London).

Person und ihren Möglichkeiten, mit ihnen fertig zu werden. Ein Ungleichgewicht ... führt zur Erfahrung „Streß" und zur Streßreaktion. Hier liegt die Betonung auf der Wahrnehmung des Individuums, auf der subjektiven Natur des Stresses und auf seiner psychologischen Dimension. Selye ignorierte 1956 noch die psychologische Dimension (Cox 1978).

Cox & Mackays Modell führte die Vorstellung von der Wahrnehmung der Bewältigungspotenz als beherrschenden Faktor des resultierenden Stresses ein. Nimmt eine Person ihre eigene Bewältigungspotenz als gering und die Anforderungen der Umwelt als übermäßig wahr, wird sie den Grad an Streß hoch einstufen. Wird die eigene Bewältigungspotenz hoch eingestuft, werden die gleichen Anforderungen leichter toleriert, der erlebte Streß bleibt vergleichsweise gering. Die Anforderungen der Umgebung können allerdings auch so gering sein, daß Streß durch Unterforderung entsteht. Stimmt die Wahrnehmung der Umgebungsanforderungen mit denen der eigenen Bewältigungspotenz überein, entsteht ein Gleichgewicht.

Es ist für jeden wichtig, daß sich in einer Situation Anforderung und Bewältigungspotenz im Gleichgewicht befinden. Das Erreichen und Erhalten dieses Gleichgewichts kann zu einem normalen Verhältnis gegenüber dem Stressor verhelfen. Alternativ kann auch das Angstniveau gesenkt und die Bewältigungspotenz gesteigert werden.

Dieses Modell berücksichtigt Unterschiede zwischen Personen und auch eine im Laufe der Zeit veränderte Wahrnehmung bei gleichen Personen. Die darin enthaltenen Ideen führten zum Konzept der Human performance curve (menschliche Leistungskurve), die den Zusammenhang zwischen Umgebungsanforderungen und Bewältigungspotenz wiedergibt (Abb. 3.2). Ein moderater Anforderungsgrad geht mit einer effizienten Leistung einher. Bei einer übermäßigen Anforderung reagiert das Individuum mit Müdigkeit. Ist die Anforderung zu niedrig, resultiert Langeweile. In beiden Fällen wird Streß erlebt (Looker & Gregson 1989).

Der Scheitelpunkt der Kurve bezeichnet das Leistungsmaximum. An diesem Punkt treffen sich die Anforderungen der Umwelt und die Bewältigungspotenz des Individuums. Tagesschwankungen können die eine Seite leicht überwiegen lassen.

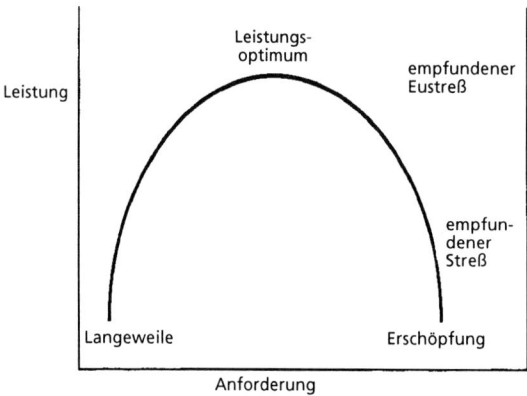

Abb. 3.2 Human performance curve (menschliche Leistungskurve) (nach Cox T. 1978: Stress, mit freundlicher Genehmigung von Macmillan, London)

So hat man z.B. manchmal das Gefühl, mehr leisten zu können als gefordert wird, was ein Gefühl von Vertrauen und Kontrolle hervorruft. Ein anderes Mal spürt man, daß von den Anforderungen die inneren Reserven angesprochen werden, was die lohnende Erfahrung einer angenehmen Anspannung erzeugt. Diese Gefühle werden in ihrer Gesamtheit als „Eustreß" oder „gesunder" Streß bezeichnet.

Im unteren Bereich zu beiden Seiten der Kurve, wenn die Kurve sich durch die Übergangszone des moderaten Stresses bis in die Zone von großem Streß bewegt, werden die Erfahrungen des Individuums immer negativer.

Während also Streß die Lebensqualität senkt, wird sie durch Eustreß erhöht. Arbeiten auf einem angenehmen Aktivitätsniveau fördert nicht nur die Effizienz des Ergebnisses, sondern auch das psychische Wohlbefinden.

Symptome von Streß

Streß wird von körperlichen Symptomen begleitet, die auf die Aktivität des sympathischen Nervensystems zurückgehen. Diese Symptome sind eine Auswirkung der „Fight-or-flight"-Reaktion (S. 20). Sie gehen einher mit psychologischen Streßsymptomen und mit Verhaltensänderungen (subjektiv, wie man sich fühlt, bzw. behavioral, wie man handelt).

Streßsymptome sind individuell verschieden, weil die Körperorgane unterschiedliche Empfindlichkeiten gegenüber Streß besitzen.

Körperliche Symptome (siehe Kapitel 1)

• beschleunigte Herzfrequenz
• erhöhter Blutdruck
• Schwitzen
• beschleunigte Blutgerinnung
• gesteigerte Atmung
• erhöhter Blutglukosespiegel

Subjektive Symptome

• Müdigkeit und/oder Schlafstörungen
• Muskelverspannungen, insbesondere der Nacken- und Schultermuskulatur
• Verdauungsstörungen, Verstopfung, Durchfall
• Palpitationen
• Kopfschmerzen
• Konzentrationsstörungen und eine Neigung, sich zu sorgen
• Ungeduld, Gereiztheit und leichte Erregbarkeit

Behaviorale Symptome

• erhöhter Konsum von Speisen, Alkohol und Tabak
• Appetitlosigkeit oder Freßsucht
• Unruhe

• verringerte Libido
• erhöhte Unfallgefahr

Streßmessung

Bei einer physiologischen Beurteilung von Streß wurden Herzfrequenz, Blutdruck, Atemfrequenz und Hautwiderstand herangezogen. Ebenso bemühte man sich um psychologische Meßmethoden für Streß. Besondere Beachtung fand die Social Readjustment Rating Scale (SRRS) von Holmes & Rahe (1967). Dabei handelt es sich um ein Verzeichnis einschneidender Ereignisse, von kleineren Gesetzeskonflikten bis zum Tod des Lebensgefährten. Für jedes Ereignis wird die erforderliche Anpassungsleistung geschätzt (Maximum: 100, Tab. 3.1). Bei Werten über 300 in einem Jahr nahm die Wahrscheinlichkeit von streßbedingten Erkrankungen deutlich zu. Es ergaben sich allerdings Interpretationsschwierigkeiten, da ein Ereignis für verschiedene Personen unterschiedliche Bedeutung haben kann. So kann beispielsweise ein freiwilliger Wohnungswechsel Eustreß mit sich bringen, während ein erzwungener Wohnungswechsel einen negativen Stressor darstellt. Zum anderen passen sich manche Menschen leichter an Veränderungen an als andere, wie man an unterschiedlichen Reaktionen auf Pensionierung erkennen kann.

Die ursprüngliche Schätzskala wurde in der Folge von zahlreichen Untersuchern modifiziert in dem Bestreben, einige der Kritikpunkte auszuschalten.

Streßquellen

Die Zahl möglicher Streßquellen ist groß. Ganz allgemein kann man Streßquellen aufteilen nach der Umgebung und nach dem Individuum selbst (Powell & Enright 1990).

Äußerer Streß

Arbeitswelt

Es kann zu laut, zu heiß oder zu kalt sein, die Luft kann durch Tabakrauch oder Abgase verschmutzt sein.

Man kann bei der Arbeit durch unrealistische Zeitvorgaben, lange Arbeitszeiten oder ein Gefühl mangelnder Kompetenz überlastet sein. Andererseits kann die Arbeit durch fehlende Stimulation auch langweilig werden, oder es fehlt die Gelegenheit, die persönlichen Fähigkeiten unter Beweis zu stellen.

Es kann Unsicherheiten über die Grenzen der Verantwortlichkeiten geben, Ziele können unklar sein. Das Verhältnis zu Kollegen oder Vorgesetzten kann

Tabelle 3.1 Die Social readjustment rating scale (SRRS) (nach Holmes T.H. & Rahe R.H. 1967, Journal of Psychosomatic Research 11: 213-218, mit freundlicher Genehmigung von Elsevier Science)

Rang	Ereignis	Wert
1	Tod des Lebensgefährten	100
2	Scheidung	73
3	Trennung	65
4	Inhaftierung	63
5	Tod eines nahen Familienangehörigen	63
6	Verletzung oder Krankheit	53
7	Heirat	50
8	Verlust des Arbeitsplatzes	47
9	Eheliche Versöhnung	45
10	Pensionierung	45
11	Gesundheitliche Probleme eines Familienmitglieds	44
12	Schwangerschaft	40
13	Sexuelle Probleme	39
14	Familienzuwachs	39
15	Größere Veränderungen am Arbeitsplatz	39
16	Finanzielle Veränderung	38
17	Tod eines engen Freundes	37
18	Veränderungen in Arbeitsabläufen	36
19	Zunahme der Partnerschaftskonflikte	35
20	Abschluß einer hohen Anleihe	31
21	Zwangvollstreckung	30
22	Veränderte berufliche Verantwortlichkeiten	29
23	Sohn oder Tochter verlassen das Haus	29
24	Ärger mit Schwiegereltern	29
25	Anerkennung persönlicher Leistungen	28
26	Partner beginnt oder beendet Berufstätigkeit	26
27	Schulanfang und Schulabschluß	26
28	Veränderte Lebensumstände	25
29	Änderung persönlicher Gewohnheiten	24
30	Ärger mit Arbeitgeber	23
31	Veränderte Arbeitszeiten oder Arbeitsbedingungen	20
32	Umzug	20
33	Schulwechsel	20
34	Verändertes Freizeitverhalten	19
35	Veränderte religiöse Aktivitäten	19
36	Veränderte gesellschaftliche Aktivitäten	18
37	Abschluß einer kleinen Anleihe	17
38	Veränderte Schlafgewohnheiten	16
39	Veränderte Zahl der Familienzusammenkünfte	15
40	Veränderte Eßgewohnheiten	15
41	Urlaub	13
42	Weihnachten	12
43	Kleinere Gesetzeskonflikte	11

gespannt sein, oder man ist gezwungen, in eine andere Gegend oder ein anderes Land zu ziehen. Man kann auch überflüssig werden oder gezwungen sein, in den vorzeitigen Ruhestand zu gehen (Powell & Enright 1990).

Das soziale Umfeld

Soziale Unterstützung mildert die Auswirkungen negativer Lebensereignisse. Ohne ein unterstützendes Beziehungsgefüge und ohne die Möglichkeit, die Last mit anderen zu teilen, erfährt man ihre volle Härte (Ganster & Victor 1988).

Innerer Streß

Persönlichkeitstypen

Friedman & Rosenman (1974) beschrieben einen Persönlichkeitstypus, der häufig von koronarer Herzkrankheit betroffen ist und der sich oft durch folgende Eigenschaften auszeichnet:

• treibt sich selbst von Ziel zu Ziel
• hat ein scharfes Gespür für Konkurrenz
• plant mit einer Fülle von Terminen
• führt alle Aktivitäten so schnell wie möglich durch
• ist extrem wach
• hat ein konstantes Bedürfnis nach Aufmerksamkeit

Personen, die diese Eigenschaften aufweisen, werden als Typ A-Persönlichkeiten bezeichnet, Personen mit entgegengesetzten Eigenschaften als „Typ B". Typ B-Persönlichkeiten sind nahezu immun gegenüber koronaren Herzerkrankungen. Die Charakteristiken der Typ A-Persönlichkeit werden insofern als negativ angesehen, als daß sie zu streßbedingten Erkrankungen führen können. Allerdings führen sie auch zu hoher Leistungsfähigkeit. Cooper (1981) betonte die Notwendigkeit, Typ A-Verhalten zu managen statt es auszulöschen, also einen Gang zurückzuschalten, Ziele niedriger anzusetzen, regelmäßig 5 Minuten Pause einzulegen und die Gelegenheiten zu protokollieren, an denen dies gelingt. Es kann auch bedeuten, daß man andere Wege der Anerkennung findet.

Kobasa (1982) beschrieb die sogenannte „widerstandsfähige" Persönlichkeit. Eine solche Person wird aufgrund dreier verschiedener Qualitäten als relativ resistent gegenüber Streß angesehen: ein Gefühl der Kontrolle über das eigene Leben, sich der Arbeit, dem Hobby oder der Familie verpflichtet fühlen und ein Gespür für Herausforderungen haben, die eine Veränderung im Sinne der persönlichen Entwicklung in sich bergen und keine Gefahr für das Gleichgewicht darstellen. Personen ohne diese Eigenschaften sind anfälliger gegenüber Streß.

Andere Stressoren inneren Ursprungs

Beck (1984) rechnet zu den Stressoren inneren Ursprungs auch die Neigung, jedes

Ereignis in einer gleichbleibend negativen Weise zu erleben. Ellis (1962) erwähnt den maladaptiven Effekt des Festhaltens an unrealistischen Glaubenssystemen, z.B. an der Vorstellung, jemand müsse immer gut sein, um liebenswert zu sein (S. 24). Andere maladaptive Persönlichkeitszüge sind:

• Unklare Ziele haben: viele Energien werden vergeudet, wenn jemand nicht weiß, wohin er geht.
• Entscheidungsschwäche: nicht getroffene Entscheidungen können eine Person derart beanspruchen, daß ihr gesamtes Leben erlahmt. Das unentschiedene Thema beansprucht weiterhin die gesamte Aufmerksamkeit und zehrt die Person eventuell aus.
• Unterdrückte Gefühle: Angst und Wut sind Beispiele für Gefühle, die Menschen oft für sich behalten und die dadurch übergroß werden können.
• Geringes Selbstwertgefühl: das Gefühl, daß einem die Rechte fehlen, die anderen gewährt werden. Eine solche Person läßt sich leicht von allen Seiten überstimmen.

Streß-relevante Themen als Bestandteil des Entspannungstrainings

Im Rahmen der Sitzungen zum Entspannungstraining in Gruppen kann der Therapeut eventuell bestimmte Themen und Diskussionen einbringen. Die Themen beziehen sich auf die Probleme der Gruppenmitglieder. Dazu gehören:

• Angst, Panik
• Depression
• Stoffsüchte, wie Zigaretten rauchen, Alkohol, Tranquilizer, Drogen
• Lebenskrisen, z.B. Opfer eines Überfalls sein
• Lebensveränderungen, z.B. Menopause
• Eßstörungen, z.B. Bulimie, Anorexie
• Schlaflosigkeit
• Hyperventilation
• streßbedingte körperliche Störungen

Streß geht einher mit einer Reihe von Erkrankungen wie Asthma bronchiale, essentielle Hypertonie, peptisches Ulcus, Colitis ulzerosa, Neurodermatitis, rheumatoide Arthritis und Thyreotoxikose, die man auch als psychosomatische Erkrankungen beschreibt. Allerdings wurde das Konzept der psychosomatischen Erkrankungen von einigen Erkrankungen, für die der Begriff ursprünglich geprägt worden war, in den letzten Jahren erheblich erweitert, weil man erkannte, daß psychosoziale Elemente ätiologischer Bestandteil einer Vielzahl von Erkrankungen sind (Robinson 1994).

(Entspannung sollte nicht als Ersatz für medizinische Hilfe angesehen werden. Allerdings kann diese von einem Arzt reduziert werden, sofern Streß als Mitursache einer bestimmten Erkrankung erkannt wurde.)

Es wird vorausgesetzt, daß der Therapeut um die Probleme weiß, unter denen die

Gruppenteilnehmer leiden, und daß er in der Lage ist, zu diesem Thema Materialien zusammenzustellen, die wiederum zu Diskussionen anregen. Die anschließend angebotene Entspannungstechnik kann sich, sofern möglich, daran orientieren, z.B. ruhiges Atmen bei Hyperventilation (S. 194), Imaginationen zur Rauchentwöhnung für Personen, die dabei sind, es sich abzugewöhnen (S. 238) und Augen- und Zungenübungen bei Schlaflosigkeit (S. 64).

Eine Studie zur Streßbewältigung (Powell 1987) zeigte, daß Informationen und die Unterstützung durch die Gruppe als nützlichste Bestandteile des „Behandlungspaketes" angesehen wurden. Wir stellten allerdings selbst fest, daß die Teilnehmer Entspannung als hilfreichstes Element empfanden. Es handelte sich dabei um eine kleine Untersuchung an Freiwilligen in einer Gruppe mit Therapeut, deren hauptsächliche Methoden Informationsvermittlung, Diskussion und Entspannungstechnik waren (Payne 1989).

Es kann sich dabei um Bewältigungsstrategien wie Selbstsicherheit, aber ebenso auch um Streßursachen drehen. Andere Beispiele für Bewältigungsstrategien werden in der nachfolgenden Liste gegeben, die auch als Diskussionsgrundlage dienen kann.

Ideen zur Streßreduktion

1. So viel Kontrolle wie möglich über den Stressor erhalten. Während man die Erfordernisse einer Situation akzeptiert, kann es andere Freiräume geben, die sich ausbauen lassen.

2. Ist Kontrolle nicht möglich oder nicht ratsam, dann kann eine Person versuchen, ihre Einstellung gegenüber dem Stressor zu ändern: anstatt z.B. durch das Stehen im Stau gereizt zu sein, kann die Zeit als Gelegenheit betrachtet werden, sich Musik-Kassetten anzuhören.

3. Sich selbst darin trainieren, stressende Situationen vorherzusehen, um ihnen damit die Härte zu nehmen.

4. Zielgerichtet agieren und nicht die Gefühle dominieren lassen. Gefühle verwirren das Denken und stören die Problemlösung. Bei starken Gefühlen können diese zunächst identifiziert und dann vom Gegenstand getrennt werden, der sich daraufhin leidenschaftslos betrachten läßt.

5. Vermeidung von Schuldzuweisungen. Schuldzuweisungen können Ärger bereiten. Konstruktiver ist es, Fehler als Resultat einer Reihe von Ereignissen anzusehen, die einfach geschehen sind.

6. Umgang mit Wut. Manche Wut kann nützlich sein. Zuviel Wut ist allerdings destruktiv. Die in die Erregung fließende Energie läßt sich oft viel nutzbringender zur Problemlösung einsetzen. Auf folgende Weise läßt sich mit Wut umgehen:

   • Neuinterpretation des Auslösers in einer positiven Weise. Viele Situationen sind mehrdeutig, was eine Neuinterpretation zuläßt.
   • Realistische Erwartungen an andere Menschen stellen.
   • Modifikation des inneren Dialogs durch Ergänzung von Formeln wie „Ich bin gelassen" oder „Ich bleibe ganz ruhig".
   • Ausrichtung auf ein Thema und weniger auf eine Person.

7 Sich selbst das Machen von Fehlern zugestehen. Es gehört zum Wesen des Menschen, gelegentlich Fehler zu machen.

8 Distanz wahren. Wenn die Umstände einen zu überwältigen drohen, kann man versuchen, einen Schritt zurückzugehen, um einen besseren Überblick zu erhalten (S. 224 und S. 236). Es kann gelegentlich hilfreich sein, eine andere Person in der Auseinandersetzung mit dem gleichen Problem zu beobachten.

9 In geeigneten Momenten eine Portion Humor ins Spiel bringen. Wenn jemand lächelt oder lacht, überträgt sich diese entspannte Reaktion (S. 315).

10 Effiziente Zeiteinteilung. Es müssen Prioritäten gesetzt werden. Auch die Zeit muß den Aufgaben entsprechend verteilt werden. Wenn die Zeit drängt, kann Unwesentliches weggelassen und eine Aufgabe delegiert werden. Manchmal ist es möglich, zu Forderungen, die die verfügbare Zeit einschränken, „nein" zu sagen.

11 Jemandem vertrauen.

12 Sich selbst belohnen, wenn man etwas gut gemacht hat.

13 In der Gegenwart leben. Das bedeutet, den Augenblick zu genießen, die Reise ebenso wie die Ankunft. Streß resultiert häufig aus dem Nachtrauern der Vergangenheit und der Angst vor der Zukunft.

14 Gute Beziehungen pflegen. Die Unterstützung, die aus engen Beziehungen und aus dem sozialen Netzwerk gezogen wird, wirkt als Puffer zum Schutz des Individuums vor der vollen Härte stressender Ereignisse (Ganster & Victor 1988). Allerdings erfordern Beziehungen sowohl bei der Arbeit als auch zu Hause Zeit und Aufmerksamkeit.

15 Leibesübungen (Kapitel 14).

Tabelle 3.2 Stressoren und geeignete Bewältigungsstrategien

Stressor	Bewältigungsstrategie
fehlerhaftes Glaubenssystem	kognitive Restrukturierung
unklare Ziele	Zielsetzung
nicht getroffene Entscheidungen	Entscheidungen treffen
geringes Selbstwertgefühl	Erzeugung eines positiven Selbstbildes
unterdrückte Gefühle	Vertrauen fassen, Selbstsicherheit
Zeitvorgaben und Zeitdruck	Zeitplanung
schlechte Beziehungen	Verbesserung der persönlichen Interaktion

Weiterführende Literatur

Burnard, P. 1991: Coping with stress in the health professions; a practical guide. Chapman and Hall, London.

Fisher, S., Reason, J. (Hrsg.) 1988: A handbook of little stress, cognition and health. John Wiley, Chichester.

Fletcher, B. 1991: Work, stress, disease and life expectancy. John Wiley, Chichester.

Looker, T., Gregson, O. 1989: Stresswise: a practical guide for dealing with stress. Hodder and Stoughton, London.

Robinson, J.O. 1994: Personal communication.

Zweiter Teil: Körperliche Entspannungstechniken

4 Progressive Relaxation

Das Werk von Edmund Jacobson

Für viele Menschen bedeutet Entspannungstraining das Erlernen von Techniken wie „Anspannung" und „Entspannung", d.h. das An- und Entspannen bestimmter Muskelgruppen. „Anspannung" und „Entspannung" sind aktive Prozesse in dem Sinne, daß eine Person mit ihrer Muskulatur arbeitet. Allerdings bestehen manche muskulären Entspannungstechniken nur aus dem Entspannungsteil. Diese Techniken kann man als passive muskuläre Techniken bezeichnen.

Das vorliegende Kapitel gibt einen Einblick in das Werk von Edmund Jacobson, einem Wegbereiter dieser Techniken. Seine Arbeit ist grundlegend für „Anspannung" und „Entspannung" und für passive Methoden, die hier und in den Kapiteln 5 bis 8 behandelt werden.

Während seiner Tätigkeit als Physiologe in den dreißiger Jahren untersuchte Jacobson die Schreckreaktion bei plötzlich auftretenden lauten Geräuschen. Er stellte fest, daß Personen, die gelernt hatten, ihre Muskeln zu entspannen, nicht aufschreckten. Also beeinflußte der Grad der Muskelspannung die Ausprägung des Reflexes. Er erfand eine Methode zur Bestimmung der Muskel- und Nervenaktivität, die als Elektromyographie (EMG) bekannt wurde. Mit dieser Methode gelang es ihm, Aspekte der Interaktion von Psyche und Körper zu beobachten. Er fand heraus, daß ein Zusammenhang zwischen Denken und Muskelanspannung besteht. Außerdem stellte er fest, daß innere Bilder, insbesondere, wenn sie mit Bewegung assoziiert sind, zu einer leichten, jedoch meßbaren Erhöhung der Muskelaktivität führen.

Die gemeinsame Aktivität von Psyche und Muskulatur veranlaßte ihn zu der Auffassung, daß Hirnzentren und Willkürmuskulatur wie in einem „Verstärkungskreislauf" zusammenarbeiten (Jacobson 1970). Es handelt sich um einen neuromuskulären Schaltkreis, da er sich aus Nerven- und Muskelgewebe zusammensetzt. Jacobson hatte die Vorstellung, daß eine entspannte Muskulatur zur Beruhigung des Denkens und zur Reduzierung der sympathischen Aktivitäten führen könnte. Sein Ziel war es, einen Weg zur Lösung der skelettmuskulären Spannung zu finden.

Muskelaktivität wird von so diskreten Empfindungen begleitet, daß wir sie normalerweise nicht wahrnehmen. Um diese Wahrnehmung zu stärken, regte Jacobson an, die Konzentration auf diese Empfindungen zu lenken, was er „erlernte Wahrnehmung" nannte. Wenn die Spannung einmal empfunden wird, ist es leichter, sie zu lösen. Doch wie tief kann Entspannung maximal sein?

Es wird davon ausgegangen, daß ein gesunder Muskel auch in Ruhe ständig leicht kontrahiert ist, was man als Muskeltonus bezeichnet. Jacobsons EMG-Untersuchungen (1938) bestätigten diese Vorstellung jedoch nicht. Seinen Ergebnissen zufolge konnte Willkürmuskulatur sehr wohl ein Stadium völliger Ruhe erreichen. Er verfolgte konsequent die Vorstellung, daß das Ziel des Entspannungstrainings in der Lösung jeglicher Spannung besteht. Die Entspannung sei demnach nur vollständig, wenn sie „bis zum Spannungs-Nullpunkt der betreffenden Körperteile voranschreitet". Jede Spannung, die während der Ruhe eines Muskels auftrat, wurde Restspannung genannt, und es war diese Restspannung, die Jacobson durch tiefe Entspannung zu eliminieren suchte. „Die Ausschaltung von Restspannung ist ... wesentliches Merkmal der vorliegenden Methode" (Jacobson 1976).

Ausgehend von der Definition der Entspannung als Entfernung von Aktivität in der Skelett-(Willkür-)Muskulatur entwickelte er eine Technik, die er progressive Relaxation nannte. Diese beruht auf dem systematischen Gang durch die Skelettmuskeln mit Aufbau und Lösung von Spannung. Am Ende ist der Teilnehmer in der Lage, Muskelspannung wahrzunehmen. Pro Sitzung wird nur eine Muskelspannung durchgeführt und zweimal wiederholt. Die restliche Zeit wird mit der Lösung der Spannung verbracht. Jacobson (1938) beharrte darauf, daß seine Methode trainierbar sei. Im Gegensatz zu den meisten anderen Methoden lehnte er die Verwendung von Suggestion ab. Die Lehrer werden angehalten, keine Formeln wie „Ihre Beine sind schwer/schlaff/entspannt" oder gar „Fühlen Sie, wie schwer/schlaff/entspannt Ihre Beine sind" zu verwenden. Jacobson wollte, daß die Teilnehmer ihre eigenen Erfahrungen machten.

Durchführung der progressiven Relaxation

Bedingungen

Ideale Bedingungen bei der Durchführung der progressiven Relaxation sind:

• Ein ruhiger Raum.
• Eine liegende Position. Für eine Gruppe eignet sich ein großer Raum mit Holzfußboden. Die Teilnehmer werden gebeten, eine Strandmatte oder etwas Vergleichbares als Unterlage sowie ein kleines Kissen für den Kopf mitzubringen. Liegen ist die Position der Wahl. Allerdings ist das Erlernen der progressiven Relaxation auch im Sitzen möglich.

Einführung in die Methode

Bevor mit den Übungen begonnen wird, müssen die Grundlagen der Methode erörtert werden. Der Therapeut erläutert sie den sitzenden Teilnehmern etwa mit den folgenden Worten:

„Das Wissen um die Entspannung des Körpers hilft bei der effizienten Nutzung seiner Energien. Es kann uns außerdem vor Krankheiten schützen. Bei der folgenden Entspannungstechnik wird die Muskulatur mit einbezogen. Durch Erzeugung und Lösung von Spannung werden Sie Zugang zu subtilen Gefühlen in der Muskulatur erlangen. Sie werden unterschiedliche Spannungsgrade wahrnehmen und das Lösen von Spannung erlernen.

Man glaubt, daß Muskelspannung eng mit dem Gemütszustand verbunden ist. So sollen unnötig angespannte Muskeln ein Spiegel seelischer Spannungen sein. Wenn diese Spannungen gelöst sind, werden Sie sich auch innerlich ruhiger fühlen.

Ihre inneren Organe werden ebenfalls davon profitieren, da sich Blutdruck und Herzfrequenz bei Entspannung senken.

Unsere Methode nennt sich progressive Relaxation. Sie läßt sich nicht innerhalb einer Stunde erlernen. Allerdings sind die Übungen, die Sie zu Hause machen werden, mindestens genau so wichtig. Wie bei jeder Fertigkeit werden Sie um so mehr von den Entspannungseffekten profitieren, je intensiver Sie die Technik üben.“ ∎

Dann wird die Muskelübung demonstriert. Danach werden die Teilnehmer gebeten, sich flach auf den Rücken zu legen. Die Arme werden neben den Körper gelegt, die Beine nicht übereinandergeschlagen. Die Augen sind zunächst geöffnet. Nach drei bis vier Minuten werden die Teilnehmer gebeten, die Augen zu schließen und fünf Minuten abzuschalten.

Durchführung

Erste Stunde: Streckung der Hand nach hinten

Die erste Stunde nimmt folgenden Verlauf: Der Teilnehmer wird aufgefordert, die linke Hand nach hinten zu strecken und sie für eine Minute in dieser Position zu belassen (Abb. 4.1). Dann löst er die Spannung einmalig und möglichst vollständig. Der Entspannungszustand wird drei Minuten lang erhalten. Während dieser Zeit wird eventuelle Restspannung gelöst. Diese Übung wird zweimal wiederholt. Die Anleitung kann wie folgt aussehen:

„Bitte strecken sie ihr Handgelenk nach hinten. Führen Sie die Bewegung gleichmäßig und ohne zu wackeln aus ... Der Unterarm bleibt ausgestreckt liegen ... Halten sie diese Position eine Minute lang und achten Sie auf die unterschiedlichen Empfindungen, die entstehen.“ ∎

Bei Jacobsons Technik wird dem Teilnehmer nicht suggeriert, wie diese Empfindungen aussehen könnten. Der Teilnehmer soll dies selbst herausfinden. In diesem Fall wird wahrscheinlich eine muskuläre Spannung entlang des Unterarms und ein Spannungsgefühl in Handgelenk und Handinnenfläche entstehen. Der Teilnehmer sollte lernen, seine Aufmerksamkeit auf die muskuläre Spannung zu richten.

„Achten Sie beim Strecken des Handgelenks nach hinten auf die unterschiedlichen Empfindungen ... Beachten Sie insbesondere das Gefühl in den Muskeln ... Konzentrieren Sie sich auf das Gefühl der Spannung ... Halten Sie die Spannung während einer ganzen Minute aufrecht ...

Unterbrechen Sie die Übung jetzt ... Geben Sie dem Eigengewicht der Hand nach. Lassen Sie sie herabfallen. Bremsen Sie sie nicht ab, und versuchen Sie nicht, das Absinken der Hand in irgendeiner Weise zu kontrollieren.

Trotzdem kann noch Spannung bestehen. Lassen Sie diese in aller Ruhe abklingen ... Nehmen Sie sich dafür mindestens drei Minuten Zeit ... Beenden Sie diese Übung jetzt und lassen Sie die Hand fallen. Lassen Sie alle Spannung herausfließen ... Nutzen Sie die nächsten drei Minuten dazu ..."

Strecken Sie jetzt die Hand ein zweites Mal nach hinten ... Beachten Sie die erforderliche Kraft. Wenn es Ihnen schwerfällt, die Gefühle im Arm voneinander zu unterscheiden, versuchen Sie folgendes: Fassen Sie die linke Hand mit Ihrer rechten, und strecken Sie sie sanft nach hinten, so als wäre es nicht Ihre ... Drücken Sie die Hand etwa eine halbe Minute nach hinten. Achten Sie darauf, daß dies allein durch die rechte Hand geschieht. Was Sie jetzt spüren, kommt vom Handgelenk und der Handfläche. Nehmen Sie jetzt Ihre rechte Hand weg, und halten Sie die linke weiterhin nach hinten gestreckt. Sie aktivieren dazu jetzt die Muskeln des linken Unterarms. Achten Sie auf die neuen Empfindungen ... Konzentrieren Sie sich bitte auf diese Gefühle ... Halten Sie die Hand auf diese Weise etwa eine Minute lang gestreckt ... ∎

Der Teilnehmer wird nicht aufgefordert zu „entspannen", sondern zu „unterbrechen", das „Strecken zu beenden" oder „zurückzunehmen", da Jacobson meinte, daß „entspannen" selbst Spannung entstehen lassen könnte.

Nach einer weiteren Wiederholung gehen die Teilnehmer für den Rest der Stunde zu anhaltender Ruhe über.

Zweite Stunde: Beugung des Handgelenks

In dieser Stunde wird eine neue Übung vorgestellt: die Flexion des Handgelenks (Vorwärtsbeugung). Diese Übung folgt dem gleichen Muster wie die zuvor beschriebene, mit der Ausnahme, daß das Handgelenk nach vorn statt nach hinten gebogen wird (Abb. 4.2).

„Ich möchte, daß Sie die linke Hand im Handgelenk beugen ... Halten Sie diese Position aufrecht ... Achten Sie darauf, wo die Spannung auftritt (an der Unterseite des Unterarms) ... (nach einer Minute:) ... Unterbrechen Sie die Übung ... Lassen Sie die Hand zurückfallen ... Lassen Sie während der nächsten Minuten weiterhin sämtliche Spannung hinausfließen ..." ∎

Es werden zwei Wiederholungen durchgeführt, worauf die Teilnehmer ruhen, bis die zweite Stunde vorüber ist.

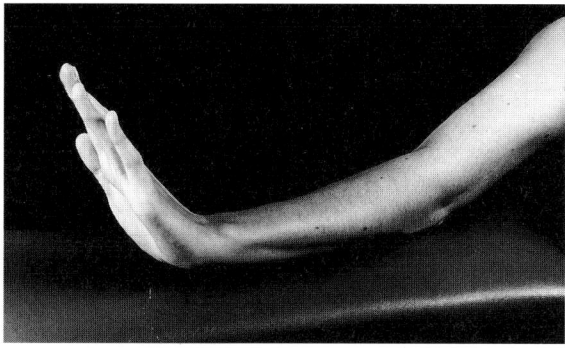

Abb. 4.1 Streckung des Handgelenks nach hinten

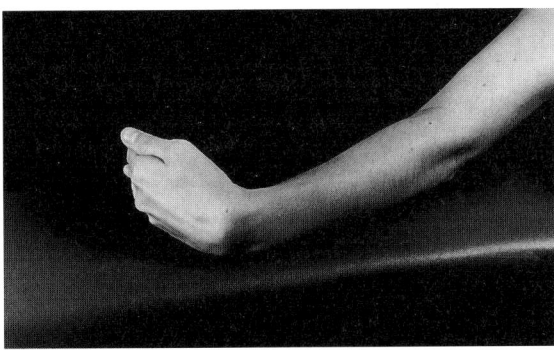

Abb. 4.2 Beugung des Handgelenks nach vorn

Dritte Stunde und folgende Stunden

In der dritten Stunde wird keine Spannungsübung durchgeführt. Statt dessen wird die gesamte Zeit für die Spannungslösung verwandt. Die folgenden Stunden gehören anderen Übungen (insgesamt 90) und können sich über viele Wochen erstrecken. Das Protokoll ist nachfolgend beschrieben und in voller Länge in Tabelle 4.1 dargelegt.

Arme. Sieben Unterpunkte für jeden Arm, Anspannung und Entspannung der Handmuskulatur.

Beine. Zehn Unterpunkte für jedes Bein, Anspannung und Entspannung der Schenkel-, Bein- und Fußmuskulatur.

Rumpf. Zehn Unterpunkte, Anspannung und Entspannung der Rücken-, Bauch- und Schultermuskulatur.

Nacken. Sechs Unterpunkte, Anspannung und Entspannung der Nackenmuskulatur.

Augenregion. Zwölf Unterpunkte, Anspannung und Entspannung der Stirn- und Augenmuskulatur.

Visualisierung. Neun Unterpunkte, Imagination von bewegten und nicht bewegten Objekten.

Sprechmuskulatur. 19 Unterpunkte, Anspannung und Entspannung der

Tabelle 4.1 Ablauf der progressiven Relaxation. Die Teilnehmer liegen dabei auf dem Rücken. (nach Jacobson 1964)

Arme	Handgelenksextension (nach hinten gestreckt) Handgelenksflexion (nach vorne gebeugt) Entspannung (ausschließlich) Ellenbogenflexion (Beugung) Ellenbogenextension (gerader Arm) Entspannung (ausschließlich) Versteifen des Arms
Beine	Dorsalflexion des Fußes (nach hinten gestreckt) Plantarflexion des Fußes (nach vorne gebeugt) Entspannung (ausschließlich) Knieextension (Streckung) aus gebeugter Position Knieflexion (Beugung) durch Ziehen des Fußes über die Unterlage Entspannung (ausschließlich) Hüftflexion (Heben des gebeugten Knies bis zur Brust) Hüftextension (Pressen der Schenkel auf die Unterlage) Entspannung (ausschließlich) Versteifung des Beins
Rumpf	Bauchmuskelkontraktion (Bauch einziehen) Wirbelsäulenextension (leichtes Zurückbeugen) Entspannung (ausschließlich) Beobachtung der Atembewegungen Retroflexion der Schulter Entspannung (ausschließlich) Schultergelenksflexion (den gebeugten Arm über die Brust bringen) Wiederholung mit anderem Arm Entspannung (ausschließlich) Schultern heben
Nacken	Pressen des Hinterkopfes in das Kissen/die Unterlage Heben des Kopfes vom Kissen/der Unterlage Entspannung (ausschließlich) Kopfwendung nach rechts Kopfwendung nach links Entspannung (ausschließlich)
Augenregion	Heben der Augenbrauen finster blicken Entspannung (ausschließlich) Augen fest schließen mit geschlossenen Augen nach links sehen Entspannung (ausschließlich) mit geschlossenen Augen nach rechts sehen mit geschlossenen Augen nach oben sehen Entspannung (ausschließlich) mit geschlossenen Augen nach unten sehen

	mit geschlossenen Augen nach vorn sehen Entspannung (ausschließlich)
Visuelle Imagination	Imagination eines sich bewegenden Stiftes (erst langsam, dann schnell) Imagination eines vorbeifahrenden Zuges, einer vorübergehenden Person Entspannung der Augen Imagination eines fliegenden bzw. eines sitzenden Vogels Imagination eines rollenden Balls bzw. eines bekannten Gebäudes Entspannung der Augen Imagination eines weidenden Pferdes bzw. eines Strohballens Imagination einer bekannten Persönlichkeit Entspannung der Augen

Kiefer,
Stimme und
akustische
Imagination
	fester Kieferschluß
	Kiefer öffnen
	Entspannung (ausschließlich)
	Zähne zeigen
	Schmollen
	Entspannung (ausschließlich)
	Zunge gegen die Zähne pressen
	Zunge zurückziehen
	Entspannung (ausschließlich)
	lautes Zählen bis 10
	halblautes Zählen bis 10
	Entspannung (ausschließlich)
	leises Zählen bis 10
	Flüstern bis 10
	Entspannung (ausschließlich)
	im Kopf zählen
	im Kopf das Alphabet aufsagen
	Entspannung (ausschließlich)
	Im Kopf:
	  dreimal den eigenen Namen nennen
	  dreimal die eigene Adresse nennen
	  dreimal den Namen einer bekannten Persönlichkeit
	  nennen ■

Sprechmuskulatur, zählen und wiedergeben, zunächst in normaler, dann in allmählich schäcker werdender Stimmlage.

In jeder Unterrichtsstunde werden nur ein oder zwei neue Übungen ausgeführt. Das gesamte Programm erstreckt sich somit über mehr als 50 Stunden. Zusätzlich wird eine Stunde des Tages dem Üben zu Hause gewidmet.

„Abnehmende Spannung"

Jacobson vermied bei der Beschreibung der Übungen den Begriff „Training", da dieser Begriff im allgemeinen mit Muskelspannung und steigender Anstrengung verbunden wird. Die Beugung des Handgelenks (und andere Übungen) der progressiven Relaxation dienen nur der Demonstration unterschiedlicher Empfindungen aus dem Muskelgewebe und erfordern deshalb im Gegenteil eine stetig abnehmende Muskelkontraktion. Um den Teilnehmer bei der Sensibilisierung für niedrige Spannungsniveaus zu unterstützen, empfahl Jacobson eine Technik, die er „abnehmende Spannung" nannte.

Diese wird vorgestellt, wenn der Teilnehmer in der Empfindung von Spannung geschult ist. Um bei dem Beispiel der Handgelenksbeugung zu bleiben, wird der Teilnehmer wie folgt angeleitet:

> „Beugen Sie Ihre Hand zurück, aber dieses Mal mit nur halb so großem Kraftaufwand wie zuvor. Halten Sie die Hand etwa eine Minute in dieser Position. Achten Sie auf die Empfindungen in der Muskulatur ... Nach einer Minute brechen Sie die Übung ab ... Spüren Sie das Nachlassen der Spannung ... Lassen Sie sich viel Zeit für das Verschwinden der restlichen Spannung ... Nehmen Sie dazu drei Minuten ... Dann beugen Sie die Hand wieder nach hinten, diesmal jedoch unter dem halben Kraftaufwand wie zuvor ... Halten Sie die Hand eine Minute lang ... Achten Sie auf das Gefühl der Spannung ... Nun lösen Sie die Spannung ... Lösen Sie sie weiter ... und weiter ... Nehmen Sie sich drei Minuten Zeit ... Nun beugen Sie das Handgelenk unter minimalem Kraftaufwand ... Halten Sie es eine Minute lang ... Brechen Sie die Übung ab ... Nehmen Sie sich drei Minuten Zeit ... Und führen Sie die Übung nun nur im Kopf aus ... Halten Sie die Vorstellung fest ... Beenden Sie die Übung jetzt ..." ∎

Mit „abnehmende Spannung" übt man, unterschiedliche Spannungsniveaus zu erkennen und verbessert somit die Kontrolle der Willkürmuskulatur.

Jacobsons Anweisung, jede dritte Stunde mit passiver Relaxation zu verbringen, belegt den relativ geringen Stellenwert, den er der Kontraktionsphase einräumt, die er lediglich als Mittel zur Schulung der Sensibilität gegenüber muskulären Spannungen einsetzt. Viele Nachfolger haben im Gegensatz dazu der Kontraktion unter der Vorstellung einer Vertiefung der anschließenden Entspannung große Beachtung geschenkt. Jacobson meinte, daß das Gegenteil der Fall sei, nämlich daß die während der Kontraktion aufgebaute Spannung für einige Zeit bestehen bliebe und somit der Entspannung im Wege stünde. An ungelernten Teilnehmern zeigte er, daß die muskuläre Spannung noch mehrere Minuten nach einer Kontraktion andauerte, selbst wenn die Personen der Aufforderung zum Abbruch der Übung Folge leisteten (Jacobson 1934). Somit verhindert gelöste Muskelspannung zumindest für kurze Zeit die individuelle Entspannung.

Die gegensätzlichen Auffassungen bezüglich Anspannen/Entspannen und reiner Entspannung konnten bislang nicht befriedigend überbrückt werden. Im klinischen Alltag wurde Anspannen/Entspannen favorisiert, auch nachdem die Ergebnisse einer jüngeren Untersuchung (Lucic et al. 1991) die Auffassung unterstützen, daß eine initiale Spannung der Entspannung hinderlich ist. Längerfristig dürfte dieses Ergebnis die Position der Anhänger der reinen Entspannung stärken.

Augenbewegungen

Die Vorgehensweise für Augen, Stirn und Sprechmuskulatur unterscheidet sich in gewissen Punkten von der für den Rumpf und die Extremitäten. Sie wird nachfolgend detailliert beschrieben.

Obwohl Jacobson empfahl, pro Sitzung nur ein bis zwei Übungen durchzuführen (1938), ist es heute üblich, alle Augenübungen in einer einzigen Stunde abzuhandeln. Für das Beenden der Übung sollte noch ausreichend Zeit übrig sein.

Jacobsons Untersuchungen belegten die Wirksamkeit der progressiven Relaxation zur muskulären Spannungsreduktion. Er konnte außerdem zeigen, daß eine entspannte Muskulatur einen beruhigenden Einfluß auf die Psyche ausübt (Jacobson 1938). Muskelentspannung kann demnach als Mittel zur psychischen Entspannung angesehen werden. Aber Jacobson ging noch einen Schritt weiter. Er behauptete, daß bei tiefer Entspannung auch das Denken verschwindet. In einem völlig entspannten Körper sei die Psyche „ausgelöscht".

Die Augenmuskulatur betrachtete er als besonders eng mit dem Denken verknüpft, da das Denken zu inneren Bildern führt, die von einem Spannungsgefühl um die Augen herum begleitet werden. Jacobson glaubte, daß eine Lösung der Spannungen im Gebiet der Augen zum Verschwinden dieser Bilder führe.

Die folgenden Passagen wurden nach Jacobson modifiziert (1970). Den Teilnehmern sollte genügend Zeit gelassen werden, die Anweisungen umzusetzen:

> „Heben Sie die Augenbrauen mit geöffneten Augen ... Beachten Sie die Spannung ... und lösen Sie die Spannung ... Schauen Sie grimmig ... Achten Sie auf die Spannung ... und lösen Sie sie ... Schließen Sie fest die Augen ... Achten Sie auf die Spannung ... Lösen Sie sie ... Nehmen Sie sich einige Minuten Zeit, um mit geschlossenen Augen die Spannung ganz aus diesem Gesichtsabschnitt abfließen zu lassen ...
>
> Nun zu den Augen selbst (die immer noch geschlossen sind) ... Wenden Sie nun Ihren Blick nach oben, ohne dabei den Kopf zu bewegen, so als wollten Sie an die Decke sehen. Achten Sie dabei auf die Empfindungen in Ihrer Augenpartie ... Wenden Sie als nächstes Ihren Blick nach unten, als würden Sie Ihre Füße betrachten, und beachten Sie wiederum die Empfindungen in Ihrer Augenregion ... Wiederholen Sie dies einige Male, bis Ihnen die Empfindungen in Ihrer Augenmuskulatur vertraut sind ... Brechen Sie die Übung jetzt ab und lassen Sie sie für etwa eine Minute abklingen ... Halten Sie Ihre Augen weiterhin geschlossen, wenden Sie Ihren Blick für eine Weile nach links ... nun nach rechts ... Wiederholen Sie dies einige Male und achten Sie dabei auf die Empfindungen in Ihrer Augenmuskulatur ... Schließen Sie nun die Übung ab ... Tun Sie einige Minuten lang nichts ...
>
> Stellen Sie sich nun vor, daß Sie an die Decke und auf Ihre Füße schauen, wenden Sie den Blick dabei nicht aktiv nach oben und unten, sondern stellen Sie es sich einfach vor ... Achten Sie auf die Empfindungen (es sind die gleichen wie bei aktiver Blickwendung, allerdings wesentlich schwächer) ... ⬇

Wenn Sie die Empfindung erkannt haben, lockern Sie Ihre Augenmuskulatur wieder ... Achten Sie darauf, was mit Ihrem inneren Bild geschieht ... Ruhen Sie für einige Minuten.

Stellen Sie sich nun vor, Sie sähen die Wand zu Ihrer Linken ... und zu Ihrer Rechten ... Stellen Sie sich vor, eine Wand nach der anderen zu betrachten. Achten Sie dabei auf das leichte Spannungsgefühl, das Ihre Vorstellung begleitet ... Lassen Sie nun Ihre Augen los ... und achten Sie darauf, was mit der gemachten Vorstellung geschieht ..." ∎

Ähnliche Effekte können erzielt werden, bedient man sich der Vorstellung alltäglicher Dinge:

„Stellen Sie sich ein vorbeifahrendes Auto vor ... oder einen springenden Ball ... Achten Sie auf die Empfindungen, die diese Vorstellung begleiten ... Lassen Sie nun die Augenmuskulatur los, und achten Sie dabei darauf, was mit der gemachten Vorstellung geschieht ...

Multiplizieren Sie im Kopf 16 mit 82 ... Wenn Sie die Lösung gefunden haben, achten Sie darauf, wie sich die Augen anfühlen ... Lassen Sie nun die Augen ruhen, und achten Sie darauf, was mit Ihren Vorstellungen geschieht ..." ∎

Bei völlig entspannten Augen verschwinden die inneren Bilder und alle Gedanken (Jacobson 1964). Es wurde keinerlei Anstrengung unternommen, das Denken zu unterdrücken. Der Teilnehmer wird lediglich aufgefordert, die Spannung zu lösen: „Lassen Sie alles andere einfach geschehen" (Jacobson 1976). Ob das Denken in einem völlig entspannten Körper tatsächlich aufhört, konnte noch nicht wissenschaftlich belegt werden. Jacobson (1938) war jedoch in der Lage, den klinischen Nachweis für den Effekt der muskulären Entspannung der Augenregion auf Schlaflosigkeit zu liefern.

Bewegungen der Sprechmuskulatur

Die Sprechmuskulatur ist ebenfalls eng mit dem Denken verknüpft. Das Denken in Worten verursacht winzige Spannungsschwankungen in der Zunge und der Kiefermuskulatur. Umgekehrt hemmt eine Entspannung dieser Muskeln das Denken in Worten (Jacobson 1970).

Nachfolgend wird zunächst das Anspannen der Sprechmuskulatur beschrieben. Am Ende werden Zählfolgen unter Anwendung der „abnehmenden Spannung" beschrieben. Wie bei den Augenübungen ist es heute üblich, sämtliche Übungen in einer Stunde zu behandeln. Als grobes Schema können 5 bis 10 Sekunden pro Übung und jeweils 30 bis 40 Sekunden für das „Zurücknehmen" gelten. Jede Übung wird einmal wiederholt.

„Schließen Sie fest die Kiefer. Achten Sie auf die dabei entstehenden Empfindungen ... Halten Sie die Spannung aufrecht ... und ... lösen Sie die Spannung ... Lassen Sie Ihre Kiefer hängen ... Spüren Sie, wie die Spannung Sie verläßt ... und weiter abfließt ...

Wiederholen Sie nun die Übung ... Zeigen Sie nun Ihre Zähne ... Achten Sie auf die Spannung in Ihren Wangen ... Halten Sie die Spannung einige Sekunden ... Lösen Sie die Spannung ...

Spannen Sie Ihre Lippen zu einem festen „O" ... Halten Sie die Spannung und achten Sie dabei auf die Empfindungen in den Lippen ... und ... beenden Sie die Übung ...

Pressen Sie die Zunge gegen die Zähne ... Achten Sie auf den Druck ... und lösen Sie ihn ...

Ziehen Sie jetzt Ihre Zunge in den Rachen zurück. Achten Sie auf die ziehenden Muskeln und die dabei entstehenden Empfindungen ... und ... lösen Sie die Spannung ... Nehmen Sie sie zurück ... Suchen Sie nach Restspannung in irgendeinem Teil Ihrer Sprechmuskulatur und lassen Sie sie entweichen ... und weiter ..."

(Geben Sie für die letzte Phase einige Minuten Zeit) ∎

Es folgen Zählfolgen unter Anwendung der „abnehmenden Spannung".

„Zählen Sie laut und langsam von eins bis zehn. Achten Sie dabei auf die Empfindungen, die von Mund, Rachen, Gesicht und Brust ausgehen. Wiederholen Sie dies einige Male ... Beenden Sie das Zählen ... Nehmen Sie sich etwas Zeit, um die Spannung weichen zu lassen ...

Zählen Sie nun erneut mit halber Lautstärke ... Achten Sie dabei auf den verminderten Kraftaufwand in der Sprechmuskulatur ... Lösen Sie die Spannung ... Zählen Sie nun noch leiser ... Beachten Sie die Spannung ... und lösen Sie sie ... Flüstern Sie jetzt ... Konzentrieren Sie sich weiterhin auf die Empfindungen in Mund, Kiefer und Rachen ... Ruhen Sie einen Moment aus ... Stellen Sie sich nun das Zählen vor ... Vielleicht stellen Sie dabei winzige Zuckungen in der Sprechmuskulatur fest ... Beenden Sie jetzt das Zählen ..." ∎

Ohne Übungen der Sprechmuskulatur sei es nach Jacobson (1938, 1964, 1976) nicht länger möglich, in Worten zu Denken.

Andere Arbeiten von Jacobson

Differentielle Entspannung

Jacobson (1938) untersuchte auch den erforderlichen Spannungsgrad für eine einzelne Übung. Er unterschied zwischen den Muskeln, die an einer Übung beteiligt sind, und denen, die es nicht sind. Die erste Gruppe benötigt zur Durchführung einer Übung ein Minimum an stetiger Spannung. Die zweite Gruppe kann ganz oder fast ganz entspannt sein. Dieser für die Durchführung einer Übung erforderliche Spannungsunterschied wurde von Jacobson mit der Absicht untersucht, den in der ersten Gruppe häufig übermäßigen und in der zweiten Gruppe häufig unnötigen Kraftaufwand zu verringern. Die differentielle Relaxation wird ausführlicher in Kapitel 12 behandelt.

Selbstmanagement

Zusätzlich zur progressiven Relaxation entwickelte Jacobson (1964) eine Instruktionsmethode, die er Selbstmanagement nannte. Die Prinzipien von Spannungswahrnehmung und Spannungslösung entsprechen denen der progressiven Relaxation. Die Betonung liegt hierbei allerdings auf der Selbstanleitung. Die Person kontrolliert ihre Muskelspannung während täglicher Aktivitäten. Sie lernt, sie entsprechend den unterschiedlichen Anlässen „an- und auszuschalten" (Jacobson 1964). Sie übt sich außerdem darin, sämtliche Spannungsempfindungen gleichzeitig und automatisch wahrzunehmen und überflüssige Spannungen in einem stetigen Prozeß zu lösen (McGuigan 1984). Dies führt zu einem geringeren Energieverbrauch, der auch Auswirkungen auf andere Systeme wie das vegetative Nervensystem hat, wo die sympathische Aktivität verringert wird. Auch Denkprozesse sollen von den spannungsmindernden Effekten profitieren (McGuigan 1981).

Das Erlernen dieser Methode dauert jedoch länger als das Erlernen von Jacobsons ursprünglicher Technik.

Evaluation der progressiven Relaxation

Jacobson verwendete die von ihm erfundene Elektromyographie zur Messung der Muskelspannung und bewies mit ihrer Hilfe die spannungslösende Wirkung der progressiven Relaxation auf die Skelettmuskulatur. Der Effekt ist um so größer, je vertrauter der Anwender mit der Methode ist. Jacobson zeigte überdies, daß progressive Relaxation einen indirekten Einfluß auf Angstzustände ausübt und über das Gehirn ein Überwiegen des Parasympathikus bewirkt (Jacobson 1938).

Nachfolgende Untersuchungen zur Wirksamkeit der progressiven Relaxation und Vergleiche mit anderen Entspannungsmethoden erbrachten bislang jedoch keine vergleichbaren Ergebnisse. Viele der späteren Arbeiten leiden darunter, daß die Teilnehmer nur oberflächlich in progressiver Relaxation angeleitet wurden (Borkovec & Sides 1979, Lehrer 1982).

Gemessen an den Standards jener Tage führte Jacobson peinlich genaue Untersuchungen durch und darf darum als Pionier auf diesem unerforschten Gebiet gelten. Trotz großer methodischer Sorgfalt weisen seine Arbeiten im Vergleich zu heutigen Standards einige Mängel auf. Dazu gehört die subjektive Auswahl der Teilnehmer (die Teilnehmer nahmen freiwillig teil). Jacobson zog seine engeren Mitarbeiter und Privatpatienten als Untersuchungsobjekte heran. Moderne Standards erfordern hier eine zufällige Auswahl.

Eine weitere Schwäche liegt im Mangel an statistischer Analyse. Jacobson untersuchte nur selten das Signifikanzniveau, d.h. er legte sich nicht fest, in welchem Maß die erzielten Resultate nicht zufällig waren (Lichstein 1988). Zu jener Zeit waren derartige Wahrscheinlichkeitsrechnungen nicht üblich (Lehrer 1982). Seine Ergebnisse erreichten dennoch oft die statistische Signifikanz (Blanchard & Young 1973).

Die progressive Relaxation ist im klinischen Alltag in ihren verschiedenen Formen zur Reduktion psychischer Spannungen weitverbreitet. Auf Grund einer beträchtlichen Anzahl von Indizien geht man heute davon aus, daß muskuläre Entspannung einen beruhigenden Effekt auf die Psyche hat. Allerdings stützen nicht alle Untersuchungsergebnisse diese Ansicht, zumal es Untersuchungen gibt, die eine geringe oder gar keine Verbindung zwischen Angstniveau und muskulärer Spannung aufzeigen. Demnach sei jeglicher Einfluß der Muskulatur auf die psychische Aktivität Teil eines interaktiven Prozesses, der noch nicht vollständig verstanden wird (Lichstein 1988).

Der größte Nachteil der Methode Jacobsons ist ihre Dauer und die damit einhergehende zeitliche und finanzielle Problematik. Diese Probleme führten zwangsläufig zu einer Vielzahl von Modifikationen, von denen eine im folgenden Kapitel beschrieben wird.

Komplikationen muskulärer Entspannungstechniken

Siehe Kapitel 6 (S. 89).

Weiterführende Literatur

Jacobson, E. 1938: Progressive relaxation, 2. Aufl., University of Chicago Press, Chicago.

Jacobson, E. 1976: You must relax. Souvenir Press, London.

McGuigan, F.J. 1984: Progressive relaxation: origins, principles and clinical applications. In: Woolfolk, R.L., Lehrer, P.M. (Hrsg.): Principles and practice of stress management. Guilford Press, New York.

5 Progressives Muskelentspannungstraining

Obwohl sich Jacobsons Methode (Kapitel 4) nachweislich zur Reduktion von Blutdruck und Pulsfrequenz eignet, war eine systematische Weiterentwicklung der Methode wahrscheinlich zu zeitaufwendig. Den ersten nennenswerten Versuch zur Vereinfachung der Methode unternahm Wolpe (1958), der das Training auf sechs Stunden und später gar auf eine Stunde reduzierte. Es folgten zahlreiche weitere Modifikationen, von denen die von Bernstein & Borkovec (1973) am bekanntesten ist.

Die von ihren Autoren „Progressives Muskelentspannungstraining" (PRT) genannte Methode wird definiert als das Erlernen der Entspannung bestimmter Muskelgruppen, wobei die Aufmerksamkeit auf die Empfindungen bei Anspannung und Entspannung gerichtet wird. Ziel ist es,

1. einen Zustand tiefer Entspannung in immer kürzerer Zeit zu erreichen, und
2. übermäßige Spannung in streßerzeugenden Situationen zu kontrollieren (Bernstein und Borkovec 1984).

Der Teilnehmer vollzieht die Anspannung und die Entspannung von 16 verschiedenen Muskelgruppen in einer bestimmten Reihenfolge. Die Anzahl der Muskelgruppen reduziert sich im nächsten Schritt auf sieben und schließlich auf vier. Die Anspannungsphase fällt sodann fort, wonach die Übungen auf „Entspannung auf Abruf" beschränkt sind. Der letzte Schritt besteht aus einem schnellen gedanklichen Durchzählen von eins bis zehn. Der Nutzen jeder einzelnen Stufe hängt von der erreichten Fertigkeit auf der vorangehenden Stufe ab. Das Anspannungs- und Entspannungs-Element bei der PRT wird in diesem Kapitel beschrieben (S. 71). „Entspannung auf Abruf" wird in Kapitel 7 behandelt (S. 94).

Zwei weitere Komponenten werden in späteren Kapiteln beschrieben, und zwar „Stichwortvermittelte Entspannung" in Kapitel 8 (S. 111) und „Differentielle Relaxation" in Kapitel 12 (S. 157).

Unterschiede zwischen progressiver Relaxation und progressivem Muskelentspannungstraining

Obwohl sich die PRT auf Jacobsons Prinzipien der Wahrnehmung und Auslöschung von Spannung gründet, gibt es wichtige Unterschiede zwischen beiden Ansätzen (Tabelle 5.1).

Tabelle 5.1 Unterschiede zwischen Jacobsons progressiver Relaxation und dem progressiven Muskelentspannungstraining nach Bernstein & Borkovec.

	Progressive Relaxation	Progressives Muskelentspannungstraining
Haltung	liegend oder sitzend	zurückgelehnt
Gesamtzahl aller beteiligten Muskelpartien	48	16
Anzahl der Muskelgruppen, die in einer Stunde behandelt werden	1 bis 2	alle Gruppen
Technik-Schwerpunkt	Spannungslösung	Beförderung der Entspannung durch Zyklen von Anspannung und Entspannung
Stellenwert der Muskelkontraktion	zur Sensibilisierung der Teilnehmer für Spannungsgefühle	zur Vertiefung jeder Entspannungskomponente durch Einleitung eines „fliegenden Starts", starke Kontraktion führt zu tiefer Entspannung
Rolle der Suggestion	keine, die Technik ist eine rein muskuläre Fertigkeit	indirekte Suggestion wird zur Verstärkung des Effekts angewendet
Gebrauch von Tonbändern	nein	nicht zu empfehlen
Anzahl der erforderlichen Sitzungen	50 und mehr	etwa 6

Die Kontraktionsphase

Einer der Unterschiede ist die Bedeutung, die in der modifizierten Version der Spannungskomponente zukommt. Bernstein & Borkovec (1973) beschrieben einen Effekt, bei dem die Kontraktionsstärke für die Tiefe der nachfolgenden Entspannung ausschlaggebend ist, vergleichbar einem Pendel, das auf einer Seite hochgehoben wird und entsprechend hoch auf der anderen Seite ausschlägt. Je stärker also die initiale Kontraktion ist, desto effektiver ist die anschließende Entspannung. Jacobson (1938, 1970) teilte diese Ansicht nicht. Er sieht die Bedeutung der Kontraktionsphase lediglich in der Förderung der Sensibilität des Teilnehmers für Muskelspannungen und betrachtete sie nie als Mittel zur Entspannung (Lehrer et al. 1988).

Die Stärke der Kontraktion wurde von Jacobson nicht näher festgelegt, abgesehen von Anweisungen wie „Versteifen Sie Ihren Arm nicht maximal, sondern nur mäßig" (Jacobson 1964). Das Kommando „Anspannen", auch mit maximaler Kraft, wird nur gegeben, um das Anspannungsniveau nicht unangenehm werden zu lassen, da der Teilnehmer lediglich in die Lage versetzt werden soll, die Spannungsgefühle wahrzunehmen. Jacobson hielt das Kontraktionsniveau für um so wirkungsvoller, je niedriger es war. Im Gegensatz dazu verwenden Bernstein & Borkovec Begriffe wie „fester Faustschluß" und „zitternde Nackenmuskeln", was an ein hohes Spannungsniveau denken läßt. Ganz ähnlich Wolpe & Lazarus (1966), die die Teilnehmer auffordern, die Faust „immer kräftiger" zu schließen.

Einsatz von Suggestion

Sowohl Jacobson als auch Bernstein & Borkovec (1973) diskutieren die Suggestion.

Für Teilnehmer, die fürchten, in einen Trancezustand zu fallen, erklären Bernstein & Borkovec den Unterschied zwischen Hypnose und Entspannung. Die Hypnose wird von direkter Suggestion beherrscht, wie etwa „Ihr Arm ist jetzt schlaff". So entscheidend direkte Suggestion auch für die Hypnose ist, sie gehört nicht in die Entspannung.

Die PRT verwendet jedoch indirekte Suggestion, um das Gefühl für Entspannung zu vertiefen, z.B. „Beachten Sie, wie sich Ihre Muskeln mehr und mehr entspannt anfühlen" und „Lassen Sie ein Gefühl der Entspannung durch Ihre Schenkel fließen". Eine Anpassung der Stimmlage zur Betonung der Unterschiede zwischen Anspannung und Entspannung ist ebenfalls sinnvoll: helle Stimmlage während der Anspannung und gedämpfte Stimmlage bei Entspannung.

Jacobson hält allerdings auch die indirekte Suggestion für nicht akzeptabel. Für ihn ist die progressive Relaxation eine rein muskuläre Fertigkeit, bei deren Erlernen Suggestion nur hinderlich ist.

Interessant in diesem Zusammenhang sind die Ergebnisse einer Untersuchung von Paul (1969), wonach Entspannungstraining zur Reduktion muskulärer Spannungen geeigneter ist als Hypnose.

Durchführung des progressiven Muskelentspannungstrainings

Erste Stunde

Bei Bernstein & Borkovec folgt das Training einem festen Schema.

1. Den Teilnehmern wird die Theorie der Technik und der Gang durch die 16 Muskelgruppen erläutert und beschrieben (siehe Einführung).
2. Zur Durchführung sitzen die Teilnehmer in einem nach hinten geneigten Stuhl. Falls dies nicht möglich ist, kann auch ein Stuhl mit hoher Rückenlehne und Armlehne genommen werden.

3 Die Durchführung beginnt mit der Aufforderung an die Teilnehmer, eine bestimmte Muskelgruppe zu aktivieren (siehe Punkt 1 im folgenden Abschnitt).

4 Auf ein festgelegtes Kommando (z.B. „Jetzt") wird die Muskelgruppe angespannt.

5 Die Kontraktion erfolgt nicht abgestuft, sondern auf einmal.

6 Die Spannung wird für 5 bis 7 Sekunden aufrecht erhalten, während der Therapeut die Teilnehmer auffordert, auf das Gefühl der Muskelspannung zu achten.

7 Auf ein festgelegtes Kommando (z.B. „Lösen", „Entspannen" oder „Zurücknehmen") wird die Muskelpartie (wiederum abrupt) entspannt.

8 Während der Entspannung soll der Teilnehmer auf die begleitenden Empfindungen achten, wobei der Therapeut entsprechend der Entspannungsphase indirekt suggestiv bleibt.

9 Dies wird während der gesamten Entspannungsphase von 30 bis 40 Sekunden fortgesetzt.

10 Es werden während der ersten Sitzung sämtliche 16 Muskelgruppen bearbeitet.

Einführung

> „Die Methode, die Sie hier erlernen, heißt „Progressives Muskelentspannungstraining". Sie besteht aus Anspannung und Entspannung von Muskelgruppen im ganzen Körper. Es geht darum, Entspannung zu erzeugen, die auftritt, wenn Spannung gelöst wird. Eine feste Kontraktion kann zu tiefer Entspannung führen, entsprechend einem Pendel, das zu beiden Seiten gleich hoch schwingt. Ich werde Sie auffordern, sich auf Ihre Empfindungen während der Kontraktion und der Entspannung der Muskulatur zu konzentrieren. Es geht um Empfindungen, die Sie bis jetzt für völlig selbstverständlich hielten. 16 Muskelgruppen werden an- und entspannt. Das gesamte Programm dauert 20 bis 30 Minuten lang. Zunächst werde ich kurz die einzelnen Punkte durchgehen, sie demonstrieren und Ihnen dann Gelegenheit geben, sie selbst durchzuführen." ■

Der Therapeut demonstriert die folgenden Übungen:

1 Mit der dominanten Hand eine Faust bilden, ohne dabei den Oberarm einzusetzen.

2 Den Ellenbogen des gleichen Arms gegen die Armlehne pressen, wobei die Hand entspannt bleibt (Aktivierung des Bizeps).

3 und **4** Die gleichen Übungen mit dem anderen Arm.

5 Heben der Augenbrauen.

6 Zukneifen der Augen und Runzeln der Nase.

7 Zähne zusammenbeißen und Mundwinkel zurückziehen.

8 Das Kinn senken und den Kopf gegen die Stütze drücken, was die Nackenmuskulatur anspannt.

9 Schultern zurückziehen.
10 Anspannen der Bauchmuskulatur.
11 Anspannung des Oberschenkels durch gleichzeitige Anspannung der Kniebeuger und Kniestrecker.
12 Beugen des dominanten Fußes nach unten (Plantarflexion).
13 Ziehen des gleichen Fußes in Richtung Gesicht (Dorsalflexion oder Extension).
14 und 15 und 16 Die gleichen Übungen mit dem anderen Bein.

Sodann erklärt er:

„Zu Beginn beschreibe ich Ihnen den Vorgang, aber bitte unternehmen Sie nichts, bis ich das Kommando „Jetzt" gebe. Lösen Sie die Spannung erst dann, wenn ich das Kommando „Entspannen" gegeben habe. Lösen Sie die Spannung vollständig. Schließen Sie jetzt bitte Ihre Augen." ■

Punkt 1

Zunächst geht es um die Muskulatur der rechten Hand und des rechten Unterarms. Die Hand bildet eine Faust (Abb. 5.1):

„Wir beginnen mit Hand und Unterarm der rechten Seite. Ich werde Sie auffordern, die Muskeln in der rechten Hand und im rechten Unterarm anzuspannen, indem Sie die Faust kräftig schließen ... Jetzt ... Schließen Sie die Faust ... Halten Sie die Spannung aufrecht ... Beachten Sie die Spannung in der Muskulatur während des Schließens ... und ... entspannen ... Lösen Sie alle Spannung auf einmal, und achten Sie auf die Empfindungen in der Handmuskulatur, wenn sich die Finger entfalten ... Richten Sie Ihre Aufmerksamkeit ebenso auf die Empfindungen in der Unterarmmuskulatur, wenn sich dort die Spannung löst ... Spüren Sie, wie die Entspannung in das Gebiet einströmt, während sich die Muskeln tiefer und tiefer entspannen ... völlig entspannen ... Achten Sie darauf, wie sich Ihre Muskeln jetzt anfühlen, im Vergleich zu dem Gefühl der Anspannung." ■

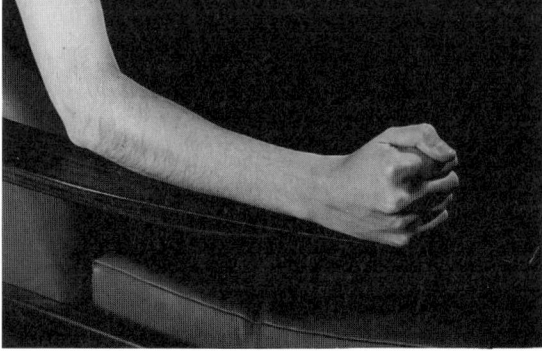

Abb. 5.1 Die Faust ballen

Der ganze Vorgang wird ein zweites Mal durchgeführt, worauf sich eine ausgedehnte Entspannungsphase von einer Minute anschließt. Die Teilnehmer können gebeten werden, den kleinen Finger der rechten Hand zum Zeichen ihrer völligen Entspannung zu heben, bevor zum nächsten Punkt übergegangen wird.

Punkt 2 und folgende

Dabei geht es um die Muskulatur des rechten Oberarms. Der gebeugte Ellenbogen wird auf die Armlehne gepreßt (Abb. 5.2).

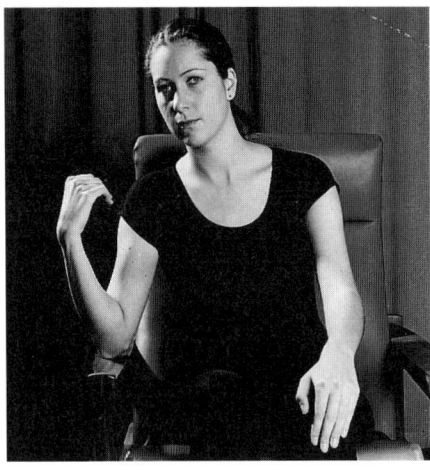

Abb. 5.2 Den Ellenbogen auf die Armlehne pressen

„Entspannen Sie weiterhin Hand und Unterarm, während Sie Ihre Aufmerksamkeit jetzt auf die Muskulatur im rechten Oberarm lenken (Bizeps), ich möchte, daß Sie gleich den Ellenbogen auf die Armlehne pressen. Tun Sie dies, ohne die Muskeln von Hand und Unterarm zu aktivieren ... Jetzt ... Spüren Sie die Spannung in Ihrem Oberarm, wie er den Ellenbogen hinabdrückt ... und ... entspannen ... Lassen Sie ganz los ... Beachten Sie jetzt die entspannte Muskulatur ... Spüren Sie, wie die Spannung hinausfließt ... Genießen Sie das angenehme Gefühl entspannter Muskulatur ... Erleben Sie das Gefühl von tiefer Entspannung und Behaglichkeit ... Achten Sie darauf, ob sich der Oberarm ebenso entspannt anfühlt wie der Unterarm ... Wenn ja, geben Sie ein Zeichen mit Ihrem kleinen Finger."

Dieser Punkt gibt einem eine Vorstellung von der Natur der PRT. In der ersten Stunde werden auch die anderen 14 Punkte durchgegangen.

Beenden der Sitzung

Der Therapeut schließt etwa mit folgenden Worten.

> „Ich werde nun die Sitzung zu Ende führen, indem ich von vier bis eins rückwärts zähle ... vier ... beginnen Sie, Ihre Beine und Füße zu bewegen ... drei ... beugen und strecken Sie Ihre Arme und Hände ... zwei ... bewegen Sie langsam Ihren Kopf ... und ... eins ... öffnen Sie Ihre Augen, beachten Sie, wie friedlich und entspannt Sie sich fühlen ... So als seien Sie gerade aus einem kurzen Schlaf erwacht." ∎

Übung

Zweimal tägliche Übungssitzungen von jeweils 15 bis 20 Minuten Dauer werden als unabdingbar angesehen. Dazu wählt der Teilnehmer Momente aus, in denen er nicht unter Druck steht.

Komprimierte Version

Wenn der Teilnehmer das beschriebene Programm beherrscht, kann es zu einer gerafften Version zusammengefaßt werden, was ihm einen rascheren Durchlauf ermöglicht, und zwar:

1 Armübungen rechts kombiniert.
2 Armübungen links kombiniert.
3 Gesichts- und Kopfbewegungen werden gleichzeitig durchgeführt.
4 Nacken- und Schulterübungen werden kombiniert.
5 Torso-Übungen werden gleichzeitig durchgeführt.
6 Beinübungen rechts kombiniert.
7 Beinübungen links kombiniert.

Eine weitere Raffung verkürzt den Ablauf auf 4 Punkte:

1 Armübungen werden beidseits kombiniert.
2 Gesichts- und Kopfbewegungen werden gleichzeitig durchgeführt.
3 Nacken-, Schulter- und Torso-Übungen werden kombiniert.
4 Beide Beine werden gleichzeitig angespannt (Teilnehmer, denen dies schwerfällt, sollten die Beinübungen weiterhin getrennt durchführen).

Entspannung auf Abruf

Die PRT fährt fort mit „Entspannung auf Abruf", Kapitel 7 (S. 94).

Evaluation des progressiven Muskelentspannungstrainings

Gekürzte und standardisierte Versionen der progressiven Relaxation, wie etwa die von Bernstein & Borkovec, werden von Forschern und Klinikern gleichermaßen favorisiert, obwohl Lehrer (1982) bei der Neubeurteilung von Jacobsons Arbeiten Argumente für einen sehr viel größeren Nutzen der sehr langen Originalversion gefunden hat. Lichstein (1988) fand bei der neuerlichen Durchsicht vergleichender Untersuchungen zu den beiden Ansätzen die Schlußfolgerungen nicht überzeugend.

Die Debatte um den Wert der initialen Kontraktionen dauert an. Wie bereits erwähnt, ergab eine Untersuchung der Frage, ob Entspannung mit Einsatz einer initialen Kontraktion effektiver sei als ohne, daß die initiale Kontraktion der Entspannung hinderlich ist (Lucic et al. 1991), was somit Jacobsons Standpunkt unterstreicht.

Auf Grund ihrer zahlreichen Vorteile allerdings ist die PRT weit verbreitet. Ihr Nutzen ist durch viele klinische Untersuchungen belegt.

Komplikationen des progressiven Muskelentspannungstrainings

Die Komplikationen der muskulären Methoden werden in Kapitel 6 aufgelistet (S. 89).

Weiterführende Literatur

Bernstein, D.A., Borkovec, T.D. 1973: Progressive relaxation training: a manual for the helping professions. Research Press, Champaign, Illinois.

Bernstein, D.A., Given B.A. 1984: Progressive relaxation: abbreviated methods. In: Wollfolk, R.L., Lehrer, P.M. (Hrsg.): Principles and practice of stress management. Guilford Press, New York.

 6 Anleitung zur Anspannung und Entspannung

Die folgende Übungsanleitung befindet sich in der Tradition der progressiven Relaxation. Bei der Durchführung allerdings ähnelt sie mehr dem progressiven Muskelentspannungstraining, außer wenn der verringerte Kraftaufwand zur Wiederholung im Sinne von Jacobsons „abnehmender Spannung" verwendet wird. Die Übungen selbst stammen aus verschiedenen Quellen. Die Teilnehmer können während der Durchführung liegen oder sitzen. Während der Einführung ist Sitzen am besten.

Einführung in die Methode

> „Ich werde Sie durch einige der größeren Muskelgruppen des Körpers führen und Sie auffordern, diese anzuspannen und zu entspannen, eine nach der anderen. Das Anspannen und Entspannen kann bei der Entwicklung eines Gefühls für körperliche Entspannung hilfreich sein. Sie fühlen sich vielleicht auch psychisch entspannt. Bei der Durchführung der einzelnen Übungen werden Sie Empfindungen in Ihren Muskeln wahrnehmen. Diese Empfindungen stammen von Spannungen. Sie werden lernen, diese zu erkennen und zu lösen. Diese Fertigkeit wird Sie in die Lage versetzen, sich selbst wann immer Sie es wollen zu entspannen, und je mehr Sie üben, desto leichter wird es Ihnen fallen." ∎

Die folgenden Übungen sollten vom Therapeuten vorgeführt werden, um die Teilnehmer mit dem Prozedere vertraut zu machen. Die Teilnehmer werden dann aufgefordert, es einmal selbst zu versuchen. Es lohnt sich, einige Zeit auf die Demonstration zu verwenden, damit die Teilnehmer das Gefühl bekommen, die Übung zu kennen, bevor die Anleitung erfolgt.

Die Übungen

- Atmung (1)
- Arm: Spinnenhand, Rutenarm
- Bein: Dorsalflexion und Plantarflexion des Fußes (Fuß nach oben und unten beugen)

- Zehflexion (nach unten beugen) und Zehextension (nach oben beugen)
- Atmung (2)
- Bauchmuskelspannung
- Schulter nach hinten
- Schulter heben
- Kopf nach hinten
- Obere Gesichtshälfte: Augenbrauen heben, grimmig schauen, Augenübungen
- Untere Gesichtshälfte: Kiefer, Lippen, Zunge

Es gibt unterschiedliche Auffassungen über die optimale Dauer der Anspannungs- und Entspannungsphasen: Wir schlagen 5 bis 10 Sekunden für die Anspannung und 30 bis 40 Sekunden für die Entspannung vor.

Den Teilnehmern wird erklärt, daß jede Anspannungsphase mit dem Kommando „Jetzt" eingeleitet wird. Das Kommando zur Spannungslösung ist „Entspannen". Die Stimmlage variiert von hell während der Anspannungsphase bis zu gedämpft während der Entspannung.

Die Teilnehmer können ihre Augen geöffnet oder geschlossen halten. Wenn sie ihre liegende Position eingenommen haben, beginnt der Therapeut mit den Übungen.

Atmung (1)

Für diese Übung ist der Abschnitt zur Hyperventilation in Kapitel 15 wichtig (S. 194).

„Machen Sie es sich bitte so bequem wie möglich. Lassen Sie Ihre Atmung ruhiger werden und achten Sie auf den natürlichen Atemrhythmus. Lassen Sie eine Ausatmung nach ein oder zwei Minuten ein wenig länger werden ... Dann lassen Sie die Luft herein ... Lassen Sie sie langsam Ihre Lungen füllen ... und ... langsam ausatmen ... Atmen Sie Ihre Spannungen mit der Luft aus ... und nun lassen Sie Ihre Atmung für sich selbst sorgen ... Wiederholen Sie diese tiefe Atmung nicht gleich anschließend.

Sie werden die folgende Übung wiedererkennen. Bitte warten Sie auf das Kommando „Jetzt", bevor Sie mit der Durchführung beginnen." ■

Arm

Spinnenhand (nach Wallace 1980, Abb. 6.1)

„Ich möchte, daß Sie Ihre Aufmerksamkeit auf den rechten Arm lenken, ob er nun gestreckt neben Ihnen, auf der Armlehne oder in Ihrem Schoß liegt. Die Hand wird mit der Fläche nach unten abgelegt (auf den Boden, die Armlehne oder den Oberschenkel). Drücken sie allmählich die Fingerspitzen in die Unterlage, ziehen Sie sie auf Ihre Handfläche zu, so daß Ihre Hand langsam ⬇

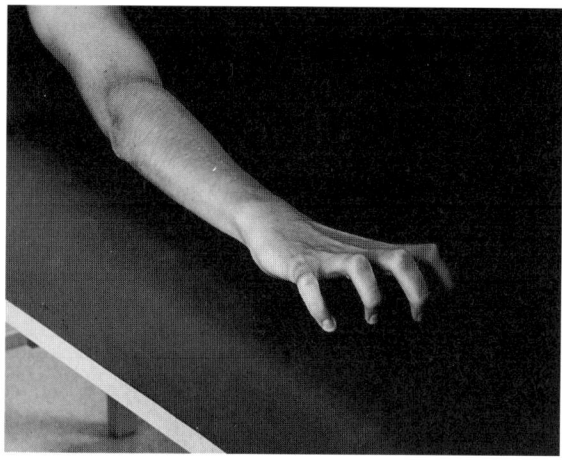

Abb. 6.1 Spinnenhand

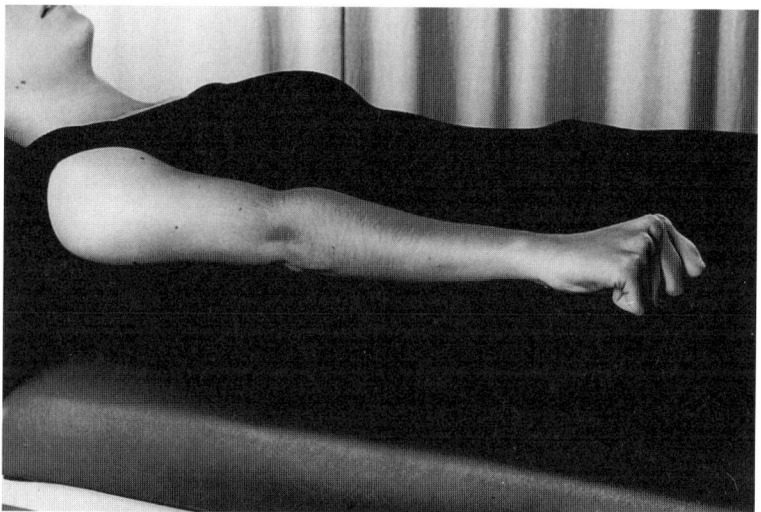

Abb. 6.2 Rutenarm

die Form einer Spinne annimmt ... Führen Sie die Bewegung mit mäßigem Kraftaufwand aus ... Jetzt ... Während Sie diese Position halten, beachten Sie die Spannungen in der Hand und in der Unterseite des Unterarms ... Achten Sie darauf, wie sie sich aufbauen ... dann ... entspannen ... Lassen Sie die Spannung los ... Entspannen Sie die Muskulatur ... Lassen Sie die Spannung verschwinden ... und weiter, während Sie Ihrer Hand Zeit lassen, sich weiter zu entspannen ... Achten Sie auf das Gefühl, wenn die Hand völlig entspannt ist ..." ■

Diese Übung wird einmal wiederholt, diesmal mit geringerem Kraftaufwand.

Rutenarm (Abb. 6.2)

"Ich möchte, daß Sie nun den rechten Arm langsam durch Anspannung sämtlicher Muskeln versteifen. Beginnen Sie mit einer leichten Anspannung der Fingerspitzen ... Lassen Sie diese sich ausdehnen, bis die Finger ganz in die Handinnenfläche eingezogen sind und eine Faust bilden. Strecken Sie dann den Arm aus, spannen Sie Unterarm und Oberarm an, bis der Arm steif wie eine Rute ist ... Jetzt ... Achten Sie auf die Spannung in Ihrem Arm, aber übertreiben Sie nicht ... und ... entspannen ... Lösen Sie alle Spannung auf einmal ... Spüren Sie, wie die Muskeln weich und der Arm schlaff wird ... Achten Sie auf das Gefühl der Erleichterung, auf das angenehme Kribbeln und auf die Empfindung der Wärme ... Entspannen Sie den Arm weiter ... und noch etwas mehr ... Stellen Sie sich vor, wie der letzte Rest von Spannung durch Ihre Fingerspitzen hinausfließt ... Achten Sie darauf, wie sich Ihre Armmuskulatur anfühlt, wenn Sie ganz entspannt ist."

Die Übung wird mit geringerem Kraftaufwand wiederholt.

Spinnenhand und Rutenarm werden daraufhin mit dem linken Arm durchgeführt.

Bein

Es folgen einige Beinübungen. Die ersten beiden sind für liegende, die letzten beiden für sitzende Positionen.

Fuß nach oben beugen

Im Liegen wird der Fuß zum Gesicht hin gebeugt (Abb. 6.3).

„Wenden Sie nun Ihre Aufmerksamkeit den Beinen zu, die flach auf der Unterlage liegen. Ziehen Sie die Zehen in Richtung Gesicht hoch. Die Hinterseite der Knie behält dabei Kontakt mit der Unterlage ... Jetzt ... Verbleiben Sie in dieser Position und achten Sie auf die Empfindungen in den Muskeln in der Umgebung des Schienbeins ... und nun ... entspannen ... Spüren Sie, wie die Spannung beim Lösen aus Ihren Muskeln fließt ... und weiter fließt ... Beine und Füße entspannen sich mehr und mehr..."

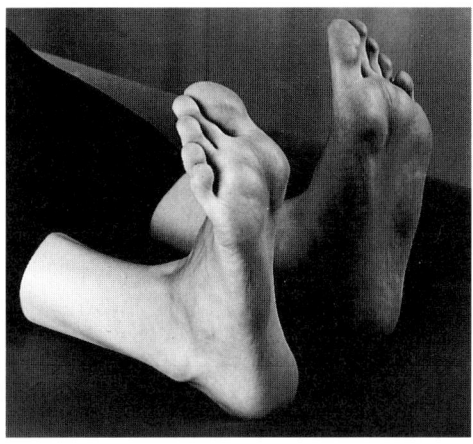

Abb. 6.3 Füße nach oben gebeugt

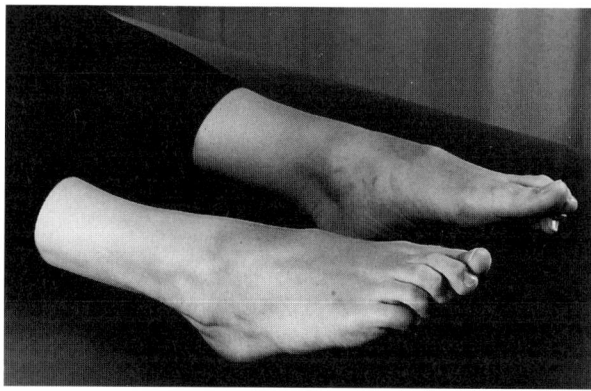

Abb. 6.4 Füße nach unten gebeugt

Fuß nach unten beugen

Weiterhin in liegender Position, werden die Füße jetzt nach unten gebeugt (Abb. 6.4).

„Nun möchte ich, daß Sie die Füße nach unten beugen, als würden Sie auf irgendetwas zeigen. Übertreiben Sie nicht, besonders wenn Sie zu Krämpfen neigen ... Jetzt ... Achten Sie, während Sie diese Stellung beibehalten, auf die Empfindungen in Ihrer Wade ... und jetzt ... entspannen ... Lösen Sie die Spannung ... Spüren Sie das angenehme Gefühl in den unteren Beinabschnitten ... Beachten Sie alle Empfindungen, die beim Lösen der Spannung auftreten ... Lösen Sie die Spannung weiter, bis es nicht mehr geht ...“ ■

Diese beiden Übungen werden jeweils mit vermindertem Kraftaufwand wiederholt.

Die folgenden beiden Übungen richten sich an sitzende Teilnehmer.

Heben der Fersen

Zunächst werden die Fersen vom Boden abgehoben (Abb. 6.5).

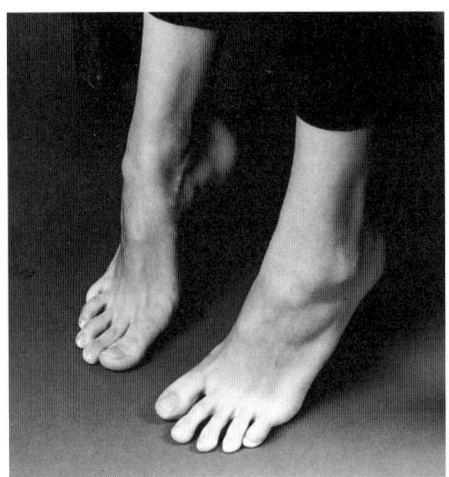

Abb. 6.5 Heben der Fersen

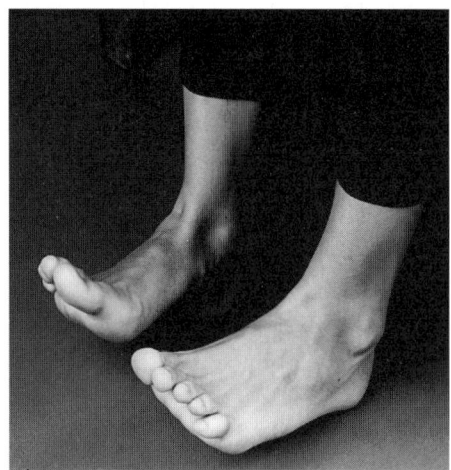

Abb. 6.6 Zehen heben

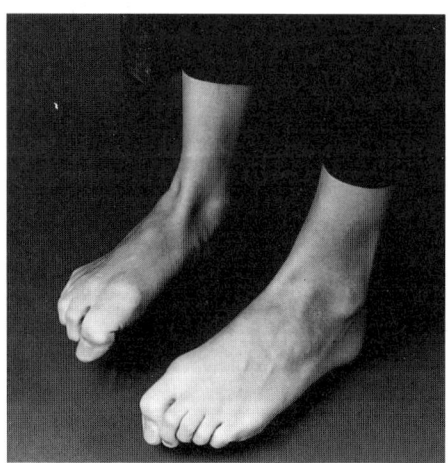

Abb. 6.7 Zehflexion

„Setzen Sie zunächst Ihre Füße flach auf den Boden ... Dann heben Sie Ihre Fersen hoch, wobei die Zehen weiterhin auf dem Boden bleiben ... Jetzt ... Spüren Sie die Spannung in Ihrer Wadenmuskulatur ... Halten Sie diese Position ... und dann ... entspannen ... Lassen Sie Ihre Fersen auf den Boden fallen ... Achten Sie auf das Gefühl der Entlastung ... die Behaglichkeit ... die Wärme und das Kribbeln in Ihrer Wade ... das angenehme Gefühl entspannter Füße ... Behalten Sie dieses Gefühl, bis Ihre Füße und Waden völlig entspannt sind ... und noch ein bißchen länger ...”

Zehen heben

In der zweiten Übung werden die Zehen vom Boden abgehoben (Abb. 6.6).

„Diesmal bleiben Ihre Fersen auf dem Boden und Sie heben den Vorderfuß, als wollten Sie einen Rhythmus mitklopfen ... Jetzt ... Halten Sie Ihre Zehen in dieser Position, während Sie auf die Empfindungen in Ihrer Wadenmuskulatur achten ... und ... entspannen ... Lassen Sie den Fuß wieder fallen ... Achten Sie auf die Entlastung in Ihrer Wade ... Spüren Sie, wie die Spannung Sie verläßt ... wie sie durch Füße und Zehen hinausfließt ... und weiter hinausfließt ...“

Diese beiden Übungen werden mit vermindertem Kraftaufwand wiederholt.
Die nächste Übung richtet sich sowohl an liegende als auch an sitzende Teilnehmer.

Zehflexion und Zehextension (Abb. 6.7)

„Richten Sie Ihre Aufmerksamkeit weiterhin auf Ihre Zehen. Rollen Sie Ihre Zehen ein, ganz gleich ob Sie sitzen oder liegen. Die Zehen selbst schränken diese Aktion ein. Dem einen fällt dies leichter als anderen, machen Sie es so gut Sie können ... Jetzt ... Spüren Sie die Spannung in Fußsohle und Wade ... und nun ... entspannen ... Lassen Sie los ... Fühlen Sie, wie die Muskulatur erschlafft ... und schlaffer wird, während die Spannung entweicht ... Beachten Sie, wie sich die Muskulatur anfühlt, wenn Sie entspannt ist.“

Diese Übung wird mit vermindertem Kraftaufwand wiederholt.
Es folgt eine ähnliche Übung, bei der die Zehen nach oben gebogen werden. Dabei empfindet man die Spannung oben im Fuß und in der Wade.

Atmung (2)

Auf diese Übung wird wenigstens eine Minute verwandt.

„Achten Sie jetzt wieder auf Ihre Atmung ... Beachten Sie den Atemrhythmus ... Legen Sie eine Hand auf Ihren Oberbauch und beachten Sie das leichte Heben und Senken dieser Gegend ... Vermeiden Sie es dabei, den Rhythmus zu verändern ... Lassen Sie der Atmung einfach freien Lauf ...“

Bauchmuskelspannung

„Lenken Sie nun Ihre Aufmerksamkeit auf die Bauchmuskulatur ... Straffen Sie das Gebiet über Ihren inneren Organen, indem Sie die Muskeln einziehen ... Jetzt ... Spüren Sie die Spannung unter Ihren Rippen, über den Organen und an der Rückseite des Beckens ... und nun ... entspannen ... Lassen Sie los ... Lassen Sie Ihre Muskeln sich selbst ausbreiten ... Fühlen Sie die tiefe Entspannung ... und lassen Sie sie noch tiefer werden ...“

Die Übung wird mit vermindertem Krafteinsatz einmal wiederholt.

Schulter nach hinten (Abb. 6.8)

„Wir wenden uns nun dem Rücken zu. Richten Sie Ihre Aufmerksamkeit auf die Schulterblätter. Bewegen Sie die Schulterblätter nach hinten, so daß sie sich einander annähern (wenden Sie dabei nicht zu viel Kraft auf) ... Jetzt ... Spüren Sie, wie die Schulterblätter sanft gegeneinander gedrückt werden ... Beachten Sie auch, wie sich Ihr Brustkorb von der Unterlage abhebt ... und nun ... entspannen ... Lösen Sie die Spannung ... Lassen Sie die Muskulatur erschlaffen ... Spüren Sie, wie der Rücken wieder ganz der Unterlage aufliegt ... Achten Sie auf das Gefühl der Entspannung und lassen Sie es weiter und weiter andauern ...“

Die Übung wird einmal mit vermindertem Krafteinsatz wiederholt.

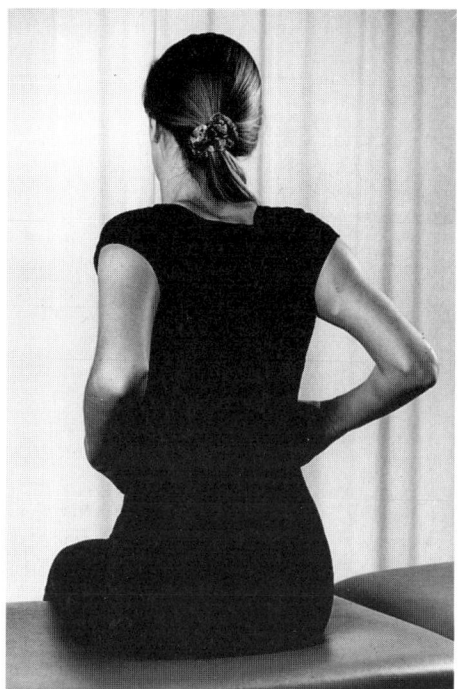

Abb. 6.8 Schultern nach hinten

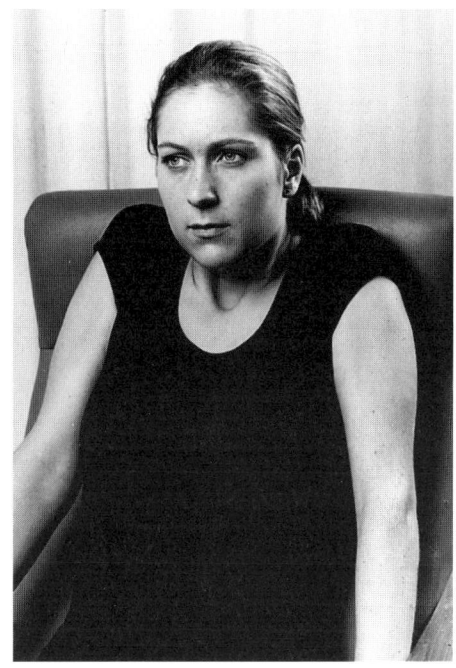

Abb. 6.9 Schultern heben

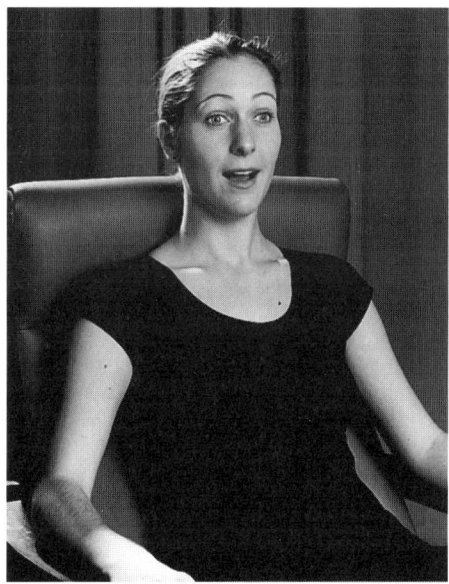

Abb. 6.10 Augenbrauen heben

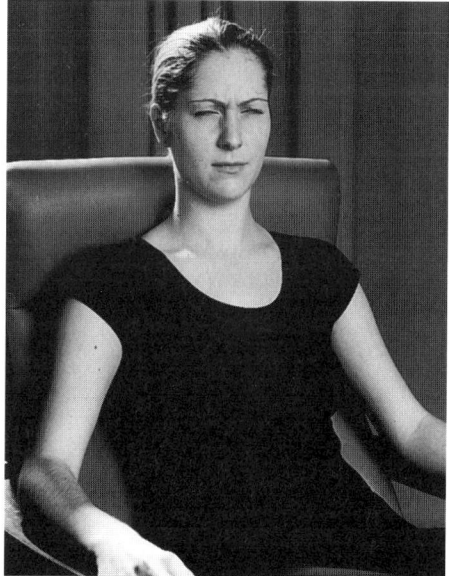

Abb. 6.11 Grimmig schauen

Schulter heben (Abb. 6.9)

„Nun wenden wir uns dem Nacken zu, und ich möchte, daß Sie nun Ihre Schultern heben ... Ziehen Sie sie hoch, so als wollten Sie mit den Schultern Ihre Ohren berühren ... Jetzt ... Spüren Sie die Spannung unten im Nacken ... Konzentrieren Sie sich auf diese Empfindung ... und nun ... entspannen ... Lassen Sie die Schultern herabfallen ... und weiter fallen lassen ... weiter und weiter, bis die Spannung völlig gewichen ist ... Fühlen Sie, wie Ihre Schultern ganz entspannt sind ...“ ■

Die Übung wird mit vermindertem Krafteinsatz einmal wiederholt.

Kopf nach hinten

„Nun zum Kopf: Halten Sie das Kinn in Position und drücken Sie den Kopf gegen die Unterlage (Fußboden oder Kopflehne) ... Beugen Sie ihn nach vorne, lassen Sie ein Doppelkinn entstehen ... Halten Sie inne kurz bevor es unangenehm wird ... Jetzt ... Achten Sie auf die Empfindungen in den angespannten Muskeln ... die Spannung im Nacken ... und nun ... entspannen ... Lassen Sie los ... Spüren Sie, wie sich das Gebiet entspannt ... Achten Sie auf das leichte Gefühl, das in dieses Gebiet strömt ... Lassen Sie die Entspannung tiefer werden, bis sämtliche Spannung Ihren Nacken verlassen hat ...“ ■

Die Übung wird mit vermindertem Krafteinsatz einmal wiederholt.

Obere Gesichtshälfte

Augenbrauen heben (Abb. 6.10)

„Nun zum Gesicht und seinen zahlreichen Muskeln, die für die feinen Änderungen unseres Ausdrucks verantwortlich sind. Runzeln Sie die Stirn und heben Sie dabei die Augenbrauen ... Heben Sie die Brauen so hoch, daß waagerechte Runzeln entstehen ... Jetzt ... Achten Sie auf die Spannung der Stirnmuskulatur ... und nun ... entspannen ... Lassen Sie die Spannung hinausfließen ... Spüren Sie, wie sich die Runzeln wieder glätten ... Fahren Sie damit fort, bis in Ihren Brauen keine Spannung mehr existiert ... und noch ein wenig länger ...“ ■

Die Übung wird einmal mit vermindertem Krafteinsatz wiederholt.

Grimmig schauen (Abb. 6.11)

„Konzentrieren Sie sich auf die Stirnmuskulatur ... Bringen Sie die Augenbrauen eng zueinander, so daß sich die Haut zwischen ihnen aufwirft und eine tiefe Furche bildet ... Jetzt ... Halten Sie diese Position für einige Momente ein, und achten Sie dabei auf die entstehenden Empfindungen ... und nun ... entspannen ... Lösen Sie die Spannung ... Spüren Sie, wie die Brauen wieder zur Seite weichen ... Stellen Sie sich vor, wie der Raum zwischen den Augenbrauen weiter und weiter wird ... Achten Sie auf die angenehmen Empfindungen, die diese Vorstellung begleiten ... Fahren Sie fort, bis sämtliche Spannung gewichen ist ...“

Die Übung wird mit vermindertem Krafteinsatz einmal wiederholt.

Augen

„Nun kommen wir zu den Augen. Zunächst möchte ich, daß Sie Ihre Augen zusammenkneifen und auf die Empfindungen achten, die dabei entstehen ... Jetzt ... Nehmen Sie sich einen Moment Zeit, um die Empfindung zu registrieren ... und nun ... entspannen ... Lassen Sie los ... Lockern Sie die Muskeln ... Achten Sie dabei auf die entstehenden Gefühle ... Spüren Sie, wie sich die Haut glättet ...“

Auch diese Übung wird mit vermindertem Krafteinsatz wiederholt. Bei den folgenden Übungen sollten die Augen der Teilnehmer geschlossen sein. Die Form ist hier etwas anders. Da es so viele Augenbewegungen gibt, wird die Entspannung auf das Ende verschoben.

„Als nächstes wenden Sie Ihren Blick hinter den geschlossenen Lidern nach oben, ohne dabei Ihren Kopf zu bewegen ... Jetzt ... Halten Sie Ihren Blick für einige Momente fest ... Achten Sie dabei auf die Spannung in den Muskeln ... und ... führen Sie Ihre Augen in die Ausgangsposition zurück ... und nun schauen Sie nach unten, als wollten Sie Ihre Füße betrachten ... Jetzt ... Verharren Sie so für einige Momente ... Kehren Sie nun wieder zur Ausgangsstellung zurück ... Schauen Sie nach rechts ... Jetzt ... Halten Sie den Blick eine Weile fest ... und kehren Sie wieder zurück nach vorne ... und nun ... entspannen ... Lassen Sie Ihre Augen entspannen ... Achten Sie darauf, wie sie sich in der mittleren Position anfühlen ... Vergleichen Sie diese Empfindung mit dem Gefühl unter Anspannung ... Lassen Sie die Augen sich weiter entspannen ... Bleiben Sie eine Minute dabei ...
Rollen Sie abschließend Ihre Augen im Uhrzeigersinn ... Jetzt ... Achten Sie auf das Spannungsgefühl ... Machen Sie eine Pause ... Rollen Sie die Augen nun in

entgegengesetzter Richtung ... Achten Sie wiederum auf die begleitenden Empfindungen ... und nun ... entspannen ... Lassen Sie die Augen ganz entspannen ... und weiter, bis sich sämtliche Spannung gelöst hat ..." ■

Die Übung wird einmal mit vermindertem Krafteinsatz wiederholt. Eine weitere Übung besteht darin, die Augen mit geschlossenen Lidern auf verschiedene Distanzen einzustellen. Zunächst auf ein entferntes Objekt, dann auf ein Objekt direkt vor den Augen (nach Madders 1981).

„Stellen Sie sich ein Objekt weit weg am Horizont vor. Sie können es nicht genau erkennen, aber Sie versuchen es ... Jetzt ... Achten Sie auf die Empfindungen bei dem Versuch, das Objekt scharf zu sehen ... und nun ... lösen Sie die Spannung. Richten Sie Ihren Blick nun auf ein beschriebenes Stück Papier direkt vor Ihren Augen ... Jetzt ... Achten Sie auf die Empfindungen bei dem Bemühen, es zu lesen ... und entspannen ... Stellen Sie Ihre Augen auf eine mittlere Entfernung ein ... Achten Sie auf die Entlastung der Muskeln, die den Blick scharf stellen ... Genießen Sie das Gefühl der weichenden Spannung ..." ■

Die Übung wird nach kurzer Pause einmal mit vermindertem Krafteinsatz wiederholt.

Untere Gesichtshälfte

Kiefer

„Bringen Sie Ihre Backenzähne zusammen ... Tun Sie dies kräftig, aber ohne wirklich fest zuzubeißen ... Jetzt ... Spüren Sie das Gefühl in Ihrem Kiefer, so als würden Sie etwas Festes kauen ... Verharren Sie so ... und nun ... entspannen ... Lösen Sie die Kiefermuskulatur ... Spüren Sie, wie die Spannung entweicht ... und weiter ... und weiter ..." ■

Die Übung wird mit vermindertem Krafteinsatz einmal wiederholt.

Lippen

"Pressen Sie Ihre Lippen fest aufeinander, so als wollten Sie eine bittere Medizin nicht nehmen ... Jetzt ... Halten Sie Ihre Lippen in dieser Stellung ... und nun ... entspannen ... Lassen Sie die Lippen los ... ⬇

Achten Sie bei der Entspannung auf das warme Gefühl des wieder einströmenden Blutes ... Achten Sie auf die Gefühle der Entspannung ..." ■

Die Übung wird mit vermindertem Krafteinsatz einmal wiederholt.

Zunge

"Schließlich die Zunge: Drücken Sie Ihre Zunge gegen das Dach der Mundhöhle und lassen Sie sie dort ... Jetzt ... Achten Sie auf das Gefühl beim Lösen der Spannung ... und pressen Sie die Zunge gegen die Innenseite Ihrer rechten Wange ... Jetzt ... Halten ... und entspannen ... und gegen Ihre linke Wange ... Jetzt ... Halten ... und entspannen ... und ziehen Sie die Zunge zum Rachen zurück (nicht zu stark) ... Jetzt ... Halten ... und entspannen ... Lassen Sie nun Ihre Zunge in der Mitte der Mundhöhle ruhen, so daß sie gerade eben die Innenseite der Zähne berührt ... Spüren Sie die gelöste Spannung ... Lassen Sie Ihre Zunge weiter entspannen ... Fühlen Sie die angenehme Entspannung ... Lassen Sie das Gefühl sich im ganzen Mund und über das ganze Gesicht ausbreiten, so daß es sich warm, glühend und entspannt anfühlt ... Lassen Sie das Gefühl sich jetzt auch über Nacken und Schultern ausbreiten ... über ihre Arme ... den Rücken ... den Bauch ... und die Beine, so daß Ihr gesamter Körper das Gefühl völliger Entspannung erlebt ... Bleiben Sie für einige Minuten dabei ..." ■

Beendigung

„Ich werde nun diese Sitzung beenden ... Ich möchte, daß Sie allmählich auf das normale Aktivitätsniveau zurückkehren, doch zunächst werde ich langsam bis drei zählen, um Ihnen bei der Wiederanpassung zu helfen ... Wenn ich bis drei gezählt habe, möchte ich, daß Sie die Augen öffnen, sich wach und frisch fühlen und bereit sind, Ihren Tag fortzusetzen ... Eins ... zwei ... drei ... Bevor Sie aufstehen, sollten Sie Arme und Beine einige Male leicht strecken." ■

Komplikationen muskulärer Entspannungstechniken

Progressive Relaxation eignet sich für alle Bedingungen, bei denen Ruhe vorgeschrieben ist (McGuigan 1984). Das Auftreten von unerwünschten Wirkungen ist unwahrscheinlich, und auch Jacobson wußte darüber nichts zu berichten.
Einige Punkte sollten allerdings berücksichtigt werden:

1 Entspannungstraining sollte niemals Ersatz einer medikamentösen

Behandlung sein. Bei einer vorhandenen oder vermuteten Erkrankung muß ärztlicher Rat eingeholt werden.

2 Entspannungstraining eignet sich nicht für Menschen, die unter Halluzinationen, Wahnvorstellungen oder anderen psychotischen Symptomen leiden, da die Übungen zu Entfremdungsgefühlen führen können. Imaginationen werden nicht eingesetzt. Anspannung, Entspannung und Leibesübungen können im Intervall einer psychotischen Erkrankung jedoch nützlich sein (Bloom & Gonzales 1981). Keable (1989) betonte den Wert dieser Erkenntnis für Personen, die zusätzlich zu ihrer psychotischen Erkrankung Streß erfahren. Eine Besprechung mit den zuständigen Psychiatern oder Psychologen ist zunächst erforderlich.

3 Es kann während der Übungen zu Blutdruckschwankungen kommen. Der Blutdruck kann während der Anspannung der Beine ansteigen und bei tiefer Entspannung abfallen. Dem Ansteigen kann durch eine kurze Pause während der Anspannungsphasen entgegengewirkt werden. Ein Blutdruckabfall wird verhindert, indem man die Teilnehmer vor der Wiederaufnahme von Aktivitäten auffordert, die Glieder einige Male zu beugen und zu strecken. Der Blutdruckabfall, der eine tiefe Entspannung begleitet, unterscheidet sich nicht von dem unter anderen Ruhebedingungen. Allerdings ist es wichtig, den Teilnehmern im Anschluß an die Entspannungssitzung Zeit zur Wiederaufnahme von Aktivitäten zu lassen. Plötzliches Aufspringen aus einer entspannten, liegenden Position kann Schwindel verursachen.

Bei Personen mit bereits bestehendem Bluthochdruck ist eine reine Entspannungstechnik Methoden vorzuziehen, die mit Muskelanspannung arbeiten.

4 Anspannungs- und Entspannungstechniken mit Phasen sehr starker Anspannung können Krämpfe auslösen. Zur Vermeidung weist der Therapeut die Teilnehmer an, die Muskelspannung nur so weit auszuführen, bis sie unangenehm wird. Wiederholte Krämpfe lassen die Technik für die betreffenden Teilnehmer ungeeignet erscheinen. Eine Überdehnung von Wirbelsäule und Nacken sollte ebenfalls vermieden werden, da dies zu Wirbelsäulenschäden führen kann.

5 Manche Untersucher berichteten von einigen Teilnehmern mit Angst vor Entspannung (Lehrer 1979), während andere berichteten, daß Entspannung gelegentlich Angst auslöst (Borkovec & Heide 1980). Man erkennt Angst an exzessivem Schwitzen, Zittern, beschleunigter Atmung oder allgemeiner Unruhe. Der Teilnehmer sollte seine Übungen dann sofort abbrechen. Diese Symptome können daher rühren, daß Loslassen auch Kontrollverlust bedeutet. Für Personen, die solche Befürchtungen hegen, können die Anweisungen abgeändert werden in „ ... so entspannt, wie Sie sein möchten". Interessant dabei ist, daß die Untersucher, die von solchen Fällen berichteten (Borkovec & Heide 1980) nicht Jacobsons Originalmethode sondern eigene Modifikationen eingesetzt hatten.

Störende Gefühle können bei jeder Entspannungsform an der Oberfläche auftauchen. Durch das Lösen aller Spannungen können auch psychologische Abwehrmechanismen geschwächt werden (Hough 1991).

6 Abromowitz & Wieselberg (1978) berichteten von einzelnen Personen, die auf die Aufforderung zur Entspannung mit Wut reagierten. Der Grund dafür blieb unklar, doch wurde angenommen, daß hier ein Nicht-Beherrschen der Technik der Auslöser war.

7 Das progressive Muskelentspannungstraining wird für viele Patienten, die unter Organschmerzen leiden, als wirksam angesehen (Davidson & Schwartz 1976). Bei anderen Personen führt allerdings die Konzentration auf den Körper zu einer Intensivierung der Schmerzwahrnehmung (Snyder 1985). Für solche Personen scheinen muskuläre Methoden weniger geeignet zu sein als meditative wie z.B. Imaginationen oder Meditation selbst.

8 Teilnehmer, die auf Grund einer Behinderung oder einer Erkrankung Zweifel haben, ob eine bestimmte Übung für sie geeignet ist, sollten mit der Durchführung sehr behutsam beginnen. Dies gilt z.B. für Personen mit Rücken- oder Nackenbeschwerden.

9 Da Atemübungen ein Bestandteil der meisten muskulären Methoden sind, sollte die Gefahr einer Hyperventilation immer im Auge behalten werden (S. 194).

10 Einige Anspannungs- und Entspannungsanleitungen verwenden Imaginationen. Deswegen wird hier zusätzlich auf die in Kapitel 18 aufgeführten Komplikationen hingewiesen (S. 245).

7 Passive Muskelentspannung

Einführung

Die muskuläre Entspannung ist ein Prozeß, bei dem die kontraktile Spannung in der Willkürmuskulatur reduziert wird. In den vorangegangenen drei Kapiteln finden sich typische Beispiele für Techniken zur Anspannung und Entspannung. Aufgrund der Kontraktionskomponente handelt es sich dabei grundsätzlich um aktive Techniken. Entspannung ohne Kontraktionen ist ein passiver Vorgang. Jacobsons Arbeit beinhaltet sowohl aktive als passive Techniken.

Passive muskuläre Entspannung besteht aus der systematischen Prüfung der Skelettmuskelgruppen. Wird die Aufmerksamkeit der Reihe nach auf die einzelnen Gruppen gelenkt, kann das Individuum jede Spannung aufspüren und lösen. Die passive Entspannung bietet einige praktische Vorteile gegenüber aktiven Methoden:

1. Die Übungen können mit geringem Aufwand und an jedem Ort durchgeführt werden und sind somit zur Durchführung am Arbeitsplatz oder anderen öffentlichen Orten, wo Streß entsteht, geeignet.
2. Der Ablauf der passiven Techniken erfordert weniger Zeit als die Anspannungs- und Entspannungstechniken.
3. Die Methode eignet sich für Personen mit körperlichen Störungen, die bestimmte Anspannungstechniken nicht durchführen können.

Im großen und ganzen erfordert passive Muskelentspannung das vorherige Erlernen von Anspannungs- und Entspannungstechniken, durch die man seine Sinne für das Erkennen muskulärer Spannungen schärft.

Neuere Belege für den Wert passiver Entspannung stammen von Lucic et al. (1991), deren Arbeit die Meinung unterstützt, daß initiale Muskelspannung die anschließende Entspannung behindert. Die Ergebnisse stehen somit in einer Reihe mit Jacobsons prinzipiell passivem Ansatz (wenngleich er dieses Wort zur Beschreibung nie verwendete). Obwohl sein Ansatz bereits in Kapitel 4 beschrieben wurde, muß hier seine Position als herausragender Vertreter der passiven muskulären Entspannung erneut betont werden. Er setzte tatsächlich Spannungselemente ein, doch war das zentrale Thema seiner Arbeit die Spannungslösung.

Im folgenden werden die Arbeiten folgender Autoren beschrieben:

- Bernstein & Borkovec (1973)
- Everly & Rosenfeld (1981)
- Madders (1981)
- Kermani (1990)

Diese Autoren wurden in erster Linie wegen der Genauigkeit ihrer Studien ausgewählt. Bernstein & Borkovec (1973) stellen eine reine Entspannungstechnik vor,
die von ihnen „Entspannung auf Abruf" genannt wird, wobei Muskelgruppen
durch Erinnerung an die Empfindungen bei Spannungslösungen entspannt werden.

Everly und Rosenfeld (1981) entwickelten ebenfalls eine reine Entspannungstechnik, die sie „passive neuromuskuläre Entspannung" nannten. Hierbei werden
im Unterschied zur rein physischen Natur von Jacobsons progressiver Relaxation
Imaginationen mit einem suggestiven Unterton zur Entspannung genutzt. Hierzu
sollten die möglichen Komplikationen beim Visualisieren (Kapitel 18, S. 245) und
bei muskulären Entspannungen (Kapitel 6, S. 89) nachgeschlagen werden.

Die bisher genannten Autoren sind Psychologen. Die Physiotherapeutin Madders stellt in ihrem Buch „Stress and Relaxation" (1981) eine passive Entspannungstechnik vor, die Muskelgruppen anspricht und Imaginationselemente enthält.

Schließlich wird ein sorgfältig überprüfter Ansatz von Kermani (1990), einem
Lehrer für autogenes Training, beschrieben.

Entspannung auf Abruf

Diese Technik lehnt sich an die Arbeit von Bernstein & Borkovec (1973) an, die
in Kapitel 5 beschrieben wurde. Während die Autoren in ihrem Ansatz Anspan-
nungs- und Entspannungs-Sequenzen betonen, stellen sie auch eine reine Entspannungstechnik vor, die sogenannte „Entspannung auf Abruf". Diese erfordert
vom Teilnehmer zunächst die Beherrschung der aktiven Form des progressiven
Muskelentspannungstrainings, da die passive Form auf der Erinnerung an diese
Abläufe beruht.

Es werden die gleichen Muskelgruppen an Arm, Kopf, Nacken, Rumpf und
Beinen entspannt, die in Kapitel 5 beschrieben wurden. Es werden zwei Schritte
durchgeführt:

1. Der Teilnehmer konzentriert sich auf jeweils eine dieser Gruppen, um
   Spannungen aufzudecken.
2. Er erinnert die Empfindungen, die die Spannungslösung begleiten. Es werden 30 bis 45 Sekunden auf die Lösung jeglicher Spannung verwendet.

Die Teilnehmer werden durch eine kurze Einführung vorbereitet (nach Lichstein
1988):

> „Anspannung und Entspannung hat Sie stark für die Empfindungen sensibili-
> siert, die mit Veränderungen der Muskulatur einhergehen. Da Sie diese Technik
> jetzt beherrschen, möchte ich Sie an eine fortgeschrittene Version heranführen.
> Ich möchte, daß Sie sich an den vierstufigen Ablauf von Anspannung und
> Entspannung erinnern, aber diesmal ohne das Element Spannung.

> Während wir der Reihe nach die vier Muskelgruppen üben, fordere ich Sie auf, einfach auf irgendwelche Spannungen zu achten, die Sie dann durch Erinnerung an die begleitenden Empfindungen bei der Spannungslösung zum Verschwinden bringen können."■

Der Teilnehmer sitzt in einer nach hinten geneigten Position und erhält folgende Anweisungen:

> „Bitte schließen Sie Ihre Augen. Ich möchte, daß Sie sich zunächst auf die Muskeln Ihrer Hände und Arme konzentrieren. Schauen Sie, ob Sie irgendeine Spannung finden können. Falls ja, achten Sie darauf, wo diese sich befindet ... wie sie sich anfühlt ... und lösen Sie sie, indem Sie sich an die früheren Gefühle beim Lösen der Spannung in diesen Muskeln erinnern ... Lösen Sie weiter sämtliche Spannung ... so lange, bis die Muskulatur immer tiefer entspannt ist ... bis alle Spannung aus den Muskeln Ihres Arms geflossen ist ... bis sie völlig frei von Spannung sind ... Signalisieren Sie mit Ihrem kleinen Finger, sobald die Arme ganz entspannt sind."■

Der Therapeut verwendet für diesen Vorgang 30 bis 45 Sekunden.

> "Richten Sie nun Ihre Aufmerksamkeit auf die Muskeln von Gesicht und Nacken. Gibt es dort Spannungen? Falls ja, stellen Sie fest, wo und wie diese sich anfühlen ... Dann lösen Sie sie, indem Sie sich an die früheren Gefühle beim Lösen der Spannung in diesen Muskeln erinnern ... Fühlen Sie, wie die Spannung Sie verläßt ... Beachten Sie das angenehme Gefühl der Entspannung ... Lassen Sie die Entspannung tiefer und tiefer werden, während Sie sich auf den ruhigen Zustand dieser Muskeln konzentrieren ...
> Konzentrieren Sie sich nun auf die Muskulatur des Rumpfes. Achten Sie auf jedes Spannungsgefühl ... wo es sich befindet und wie es sich anfühlt ... Erinnern Sie sich, wie es sich anfühlte, als Sie die Spannung in diesen Muskeln lösten ... und lösen Sie sie jetzt ... Lösen Sie jede Spannung, auf die Sie treffen ... Lassen Sie die Spannung weiter hinaus, bis sich die Muskeln ganz locker anfühlen. Entspannen Sie sie weiter ... Spüren Sie, wie sie lockerer und lockerer werden ...
> Wenden Sie schließlich Ihre Aufmerksamkeit auf die Beine ... Spüren Sie dort irgendwelche Spannung? ... Achten Sie genau darauf, wo diese sich befindet ... Beachten Sie, wie sie sich anfühlt ... und lösen Sie die Spannung ... Rufen Sie sich die Erinnerung an das Gefühl der Spannungslösung ins Gedächtnis zurück ... Erinnern Sie sich an das Gefühl ... Lassen Sie alle Spannungen sich auflösen ... weiter ... und noch weiter ... bis sich die Muskeln ganz entspannt anfühlen ..."■

Durch die Anwendung der Entspannung auf Abruf verkürzt sich die Zeit bis zur Entspannung der Muskulatur für den Teilnehmer von etwa 45 auf etwa 15 Sekunden.

Entspannung auf Abruf mit Zählen

Sobald der Teilnehmer sich mit der Entspannug auf Abruf vertraut fühlt, kann die Prozedur durch Einführung des Zählens weiter verkürzt werden. Das Vortragen von Zahlen entspricht der Entspannung der Muskelgruppen beim Abruf-Prozedere.

> „Ich werde nun langsam von eins bis zehn zählen. Ich möchte, daß Sie sich während des Zählens auf die gleichen Muskelgruppen konzentrieren wie bei der Durchführung der Entspannung auf Abruf. Entspannen Sie in gleicher Weise. Eins ... zwei ... konzentrieren Sie sich darauf, wie sich Arme und Hände mehr und mehr entspannen ... drei ... vier ... entspannen Sie die Gesichtsmuskulatur und die Nackenmuskulatur ... fünf ... sechs ... konzentrieren Sie sich auf Ihre Brust-, Rücken-, Schulter- und Bauchmuskulatur. Spüren Sie, wie die Muskelgruppen sich mehr und mehr entspannen ... sieben ... acht ... lassen Sie die Entspannung auch durch Beine und Füße fließen ... neun ... zehn ... die Entspannung ist vollständig ...“ ■

Es wird empfohlen, das Zählen im Atemrhythmus der Teilnehmer erfolgen zu lassen. Wenn der Teilnehmer die Technik beherrscht, kann er sie zur Vorbereitung auf belastende Situationen einsetzen.

Passive neuromuskuläre Entspannung

Die hier beschriebene Technik geht auf Everly & Rosenfeld (1981) zurück. Hinsichtlich des Gebrauchs von Suggestion und der Vorstellung von Wärme und Schwere nutzt die Methode viele Erkenntnisse des autogenen Trainings (Kapitel 19). Primär handelt es sich jedoch um eine muskuläre Technik, die darum an dieser Stelle besprochen wird.

Die Teilnehmer werden in folgender Weise in die Technik eingeführt:

> „Spannungen in der Muskulatur sind mit psychischen Spannungen verknüpft. Wird die Spannung in der Muskulatur eliminiert, reduziert sich auch das subjektive Gefühl von Streß. Bei der folgenden Technik werden Sie aufgefordert, Ihre Aufmerksamkeit auf eine ganze Muskelgruppe zu richten und jede Spannung dort zu lösen. Die Technik beinhaltet keine aktiven Elemente, sondern ist rein passiv. Es hat sich herausgestellt, daß diese Art der Konzentration auf die Muskulatur eine tiefe Entspannung ermöglicht. Natürlich wird die Technik um so effektiver, je intensiver Sie üben.“ ■

Zu den notwendigen Voraussetzungen gehören ein warmer, ruhiger und ungestörter Raum sowie ein bequemer Stuhl oder ein flacher Untergrund. Die folgenden Unterweisungen gehen auf Everly und Rosenfeld (1981) zurück. Die Autoren empfehlen, zwischen den einzelnen Schritten jeweils eine Pause von zehn Sekunden zu machen:

„Machen Sie es sich auf Ihrem Stuhl oder der Unterlage bequem, lassen Sie Ihren Körper mit dem ganzen Gewicht einsinken. Schließen Sie Ihre Augen. Zu Beginn richten Sie bitte Ihre Aufmerksamkeit auf die Atmung ... Verfolgen Sie die nächste Ausatmung ... Nun lassen Sie die Luft herein ... Spüren Sie, wie sich Ihre Lungen sanft füllen ... Warten Sie einen Moment ... und atmen Sie langsam aus ... Lassen Sie der Atmung nun Ihren eigenen Rhythmus: sanft und langsam ... noch sanfter und gleichmäßiger ...

Richten Sie nun Ihre Aufmerksamkeit auf die Kopfmuskulatur. Beachten Sie die lange warme Welle der Entspannung, die sich auf Ihrem Kopf sammelt und zu Ihrer Stirn hinabsteigt ... Achten Sie auf die Muskulatur über Ihren Augen ... Spüren Sie, wie diese Muskeln schwer werden und sich entspannen ... Konzentrieren Sie sich auf dieses Gefühl der Schwere ... Wenden Sie Ihre Aufmerksamkeit nun Ihrer Augen- und Wangenmuskulatur zu, auch diese Muskeln werden schwer und entspannen sich ... Jetzt konzentrieren Sie sich auf die Muskeln Ihres Mundes und des Kiefers ... Lassen Sie sie schwer und entspannt werden ...“ ▪

10 Sekunden Pause.

„Während sich Kopf und Gesicht weiter entspannen, lassen Sie die Entspannungswelle langsam in Ihren Nacken steigen ... Richten Sie Ihre Aufmerksamkeit auf die Nackenmuskulatur und spüren Sie, wie sie mit jedem Moment schwerer und entspannter werden ...“ ▪

10 Sekunden Pause.

„Die Entspannungswelle rollt weiter hinab und breitet sich jetzt warm über Ihre Schultern aus ... Konzentrieren Sie sich auf diese Muskeln ... Lassen Sie die Muskeln schwer werden, sie entspannen sich ...“ ▪

10 Sekunden Pause.

„Kopf, Nacken und Schulter bleiben entspannt, während Sie sich auf Ihre Arme konzentrieren ... Lassen Sie die Entspannungswelle Schwere und Wärme in diese Muskeln tragen ... Konzentrieren Sie sich auf die Empfindungen in Ihren Armen ...“ ▪

10 Sekunden Pause.

„Konzentrieren Sie sich nun darauf, wie die Entspannungswelle in Ihre Hände strömt ... Fühlen Sie die Entspannung in Ihrer Handfläche und in den Fingern ... Fühlen Sie die Wärme einströmen, während Sie sich mehr und mehr entspannen ...“ ∎

10 Sekunden Pause.

„Während Ihre obere Körperhälfte tief entspannt ist, lenken Sie Ihre Aufmerksamkeit auf den Bauch und die Beine ... Lassen Sie die Entspannungswelle in Ihre Oberschenkel fließen ... und während Sie sich darauf konzentrieren, werden Sie schwer ... schwer wie Blei ...“ ∎

10 Sekunden Pause.

„Die Entspannungswelle steigt nun zu Ihren Unterschenkeln hinab ... Achten Sie auf Ihre Wadenmuskulatur ... Spüren Sie das Gefühl der Schwere und Entspannung in Ihren Waden ...“ ∎

10 Sekunden Pause.

„Während nun der restliche Körper entspannt ist, wenden Sie sich Ihren Zehen zu ... Spüren Sie, wie die Welle der Entspannung nun auch Ihre Fußmuskeln erreicht ... Spüren Sie die aufkommende Wärme, Schwere und Entspannung ...“ ∎

10 Sekunden Pause.

„Wenn Sie jetzt alle Muskeln entspannt haben, wiederholen Sie für sich mit jedem Ausatmen den Satz *Ich fühle mich entspannt.*“ ∎

5 Minuten Pause.

„Ich möchte Ihre Aufmerksamkeit jetzt wieder auf den Raum lenken, in dem wir uns befinden. Ich werde von eins bis fünf zählen, und während dessen fühlen Sie sich mehr und mehr wach, mehr und mehr erfrischt und mit klarem Kopf. ⬇

Ich möchte, daß Sie bei 5 Ihre Augen öffnen. Eins ... beginnen Sie, sich wach zu fühlen ... zwei ... drei, noch wacher ... vier ... fünf ... öffnen Sie die Augen und strecken Sie Ihre Arme und Beine leicht ...“ ■

Die „Entspannungswelle"

Eng mit der oben beschriebenen Methode verwandt ist die „Entspannungswelle" nach Priest & Schott (1991). Die Technik beginnt mit einer Entspannungswelle, die auf dem Scheitel beginnt und durch den ganzen Körper bis zu den Zehen wandert. Während die Welle absteigt, durchforscht der Teilnehmer kurz die Muskelgruppen und löst die Spannungen. Im Liegen kann jede Spannung gelöst werden, im Stehen wird überschüssige Spannung abgebaut. Die Wirksamkeit der Übung läßt sich steigern, indem der Teilnehmer sie mit dem Ausatmen in Einklang bringt. Allerdings sollte er angehalten werden, das Ausatmen nicht zu lange andauern zu lassen.

Die Übung wird besser verstanden, wenn der ersten Entspannungswelle eine Anspannung des ganzen Körpers vorangeht (Priest & Schott 1991). Danach erfolgt die Durchführung passiv.

Eine passive Entspannungstechnik

Die folgende Methode geht auf Madders (1981) zurück. Sie richtet sich an liegende Teilnehmer. Eine Ergänzung ermöglicht auch die Anwendung im Sitzen.

Einleitende Worte an die Teilnehmer

„Diese Methode hilft Ihnen, Muskulatur und Denken zu entspannen. Sie besteht darin, sich nach und nach auf verschiedene Teile des Körpers zu konzentrieren und die aufgespürten Spannungen zu lösen. Es werden keine körperlichen Aktionen durchgeführt. Die Entspannung erfolgt durch einen gedanklichen Prozeß. Trotz ihrer Länge können Sie die Methode leicht zur eigenen Entspannung einsetzen." ■

Durchführung bei liegenden Teilnehmern

Erforderlich ist eine weiche Unterlage auf festem Grund, z.B. eine Schaumstoffmatte auf dem Boden. Der Ablauf kann mit dem in Kapitel 2 beschriebenen „Einsinken" (S. 35) eingeleitet werden und setzt sich folgendermaßen fort:

„Schließen Sie Ihre Augen und lenken Sie die Aufmerksamkeit auf Ihre Atmung ... Beachten Sie, wie leicht, ruhig und regelmäßig diese wird ... Stellen Sie sich vor, wie jedes Ausatmen die Spannung mitnimmt, was Sie viel entspannter werden läßt als zuvor ... Wenn Sie möchten, atmen Sie einmal tief ein ... Dann lassen Sie die Atmung ihrem eigenen Rhythmus folgen ... leicht, ruhig und gleichmäßig ... und vergessen Sie sie.

Ich möchte Sie zu einer Reise durch Ihren Körper einladen, um zu prüfen, ob alle Muskeln so entspannt wie möglich sind und um jede noch vorhandene Spannung zu lösen. Wenn sich andere Gedanken einschleichen, hüllen Sie sie in eine Blase und lassen Sie sie davontreiben. Ich beginne an den Füßen.

Lenken Sie Ihre Aufmerksamkeit auf die Zehen ... Liegen diese still? Wenn sie eingerollt oder ausgestreckt sind oder sich nicht völlig angenehm anfühlen, bewegen Sie sie leicht. Spüren Sie alle Spannung aus ihnen weichen, während die Zehen ruhig werden ... Spüren Sie sie hinabsinken, schwer und bewegungslos.

Lassen Sie die Füße zur Seite fallen. Dies ist die entspannteste Position. Lassen Sie sämtliche Spannung aus ihnen herausfließen ... Genießen Sie das Gefühl, sie einfach loszulassen.

Nun zu den Unterschenkeln: Spüren Sie, wie die Spannung die Waden verläßt. Während Sie die Spannung verläßt, fühlen sich die Waden immer schwerer an ... Sie verspüren Wärme und ein angenehmes Kribbeln.

Als nächstes die Oberschenkel: Um sie völlig zu entspannen, drehen Sie sie leicht nach außen ... Achten Sie auf die entspannende Wirkung dieser Position ... Vergewissern Sie sich, daß Sie alle Spannung gelöst haben. Spüren Sie, wie Ihre Oberschenkel schwer auf der Unterlage ruhen.

Konzentrieren Sie sich für einen Moment darauf, wie das Gewicht durch Ihre Beine hindurch sackt ... Lassen Sie die Muskulatur die letzten Reste an Spannung abwerfen und in tiefe Entspannung fallen.

Denken Sie jetzt an Ihre Hüften. Lassen Sie sie in den Boden einsinken, auf dem Sie liegen ... Suchen Sie nach jeder Spannung, die sich noch in Ihrer Muskulatur befindet ... Lassen Sie sie sich entspannen ... und noch ein bißchen weiter, als Sie für möglich halten.

Lassen Sie Ihren Rücken in die Unterlage sinken ... Achten Sie darauf, wie er auf dem Boden ruht. Lassen Sie ihn einsinken, den Grund mit dem ganzen Rücken berühren ... Alle Spannung fließt aus ihm hinaus.

Lösen Sie Ihre Bauchmuskulatur. Lassen Sie sie weich und locker werden. Spüren Sie, wie sie sich ausbreitet, während auch die allerletzte Spannung sie verläßt ... Beachten Sie, wie sich Ihre entspannte Bauchdecke mit jedem Atemzug hebt und senkt ... Hebt während des Einatmens und senkt während des Ausatmens ... Bauchatmung bedeutet entspannte Atmung.

Wir schreiten fort zu Ihren Schultern, einer Muskelgruppe, die zur Anhäufung von Spannung neigt ... Lassen Sie die Spannung hinausfließen ... sich ausbreiten ... sich auf der Unterlage wohl fühlen, weich und schwer ... Spüren Sie, wie die Schultern bis zu den Füßen abgleiten ... Stellen Sie sich vor, wie sie ihre ganze Last abwerfen ... und während sich der Raum zwischen Ihren Schultern allmählich aufweitet, stellen Sie sich vor, wie Ihr Nacken nun ein Stück länger ist als vorher.

Richten Sie nun Ihre Gedanken auf die Muskeln in Ihrem linken Arm. Vergewissern Sie sich, daß er locker auf der Unterlage ruht. Beachten Sie das Gefühl der Entspannung und lassen Sie es sich auf Handgelenk und Hand ausbreiten. Denken Sie an die Finger, sind sie ruhig und gebeugt ... weder angezogen ⬇

noch ausgestreckt ... weder geöffnet noch geschlossen, sondern leicht aufliegend ... völlig entspannt? Während Sie ausatmen, lassen Sie den Arm noch ein wenig weiter entspannen ... Lassen Sie ihn schwer und locker ruhen, so schwer und locker, als würde ihn jemand aufheben und fallen lassen, er würde wie der Arm einer Marionette hinunterplumpsen."

Wiederholen Sie die letzte Übung für den rechten Arm.

„Ihre Nackenmuskulatur muß jetzt nicht Ihren Kopf tragen, also lösen Sie sie ... Achten Sie auf das Gefühl der Spannungslösung in der Muskulatur, die sonst so schwer arbeitet, um Ihren Kopf zu tragen. Stoßen Sie auf Spannungen im Nacken, lösen Sie diese und setzen diesen Prozeß fort ... Spüren Sie, wie angenehm es ist, alle Spannungen in diesem Bereich zu lösen.

Wenden Sie Ihre Aufmerksamkeit nun Ihrem Gesicht zu, den vielen kleinen Muskeln, deren Aufgabe es ist, Ihre Gefühle auszudrücken. Im Moment brauchen Sie überhaupt keinen Gefühlsausdruck in Ihrem Gesicht, also lassen Sie sie entspannen ... Stellen Sie sich Ihr Gesicht schlafend vor ... ruhig und bewegungslos ...

Denken Sie jetzt an den Kiefer ... Lassen Sie Ihn leicht herabfallen, so daß Ihre Zähne nicht aufeinanderstehen ... Spüren Sie die Entspannung, während sich Ihre Lippen leicht berühren. Achten Sie darauf, daß Ihre Zunge ruhig ist und weich und formlos in der Mitte der Mundhöhle liegt. Entspannen Sie Ihren Schlund, so daß sich alle Muskeln ruhig und weich anfühlen.

Ohne einen Ausdruck auf Ihrem Gesicht fühlen sich Ihre Wangen entspannt und weich an. Wenn Sie an Ihre Nase denken, beachten Sie nur das Einströmen der kühlen Luft und ihre Erwärmung auf dem Weg in die Lunge. Atmen Sie die Spannung mit der warmen Luft aus ... Atmen Sie die Ruhe mit der kühlen Luft ein.

Prüfen Sie, ob sich Ihre Stirn weich anfühlt ... ohne Falten ... und während Sie die Restspannung lösen, stellen Sie sich vor, wie die Stirn ein wenig höher und weiter als zuvor geworden ist ... Behalten Sie dieses Gefühl in der Kopfhaut und hinter den Ohren ... und spüren Sie dabei das Gefühl der Ruhe.

Richten Sie Ihre Aufmerksamkeit nun auf die Augen, die hinter Ihren sanft geschlossenen Lidern liegen. Denken Sie daran, wie sie in ihren Höhlen liegen, eher treibend als fixiert ... und während sich die Augen beruhigen, kommen auch Ihre Gedanken zur Ruhe.

Entspannen Sie noch einige Minuten, und vertiefen Sie die Wirkung der durchgeführten Übungen ...

Alle großen Muskelgruppen Ihres Körpers sind nun entspannt. Denken Sie an sie als eine Einheit ... eine völlig entspannte Einheit ... beruhigt durch Ihren sanften Atemrhythmus, achten Sie auf die Ruhe, die diese Vorstellung auslöst ...

Vielleicht kommen Ihnen Gedanken ... Lassen Sie sie vorbeitreiben. Spüren Sie, wie sie vorüberziehen. Sagen Sie zu sich selbst: „Ich fühle mich ruhig, ich fühle mich ausgeglichen". Lassen Sie in Ihrem Kopf ein Bild der Zufriedenheit entstehen."

Imaginationen

Der Therapeut greift eines der folgenden Bilder heraus: ein sonniger Strand, ein Flußufer oder ein duftender Garten. Leiden einige der Teilnehmer an Heuschnupfen, ist das erste Bild am geeignetsten.

Ein sonniger Strand

„Versetzen Sie sich selbst in den heißen Sand eines sonnigen Strandes in einer abgeschlossenen Bucht. Sie ist vor Wind und Meeresströmungen geschützt. Es ist sicher dort. Sie beobachten das tanzende Licht auf dem Wasser. Sie riechen die in Ihre Nase strömende Seeluft. Sie hören, wie die Möven das Meeresrauschen übertönen. Sie spüren die warme Sonne auf Ihrer Haut. Die trockenen Sandkörner rinnen durch Ihre Finger und bilden kleine Buckel und Senken unter Ihrer Hand."

Ein Flußufer

„Versetzen Sie sich in das weiche, saftige und lange Gras des frühen Sommers. Sie liegen auf einer grünen Wiese, die hinab zum Fluß führt. Die Gerüche der wilden Blumen steigen auf und strömen wellenartig über Sie hinweg. Die Sonne ist warm, aber eine leichte Brise mildert ihre Intensität. Während Sie Ihre Augen schließen, bemerken Sie den Klang des fließenden Wassers, die singenden Vögel und die raschelnden Blätter."

Ein duftender Garten

„Versetzen Sie sich auf einen frisch gemähten Rasen, die Sonne brennt auf das feuchte Heu, läßt seinen Duft verströmen. Strecken Sie sich aus, und fühlen Sie die Kühle des klammen Grases. Durch Ihre halbgeschlossenen Lider sehen Sie die Baumwipfel, die sich im Himmel wiegen. Ein leichter Wind trägt den Geruch von Nektar herüber."

Mit diesen kurzen Visualisierungen können sich die Teilnehmer für einige Minuten entspannen, bevor die Sitzung zu Ende geführt wird.

Beendigung

„Ich werde Sie nun auffordern, sich in den Raum, in dem Sie liegen, zurückzubringen. Sie werden sich allmählich seiner wieder bewußt. Bewegen Sie leicht Ihre Arme und Beine ... und den Rücken, und lassen Sie Ihre Augen sich öffnen. Setzen Sie sich langsam auf und nehmen Sie Ihre Umgebung wahr. Geben Sie Ihrem Körper genügend Zeit, um aus der Entspannung in den Wachzustand zurückzufinden." ▪

Vor Ende der Sitzung sollte der Wert des Übens betont werden. Wenn sie täglich ausgeführt wird, verhilft diese Technik dem Teilnehmer zu einer effektiveren Selbstentspannung.

Durchführung bei sitzenden Teilnehmern

Der Teilnehmer sucht sich einen bequemen Stuhl, wenngleich die Auswahl in öffentlichen Gebäuden begrenzt ist. Für eine tiefe Entspannung muß der Körper gut unterstützt werden. Die Durchführung beginnt folgendermaßen:

„Machen Sie es sich in Ihrem Stuhl bequem. Die Füße stehen flach auf dem Boden, und die Hände ruhen in Ihrem Schoß. Schließen Sie Ihre Augen. Achten Sie auf die Körperpartien, die den Stuhl und den Fußboden berühren. Fühlen Sie Ihr Körpergewicht durch diese Punkte hindurchsacken: Hüfte, Schenkel, Füße, Rücken und Arme, einige tragen ein größeres Gewicht als andere. Wenn Ihre Rückenlehne hoch genug ist, lehnen Sie Ihren Kopf zurück. Wenn nicht, lassen Sie Ihren Kopf nach vorne hängen, so weit es für Sie angenehm ist, allerdings kann das über längere Zeit zu einer Spannung der Nackenmuskulatur führen. Versuchen Sie, Ihren Kopf so zu positionieren, daß er auf der Wirbelsäule sitzt wie auf einem Stab, und entspannen Sie Ihre Nackenmuskulatur." ▪

Man kann die gleiche Anleitung wie beim Liegen verwenden, wobei die Worte „liegen" durch „sitzen" und „Unterlage" durch „Stuhl" ersetzt werden. Die Abschnitte zur Nackenmuskulatur und zu den Füßen entfallen.

Kermanis Scanning-Technik

„Scanning" bedeutet hier, die Aufmerksamkeit durch alle Gruppen der Willkürmuskulatur zu leiten. Scanning hat wenigstens zwei Funktionen: zum einen die Suche nach Spannungen und zum anderen die Möglichkeit, den Körper als ganzes wahrzunehmen. Beide Aspekte sind für Entspannung bedeutsam. Diese Technik

stellt eine kurze und einfache Version der passiven Relaxation dar.
Es folgt ein Beispiel nach Kermani (1990).

„Ich möchte Sie auffordern, sich einen Moment mit den verschiedenen Partien Ihres Körpers zu beschäftigen, sie als Teile Ihrer selbst zu erkennen und sich entspannt und angenehm zu fühlen. Lenken Sie Ihre Aufmerksamkeit zunächst auf die Füße. Zuerst die Zehen ... dann bis zu den Knöcheln hocharbeiten ... zu den Waden ... über die Knie ... entlang der Oberschenkel ... über den Bauch ... und die Brust. Denken Sie nun an Ihre Schultern ... und hinab zu den Ellenbogen ... über die Unterarme ... und in die Handgelenke ... Hände und Finger. Werden Sie sich auch Ihrer Fingerspitzen bewußt.

Bewegen Sie sich jetzt zu Ihrem unteren Rücken und zum Becken. Achten Sie auf die Lumbalregion ... aufsteigend zur Rückseite der Brust und zu den Schulterblättern ... und weiter herauf zu den Nackenmuskeln und der Kopfhaut ... bis zum Scheitel ... Dann beginnen Sie langsam, zur Stirn hinabzusteigen und enden mit dem Kiefer ... Spüren Sie, daß jeder Teil Ihres Körpers entspannt ist ...

Vielleicht stellen Sie sich einen sehr großen Pinsel vor, der den gleichen Weg über Ihren Körper nimmt." ■

Eine weitere passive Technik

Eine reine Entspannungstechnik wird in Kapitel 8 als Bestandteil der angewandten Entspannung nach Öst beschrieben (S. 111).

Komplikationen bei passiver Entspannung

Die passive Entspannung wird bei den Komplikationen anderer muskulärer Entspannungstechniken besprochen (Kapitel 6, S. 89). Weil passive Methoden oft mit Imaginationen und Suggestion arbeiten, sollten auch die Komplikationen bei Visualisierungen berücksichtigt werden (Kapitel 18, S. 245).

Weiterführende Literatur

Bernstein, D.A., Borkovec T.D. 1973: Progressive relaxation training: a manual for the helping professions. Research Press, Champaign, Illinois.

Everly, G.S., Rosenfeld R. 1981: The nature and treatment of the stress response. Plenum Press, New York.

Jacobson, E. 1976: You must relax. Souvenir Press, London.

Kermani, K.S. 1990: Autogenic training, Souvenir Press, London.

Madders, J. 1981: Stress and relaxation: self-help ways to cope with stress and relieve nervous tension, ulcers, insomnia, migraine and high blood pressure, 3. Aufl., Martin Dunitz, London.

8 Angewandte Entspannung

Die in den vorangegangenen Kapiteln beschriebenen Methoden befaßten sich im großen und ganzen mit der Erzeugung von tiefer Entspannung. Absicht ist es, den Teilnehmer mit einer Technik vertraut zu machen, die sich auch für die häusliche Anwendung eignet. Diese Methoden dienen der Entspannung nach einem harten Tag, bieten allerdings keine Anwendungsmöglichkeit, wenn Streß auftritt. Deswegen ist eine Art verkürzter Version, die sich in den Alltag einbinden läßt, erforderlich. Jacobsons differentielle Entspannung (1938, S. 157) und Wolpes systematische Desensibilisierung (1958, S. 244) repräsentieren die frühen Bemühungen um anwendbare Formate. Allerdings war es Goldfried (1971), der sein Augenmerk ausdrücklich auf die Anwendbarkeit der Methode richtete. Er erkannte den großen Unterschied zwischen Entspannung in therapeutischer Umgebung und Entspannung in stressenden Situationen. Er betonte die Notwendigkeit einer praktikablen Kurzfassung der progressiven Relaxation, also einer Fassung, die Ängste zerstreut, sobald sie auftauchen und die sich als allgemeine Bewältigungsstrategie im Alltag einsetzen läßt. Er machte den Einzelnen zum aktiven Bestandteil seiner Behandlung und weniger zum passiven Empfänger. Der Ansatz wurde „Selbstkontrolltraining" genannt, da er die aktive Beherrschung von Ängsten durch das Individuum selbst mit einbezieht.

Angewandte Entspannung nach Öst

Die angewandte Entspannung nach Öst (1987) ist eine moderne Fassung von Goldfrieds Ansatz. Unter Verwendung der progressiven Relaxation als Kernstück lernt der Anwender, sich in immer kürzerer Zeit zu entspannen und diese Entspannungseffekte für alltägliche Situationen zu nutzen. Somit besitzt der Anwender ein Instrument, um seine Reaktionen auf stressende Ereignisse zum Zeitpunkt ihres Auftretens zu kontrollieren.

Die Methode besteht aus sechs Komponenten, in denen jeweils ein besonderer Aspekt der Entspannung vermittelt wird:

• An- und Entspannung
• reine Entspannung
• stichwortvermittelte (konditionierte) Entspannung
• differentielle Entspannung
• schnelle Entspannung
• Anwendungstraining

Man schätzt, daß durch Anwendung der hier beschriebenen Anspannungs- und Entspannungstechnik (Wolpe & Lazarus 1966) der Anwender in 15 bis 20 Minuten ein Entspannungsstadium erreicht. Durch eine reine Entspannungstechnik kann er dieses Stadium in 5 bis 7 Minuten erreichen, durch stichwortvermittelte Entspannung in 2 bis 3 Minuten, durch differentielle Entspannung in 60 bis 90 Sekunden und durch schnelle Entspannung in 20 bis 30 Sekunden. Ziel ist es, eine Entspannungstechnik zu erlernen, die in alltäglichen stressenden Situationen angewendet werden kann.

Die einzelnen Komponenten müssen in einer genauen Reihenfolge erlernt werden, da das Fortschreiten zu der nächsten Methode von der Beherrschung der vorangehenden abhängt. Insgesamt sind 8 bis 12 Stunden Unterricht erforderlich, die von zweimal täglichen Heimübungen als wichtiger Bestandteil des Gesamtprogramms begleitet werden.

Angst und Entspannung nach Öst

Obwohl die angewandte Entspannung sich zur Bewältigung alltäglichen Stresses eignet, ist Östs Technik für Personen entwickelt worden, die unter Panikattacken und anderen Formen von Angst leiden. In diesem Zusammenhang ist das Verständnis von Angst für den Erfolg des Trainings entscheidend. In dieser Form sollte es auch zu Beginn den Teilnehmern vermittelt werden.

Angst hat drei Aspekte: einen physiologischen, einen kognitiven und einen das Verhalten betreffenden (behavioralen). Der physiologische Aspekt tritt durch

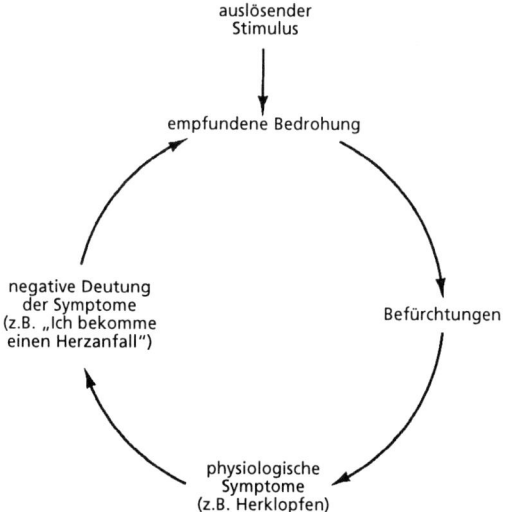

Abb. 8.1 Angstspirale (nach Clark, D.M. 1986: A cognitive approach to panic. Behaviour, Research and Therapy 24, 463; mit freundlicher Genehmigung von Elsevier Science, Kidlington)

Datum	Situation	Reaktion (z.B. körperliche Angstsymptome)	Intensität (1 - 10)	eingeleitete Gegen- maßnahmen

Abb. 8.2 Muster zur Aufzeichnung selbstbeobachteter früher Angstsignale (nach Öst, L.G. 1987: Applied relaxation: description of a coping technique and review of controlled studies. Behaviour, Research and Therapy 25, 399; mit freundlicher Genehmigung von Elsevier Science, Kidlington)

Phänomene wie Erhöhung von Herzfrequenz und Blutdruck, Herzklopfen, Schwitzen und vermehrte Muskelspannung zu Tage, der kognitive durch negatives Denken wie „Damit kann ich nicht fertig werden" oder „Ich bekomme einen Herzanfall" und der Verhaltensaspekt durch verspannte Haltung und verschiedene Formen verkrampfter Aktivität. Diese Effekte können sich gegenseitig verstärken. Besonders der physiologische und der kognitive Aspekt können in einen Teufelskreis münden, bei dem negatives Denken zu sympathischen Veränderungen führt, die wiederum angstverstärkend wirken. Am Ende kann eine Angstspirale resultieren (Abb. 8.1).

Eine Möglichkeit zur Durchbrechung des Teufelskreises ist die positive Umdeutung der körperlichen Veränderungen. So kann man sich beispielsweise sagen, daß jeder manchmal Herzklopfen hat, anstatt an einen Herzanfall zu denken. Eine andere Möglichkeit, den Kreis zu durchbrechen, besteht darin, die Angst durch eine Entspannungstechnik wie die progressive Relaxation zu neutralisieren. Beide Möglichkeiten sind in dieser Methode vereint.

Da die Angst zu einem früheren Zeitpunkt besser zu lösen ist, sollte sie angegangen werden, bevor sie ihren Höhepunkt erreicht. Frühe Anzeichen zunehmender Angst wie Herklopfen, Schwitzen, beschleunigte Atmung oder angespannte Muskulatur können als Signal zur Anwendung der Technik dienen. Erfahrungen mit angstauslösenden Ereignissen können im Sinne der Selbstbeobachtung aufgezeichnet werden, wobei der Betroffene die Art der Situation, die Intensität der Angst und die eingeleiteten Gegenmaßnahmen schriftlich notiert (Abb. 8.2). Nach einiger Zeit geben die Notizen den Fortschritt bei der Bewältigung solcher Ereignisse wieder.

Einleitende Worte an die Teilnehmer

Vor Beginn des Entspannungsprogramms wird den Teilnehmern der Hintergrund der Behandlung erläutert:

> „Wie schon der Name sagt, zeigt Ihnen diese Methode, wie Sie eine Entspannungstechnik im Alltag anwenden können, d.h. sie muß schnell durchführbar und wenig aufwendig sein. Ziel ist es, sich in 20 bis 30 Sekunden zu entspannen und diese Fertigkeit in stressenden Situationen einzusetzen.
>
> Die Methode beginnt mit der Einführung in die progressive Relaxation, welche aus Anspannung und Entspannung der Muskulatur im gesamten Körper besteht. Wenn Sie dies beherrschen und täglich anwenden, wird der Anspannungsteil der Übung wieder aufgegeben.
>
> Anschließend werden Sie aufgefordert, das Wort „entspannen" auszusprechen, wenn Sie entspannt sind. Die Verknüpfung des Wortes mit dem entspannten Zustand macht aus dem Begriff ein Schlüsselwort, das Entspannung hervorrufen kann. Dazu kommt es natürlich nur, nachdem es zum wiederholten Mal mit dem Zustand der Entspannung in Verbindung gebracht wurde.
>
> Der nächste Schritt ist zu lernen, wie eine verminderte Muskelspannung für bestimmte Aufgaben nutzbar gemacht werden kann. Es schließt sich eine schnelle Technik zur Aufrechterhaltung eines niedrigen Streßniveaus während des ganzen Tages an. Abschließend werden diese Fertigkeiten auf besonders stressende Situationen übertragen.
>
> Diese Übungen versetzen Sie in die Lage, in immer kürzerer Zeit einen Entspannungszustand zu erreichen. Ihr Erfolg hängt davon ab, wie oft Sie üben.
>
> Wenn Sie häufig Angst haben und körperliche Symptome wie Herzklopfen, Atemlosigkeit, Übelkeit und Muskelspannungen bemerken, ohne daß dafür eine medizinische Ursachen zu finden ist, versuchen Sie, diese Symptome als rein körperliche Empfindungen anzusehen, was sie ja auch sind. Wenn Sie sie als Bedrohung betrachten, werden die Symptome zunehmen und das Gefühl von Streß erzeugen. Wenn Sie die Symptome vermindern und Ihren Körper entspannen, werden die Symptome nachlassen. Körperliche Reaktionen auf Streß können auf diese Weise kontrolliert werden, und es wird einfacher, mit ihnen umzugehen. Versuchen Sie, das Erkennen dieser frühen Signale einzuüben." ∎

Trainingsbedingungen

Es wird eine sitzende Position empfohlen, da der Alltagsstreß meist eher in dieser Position als im Liegen auftritt. Der Stuhl sollte bequem sein und Armlehnen haben. Die Durchführung wird zunächst durch den Therapeuten demonstriert und von den Teilnehmern nachgemacht, um sicherzustellen, daß die Technik verstanden wurde. Die Teilnehmer schließen dann ihre Augen, während der Therapeut das Programm durchläuft. Am Ende bestimmen die Teilnehmer ihren Entspannungsgrad auf einer Skala von 0 bis 100.

Jeder Abschnitt erfordert von den Teilnehmern ein ein- bis zweiwöchiges Training, das sie mit der Technik vertraut macht.

An- und Entspannung

Zur Erlernung dieser Version der progressiven Relaxation sind zwei Unterrichtsstunden erforderlich.

Erste Stunde

> „Ballen Sie zunächst die rechte Hand ... Machen Sie eine Faust ... Schließen Sie diese fest ... Achten Sie auf das Spannungsgefühl in Hand und Unterarm, während Sie diese Position für 5 Sekunden aufrechterhalten ... Jetzt lösen Sie sie ... Spüren Sie, wie sich Hand und Unterarm entspannen und angenehm anfühlen ... warm und entspannt ... entspannt und schwer ...“   ∎

Die erste Stunde gilt der Arbeit mit Händen, Armen, Gesicht, Nacken und Schultern. Jede Muskelgruppe durchläuft einen Anspannungs- und einen Entspannungszyklus mit 5 Sekunden Anspannung und 10 bis 15 Sekunden Entspannung nach folgendem Schema:
Die Spannungslösung wird 10 Sekunden aufrecht erhalten.
   Außerdem werden während dieser Stunde die folgenden Aktionen durchgeführt:

• Ballen der linken Hand
• Beugung des rechten Ellenbogens
• Streckung des rechten Ellenbogens durch Drücken des Handgelenks auf die Armlehne
• Beugung des linken Ellenbogens
• Streckung des linken Ellenbogens
• Augenbrauen heben und die Stirn runzeln
• Augenbrauen zueinanderführen und grimmig schauen
• Festes Zusammenkneifen der Augen
• Zusammenbeißen der Zähne
• Zunge gegen das Mundhöhlendach drücken
• Lippen zusammenpressen
• Kopf gegen die Rückenlehne drücken
• Kinn auf die Brust legen
• Schultern zu den Ohren hochziehen
• Schulter nach hinten bewegen und Schulterblätter zusammenführen

Beendigung. Nach Abschluß der Übungen wird die Sitzung zu Ende geführt.

> „Die Stunde ist nun vorüber. Um Sie wieder zur Aktivität zurückkehren zu lassen, werde ich von eins bis fünf zählen, und wenn ich bei fünf bin, möchte ich, daß Sie Ihre Augen öffnen und sich ruhig und entspannt fühlen ... Eins, Sie fühlen sich ruhig ... zwei, Sie fühlen sich entspannt ... drei, ganz ruhig ... vier, sehr entspannt ... fünf ... öffnen Sie Ihre Augen.“   ∎

0 = völlige Entspannung
100 = maximale Anspannung

Datum	Uhrzeit	Programm-abschnitt	Entspannungsgrad (0-100)		benötigte Zeit
			vorher	nachher	

Abb. 8.3 Schema zur Aufzeichnung von Heimübungen (nach Öst, L.G. 1987: Applied relaxation: description of a coping technique and review of controlled studies. Behaviour, Research and Therapy, 25, 400; mit freundlicher Genehmigung von Elsevier Science, Kidlington)

Zweite Stunde

Die zweite Stunde beginnt mit einer Wiederholung der Punkte aus der ersten Stunde. Die Anspannungs- und Entspannungsübungen von Brust, Magen, Rükken, Beinen und Füßen werden dann wie folgt fortgesetzt:

• Anspannung der Bauchmuskulatur nach innen
• Zurückbeugen der Wirbelsäule, so daß sie sich von der Rückenlehne abhebt
• Anspannen der Gesäßmuskulatur durch festes Aufsetzen der Füße auf den Fußboden
• Fersen anheben unter Belassung der Zehen auf dem Fußboden
• Heben des Vorderfußes unter Belassung der Fersen auf dem Fußboden

Die zweite Stunde wird in gleicher Weise beendet wie die erste.

Die Teilnehmer werden aufgefordert, zweimal täglich 15 Minuten lang zu üben. Sie sollen das erreichte Entspannungsniveau auf einer Skala von 0 bis 100 einstufen, wobei 0 völliger Entspannung und 100 maximaler Anspannung entspricht. 50 repräsentiert einen Normalzustand. Ebenso sollen sie die Zeit vermerken, die notwendig war, um den Zustand zu erreichen. Das in Abbildung 8.3 gezeigte Schema dient zur Motivation und soll dabei helfen, die häuslichen Übungen detailliert aufzuzeichnen.

Reine Entspannung

In dieser Unterrichtsphase wird der Anspannungsteil des Programms verlassen, und es bleibt der Entspannungsteil. Auf diese Weise kann das Entspannungsstadium bereits nach 5 bis 7 Minuten erreicht werden.

Die Sitzung beginnt mit Atemübungen, gefolgt von einem Durchlaufen der gesamten Willkürmuskulatur, beginnend am Kopf und endend an den Zehen. Die folgenden Instruktionen stammen von Öst (1987):

> „Ich werde Sie gleich auffordern, die Aufmerksamkeit auf Ihre Atmung und besonders auf die damit verbundene Bauchbewegung zu lenken ... Beachten Sie, wie der Bauch sich hebt, während Sie einatmen und wie er wieder absinkt, wenn Sie ausatmen ... Verändern Sie nichts ... Lassen Sie sich nur auf diesen Rhythmus ein ... Spüren Sie, wie Sie mit jedem Atemzug entspannter werden ... wie sich Ihre Muskeln beginnend am Kopf lockern ... Ihre Stirn ... die Augenbrauen ... die Lider ... Wangen ... Schläfen ... Kiefer ... Rachen ... Zunge ... Lippen ... Spüren Sie, wie sich Ihr ganzes Gesicht entspannt ... nun ... Ihr Nacken ... Ihre Schultern ... Arme ... bis hinab in die Fingerspitzen ... Und während Sie dabei sind, lassen Sie die Atmung ihrem eigenen Rhythmus folgen, Ihren Bauch aufdehnen ... Entspannen Sie nun Ihren Rücken ... Jetzt zur unteren Körperhälfte ... Hüften ... Oberschenkel ... Knie ... Waden ... Schienbeine ... Füße ... Zehen ... Atmen Sie weiter ruhig und achten Sie auf den entspannenden Effekt jedes Atemzuges ... Spüren Sie, wie Sie sich mehr und mehr entspannen ...“ ■

Dieser Abschnitt wird wie der vorherige beendet.

Auch hier ist die Vorgabe für Heimübungen zweimal täglich, und die Teilnehmer werden aufgefordert, anschließend das erreichte Entspannungsniveau und die benötigte Zeit zu vermerken.

Stichwortvermittelte (konditionierte) Entspannung

Bei diesem Trainingsabschnitt sucht sich der Teilnehmer ein Wort wie „Entspannung“. „Friede“, „Ruhe“ oder „Kontrolle“ würde auch funktionieren, wir haben uns jedoch für „Entspannung“ entschieden. Zunächst entspannt sich der Teilnehmer durch Anwendung der reinen Entspannungsform der progressiven Relaxation. Ist er entspannt, beginnt er, das ausgewählte Wort leise zu wiederholen. Er sagt es bei jedem Ausatmen einmal. Nach mehrmaligem Wiederholen wird eine Verbindung zwischen dem Wort und dem Zustand der Entspannung hergestellt, wobei dem Wort selbst die Möglichkeit zukommt, eine Entspannung zu erzeugen. Das Wort wird somit zum Schlüsselbegriff. Je stärker die Assoziation ist, um so größer wird die Macht des Schlüsselbegriffes. Mit anderen Worten, ein konditionierender Prozeß wurde eingeleitet mit dem Ergebnis, daß der Teilnehmer sich entspannt fühlt, wenn er an das Wort „Entspannung“ denkt.

Eine Trainingsstunde beginnt mit der reinen Entspannungstechnik. Der Therapeut fährt dann folgendermaßen fort:

„Enspannen Sie sich einige Momente still und mit geschlossenen Augen ... Heben Sie Ihren rechten Zeigefinger zum Zeichen dafür, daß Sie völlig entspannt sind ... Wenn Sie fertig sind, wenden Sie Ihre Aufmerksamkeit bitte der Atmung zu ... Tauchen Sie in den Rhythmus ein ... Lassen Sie den Rhythmus laufen ... Verändern Sie ihn nicht ... Denken Sie kurz vor dem Einatmen an das Wort einatmen ... Kurz bevor Sie ausatmen, denken Sie an das Wort entspannen ...“   ■

Der Therapeut gibt die Worte „einatmen“ und „entspannen“ während fünf Atemzügen vor und bittet die Teilnehmer dann, während weiterer fünf Atemzüge selbst weiterzumachen. Nach einigen Minuten Ruhe wird die gesamte Sequenz wiederholt.

Bei mehr als einem Teilnehmer versucht der Therapeut nicht, die Atmung zu synchronisieren, sondern läßt jeden seine eigene Übung machen. Mit zunehmender Erfahrung kann der Befehl „einatmen“ unterbleiben und das Wort „entspannen“ selbst verwendet werden.

Die Heimübung besteht darin, 20 mal täglich das Stichwort „entspannen“ mit einer Ausatmung zusammenfallen zu lassen und zwar, wenn der Anwender völlig entspannt ist. Die Teilnehmer werden vor Hyperventilation gewarnt, sie sollen die Atmung also nicht tiefer oder schneller werden lassen (S. 194). Die Teilnehmer vermerken das Entspannungsniveau und die Zeit, die benötigt wurde, um es zu erreichen.

Ist man einmal damit vertraut, dann erfordert die Methode nur 2 bis 3 Minuten, bis völlige Entspannung auftritt.

Differentielle Entspannung

Bis jetzt befaßten sich die Sitzungen mit der Erarbeitung grundlegender Techniken. Nun beginnt die Anwendung dieser Techniken.

Die differentielle Entspannung richtet sich auf die Kontrolle der Muskelspannung während einer Aktivität. Obwohl zur Durchführung einer Aufgabe eine gewisse Spannung erforderlich ist, ist das Niveau dieser Spannung oft höher als notwendig. Dies gilt für die direkt involvierten Muskeln und auch für die nicht einbezogenen. Es sind jeweils verschiedene Spannungs- (oder Entspannungs-) Niveaus erforderlich.

Da die Fähigkeit zur Erkennung der verschiedenen Muskelspannungsniveaus zur Entwicklung dieser Fertigkeit eine Voraussetzung ist, wird die differentielle Relaxation erst vorgestellt, nachdem der Anwender in progressiver Relaxation ausgebildet wurde.

Zwei Unterrichtsstunden sind erforderlich: eine für Aktivitäten im Sitzen und eine für Aktivitäten im Stehen. Beide Stunden beginnen mit einer Wiederholung der stichwortvermittelten Entspannung.

Erste Stunde: sitzen

Zunächst wird der auf einem Stuhl mit Armlehne sitzende Teilnehmer angehalten, einige Bewegungen auszuführen, während der Rest seines Körpers in einem entspannten Zustand verbleibt.

„Machen Sie es sich bitte auf dem Stuhl so bequem wie möglich, und lassen Sie Ihre Füße flach auf dem Boden stehen. Bei geschlossenen Augen entspannen Sie sich durch atmungsbezogene stichwortvermittelte Entspannung ... Heben Sie bitte Ihren rechten Zeigefinger, wenn Sie fertig sind ... Ich möchte, daß Sie jetzt Ihre Augen öffnen und sich im Raum umsehen, ohne den Kopf zu bewegen ... Achten Sie auf die Spannung in Ihren Augenmuskeln, aber der Körper bleibt entspannt ...

Schauen Sie als nächstes im Raum umher. Bewegen Sie dabei den Kopf, um Ihr Blickfeld zu vergrößern. Wenden Sie nur ein Minimum an Spannung in Ihrer Nackenmuskulatur auf, und achten Sie darauf, daß der Rest Ihres Körpers spannungsfrei bleibt ...

Heben Sie jetzt einen Arm, und denken Sie daran, die anderen Körperteile entspannt zu lassen ... und den Arm herabsenken. Prüfen Sie Ihren Körper weiterhin auf unnötige Anspannungen.

Heben Sie jetzt ein Bein vom Fußboden, und halten Sie dabei Ihren Körper so entspannt wie möglich ... und wieder herablassen.

Wenn Sie bei dieser Übung Schwierigkeiten haben, können wir dies vielleicht besprechen, bevor wir fortfahren." ∎

Die Übung wird nun mit dem anderen Arm und dem anderen Bein durchgeführt, worauf der Teilnehmer von einem Stuhl mit Armlehnen in einen Stuhl ohne Armlehnen wechselt. Er entspannt sich in dieser neuen sitzenden Position, bevor er durch die entsprechende Prozedur für Augen-, Kopf- und Extremitätenbewegungen geführt wird. Anschließend setzt er sich an einen Tisch und wird aufgefordert, etwas Kurzes, wie seinen Namen oder seine Adresse, unter so wenig Muskelaufwand wie möglich aufzuschreiben. Alternativ kann er unter Einhaltung derselben Vorgaben ein gespieltes kurzes Telefonat führen.

Zweite Stunde: stehen

In der zweiten Stunde der differentiellen Entspannung steht der Teilnehmer. Falls er sich unsicher fühlt, wählt er am besten einen Platz an einer Wand, allerdings sollte er sich nicht anlehnen. Die Stunde beginnt mit stichwortvermittelter Entspannung, worauf das gleiche Schema von Kopf-, Arm- und Beinbewegungen durchlaufen wird.

Schließlich wird der Teilnehmer aufgefordert, Entspannung im Gehen zu erzeugen. Betont wird dabei die Suche nach einer leichten Bewegungsform und die Entspannung nicht benötigter Muskulatur, z.B. von Gesicht und Händen. Anfängliche Unsicherheiten verschwinden in dem Maße, wie der Teilnehmer seinen Körper schneller zu entspannen lernt.

Mit den erlernten und angewandten Fertigkeiten ist der Anwender nun in der Lage, innerhalb von 60 bis 90 Sekunden ein beständiges Entspannungsniveau zu erreichen, das der zu bewältigenden Aufgabe entspricht. Die differentielle

Entspannung wird in Kapitel 12 noch etwas detaillierter beschrieben.

Schnelle Entspannung

Wie der Name besagt, zielt diese Technik auf das noch schnellere Erreichen einer Entspannung ab. Zunächst wird die Umgebung des Teilnehmers so eingerichtet, daß ein regelmäßig verwendeter Gegenstand als Schlüsselreiz dienen kann. Beispielsweise wird die Armbanduhr oder das Telefon mit einem farbigen Punkt markiert, der den Anwender daran erinnert, sich immer zu entspannen, wenn er ihn sieht. Dadurch kann das Streßniveau im Alltag niedrig gehalten werden. Die schnelle Entspannung besteht aus den folgenden Schritten, die immer dann durchgeführt werden, wenn der Anwender den farbigen Punkt sieht:

> „Tief Luftholen ... *entspannen* denken ... und ausatmen. Zweimal wiederholen ... den Körper nach überflüssigen Spannungen durchsuchen ... und diese lösen." ∎

Die regelmäßige Übung dieser kurzen Sequenz (15 bis 20 mal täglich) macht die Technik effektiver und ermöglicht dem Anwender die weitere Reduktion der zur Entspannung erforderlichen Zeit. Es hat sich herausgestellt, daß nach ein- bis zweiwöchiger Übung die Selbstentspannung innerhalb von 20 bis 30 Sekunden erreicht werden kann.

Anwendungstraining

Gegenstand dieses Abschnittes ist die Anwendung von Entspannungstechniken in angstbesetzten Situationen. Das Ziel besteht nicht in der Auslöschung der Angst, sondern darin, sie auf einem Niveau zu kontrollieren, auf dem die Aufgabe noch effektiv bewältigt werden kann. Die frühen Angstsignale müssen rechtzeitig wahrgenommen werden, da sie leichter zu kontrollieren sind als ihre volle Ausprägungsform.

> „Versetzen Sie sich in eine Situation, von der Sie wissen, daß sie wahrscheinlich zu Streß führt. Entspannen Sie sich, bevor Sie in die Szene eintauchen. Beobachten Sie Ihre Reaktionen. Wenn Sie die Angstsymptome aufsteigen fühlen, rufen Sie Ihr Stichwort *entspannen* ab. Fahren Sie damit fort, bis Sie spüren, daß die Angst nachläßt.
>
> Vielleicht funktioniert es beim ersten Mal noch nicht so gut, weil auch hier, wie bei jeder Fertigkeit, Übung erforderlich ist, aber nach und nach werden Sie feststellen, daß Sie mehr Kontrolle über Ihr Angstniveau erhalten." ∎

Die Technik eignet sich für ein weites Spektrum von streß- und angsterzeugenden Situationen. Zur Vorbereitung auf die Situation im realen Leben kann der

Anwender sich zunächst die erfolgreiche Bewältigung der streßerzeugenden Situation vorstellen (Visualisierung, siehe Kapitel 18).

Beibehaltung des Therapieerfolgs

Auch bei sehr erfolgreicher Anwendung empfiehlt Öst, die Durchsuchung des Körpers nach überflüssigen Spannungen und deren schnelle Entspannung beizubehalten.

Evaluation der Methode nach Öst

Öst wendet für körperliche Angstsymptome die Muskelentspannung, für die kognitive Angst die stichwortvermittelte Entspannung und für die Verhaltensaspekte der Angst die differentielle Entspannung sowie die Auseinandersetzung mit dem Stressor an. Ein solch vielseitiger Ansatz bietet Vorteile für Zustände, die sich in verschiedenen Erscheinungsformen äußern.

Die angewandte Entspannung wurde bei zahlreichen Zuständen einschließlich Panikstörung, Kopfschmerz, Schmerz, Epilepsie, Tinnitus, Migräne und Gastritis zur Behandlung eingesetzt. Bei der Untersuchung von 18 kontrollierten Studien erwies sie sich als signifikant wirksamer als keine Behandlung und als Plazebo-Behandlung. Sie zeigte ihre Wirksamkeit auch im Vergleich zu anderen verhaltenstherapeutischen Methoden. Nachuntersuchungen zu verschiedenen Zeitpunkten (5 bis 19 Monate) belegten ihre anhaltende und in manchen Fällen auch zunehmende Wirksamkeit (Öst 1987).

Eine Studie, die Östs Methode mit der progressiven Relaxation verglich (Version von Bernstein & Borkovec 1973), zeigte gleich im Anschluß an die Behandlung für die meisten Parameter eine höhere Effektivität der Östschen Methode. Bei der Nachuntersuchung nach 19 Monaten war die angewandte Entspannung für sämtliche Parameter effektiver (Öst 1988). Demnach scheint die Methode einen Langzeiteffekt zu besitzen.

Komplikationen der angewandten Entspannung

Da die angewandte Entspannung eine Weiterentwicklung der progressiven Relaxation ist, gelten für sie die gleichen Komplikationen (siehe Kapitel 6).

Weiterführende Literatur

Öst, L.G. 1987: Applied relaxation: description of a coping technique and review of controlled studies. Behaviour, Research and Therapy 25; 397-407.

Hawton, K., Salkovskis, P.M., Kirk, J., Clark, D.M. 1989: Cognitive behaviour therapy for psychiatric problems. Oxford Medical, Oxford.

Behaviorales Entspannungstraining

Eine angespannte Person weist ein charakteristisches Muster an Muskelaktivität in Form von Stirnrunzeln, auf die Zähne beißen und allgemeiner Muskelverspannung auf. Die Muskulatur einer entspannten Person hingegen ist frei von übermäßiger Muskelspannung. Daraus folgt, daß entspannte Menschen anders aussehen als angespannte. Ihre Gefühle sind mit einer jeweils veränderten Körperhaltung verbunden. Schilling beobachtete in den frühen achtziger Jahren auch den Umkehrschluß, nachdem Menschen, die eine entspannte Haltung einnehmen, sich entspannter fühlen.

Schilling, der heranwachsende Männer in progressiver Relaxation unterrichtete, bemerkte, daß sie sich mehr an- als entspannten. Tatsächlich fiel es ihnen schwer, die Aufforderung zur Entspannung zu befolgen. Er empfahl den Jugendlichen, den konkreten Weg zu gehen und zu versuchen, entspannt auszusehen, statt sich zu entspannen, also Haltungen einzunehmen, die sie bei Personen erwarteten, die entspannt seien. Das Ergebnis war, daß die jungen Männer nicht nur erfolgreich das Aussehen entspannter Menschen imitierten, sondern sich tatsächlich entspannter fühlten. Sie hatten also Haltungen eingenommen, die das subjektive Gefühl der Entspannung auslösten.

Diese Vorstellung erinnert an die Feedback-Hypothese, nach der der Gesichtsausdruck und die Körperhaltung dazu passende Gefühle erzeugen. Mit anderen Worten, Menschen spüren die mit den Haltungen korrespondierenden Gefühle (S. 315).

Auf Grundlage dieser Vorstellung entwickelten Schilling & Poppen (1983) eine Entspannungstechnik, die sie behaviorales Entspannungstraining nannten.

Protokoll des behavioralen Entspannungstrainings

Setting

Die ideale Umgebung ist ein warmer, ruhiger Raum mit gedämpftem Licht. Der Stuhl sollte über eine gepolsterte Rückenlehne verfügen, falls aber keiner verfügbar ist, genügt ein flacher Untergrund. Knie, Unterarme und Kopf können gegebenenfalls mit einem Kissen unterlegt werden. Frauen tragen am besten Hosen.

Einleitende Worte an die Teilnehmer

Die Teilnehmer werden auf folgende Weise in die Methode eingeführt:

> „Wir alle können Anspannung erkennen: fest zusammengezogene Gesichtsmuskeln, zusammengebissene Zähne, eine Faust. Es sind die typischen Haltungen von Menschen unter Streß. Bei entspannten Menschen lösen sich diese Spannungen, und sie nehmen eine andere Haltung ein. Der Grundgedanke beim behavioralen Entspannungstraining ist, daß die Nachahmung der Haltung einer entspannten Person bei uns Gefühle der Entspannung erzeugen kann.
>
> Bei dieser Methode werden Sie aufgefordert, verschiedene Regionen Ihres Körpers so entspannt wie möglich aussehen zu lassen. Danach registrieren Sie die Effekte, die diese neue Position auf Sie hat und wie sich diese neue Haltung anfühlt. Bevor wir beginnen, werde ich jede Aktion beschreiben und demonstrieren. Bitte probieren Sie die Aktionen selber aus." ∎

Die in Tabelle 9.1 (S. 121) beschriebenen Haltungen werden daraufhin demonstriert, und die Teilnehmer werden zur Nachahmung aufgefordert. Ebenso werden zur Verdeutlichung die unentspannten Haltungen vorgeführt. Der Therapeut gibt ein Feedback, indem er lobt oder korrigierende Anweisungen gibt. Die Teilnehmer sollen besonders auf propriozeptive Wahrnehmungen achten, d.h. Gefühle aus Gelenken und Muskeln, die dem Gehirn Auskunft über jede neue Körperposition geben.

Im Anschluß an die Demonstration liegen die Teilnehmer still mit geschlossenen Augen. Nach einigen Minuten gibt der Therapeut eine erste Beurteilung (Eichung, siehe Behaviorale Entspannungstrainingsskala, S. 125).

Ablauf der Übungen

Das Übungsprogramm wird dann in seiner Gesamtheit dargestellt. Nachfolgend ist eine leicht abgewandelte Form von Poppens Protokoll (1988) dargestellt, bei der jede Entspannungshaltung etwa 30 bis 60 Sekunden Bestand haben sollte. Die Teilnehmer werden wieder aufgefordert, die Augen zu schließen.

Füße

> „Wir beginnen mit den Füßen: sie sind entspannt, wenn Sie sie ganz losgelassen haben, wobei die Zehen leicht auseinander stehen. Es wird keine Kraft aufgewandt, es ist die Ruheposition. Wenn Sie eine Kraft aufwenden, arbeiten Ihre Muskeln, und Ihre Füße sind angespannt. Beachten Sie, wie sich Ihre Füße in der entspannten Haltung anfühlen." ∎

Körper

„Das nächste Gebiet wird Körper genannt. Ihr Körper ist entspannt, wenn Hüfte und Schulter eine Linie bilden und auf dem Untergrund ruhen. Wenn Sie krumm liegen, ist Ihr Körper nicht entspannt. Wenn Sie sich bewegen, sind Sie nicht entspannt. Achten Sie auf das Gefühl eines entspannten Körpers." ■

Hände

„Diese Haltung nennt sich Hände. Ihre Hände sind entspannt, wenn sie mit leicht gebeugten Fingern auf der Unterlage ruhen, also weder zur Faust geformt noch ganz gestreckt sind. Achten Sie bei der Entspannung auf die Empfindungen in Ihren Händen." ■

Schultern

„Und nun zu den Schultern: Sie sind entspannt, wenn sie gleichmäßig herabhängen. Bei einer verdrehten oder höher positionierten Schulter sind sie nicht entspannt. Achten Sie auf das Gefühl entspannter Schultern." ■

Kopf

„Die nächste Haltung nennt sich Kopf. Ihr Kopf sollte mit nach vorne gewandtem Gesicht auf dem Kissen liegen. Spüren Sie den unterstützten Kopf. Jeder Versuch, den Kopf zu drehen oder zu wenden, aktiviert Ihre Nackenmuskulatur. Beachten Sie die Empfindungen beim Entspannen der Nackenmuskulatur." ■

Mund

„Die nächste Haltung nennt sich Mund. Ihr Mund ist entspannt, wenn Ihre Zähne nicht aufeinanderstehen und die Lippen sich an den Seiten leicht berühren. Wenn Sie lächeln, grimassieren, die Lippen lecken oder sie aufeinanderpressen, ist Ihr Mund nicht entspannt. Achten Sie auf die Empfindungen, die durch einen entspannten Mund entstehen." ■

Rachen

„Das nächste Gebiet ist der Rachen. Dieser ist entspannt, wenn Sie dort keinerlei Bewegung spüren. Wenn Sie schlucken oder die Zunge bewegen, ist Ihr Rachen nicht entspannt. Wenn Sie allerdings schlucken müssen, tun Sie es und kehren danach in den entspannten Zustand zurück. Achten Sie auf die Empfindungen in Ihrem Rachen, wenn Sie ihn entspannen." ■

Atmung

„Der nächste Punkt nennt sich Atmung. Entspannte Atmung ist langsam und gleichmäßig, unentspannte schneller, holprig und eventuell durch Husten, Seufzen und Gähnen gestört. Achten Sie auf die Wirkung Ihrer entspannten Atmung." ■

Stille

„Die folgende Aktion heißt Stille. Dies bedeutet, daß Sie kein Geräusch machen, nicht schniefen, summen oder sprechen. Wenn Sie das Bedürfnis haben, sich zu räuspern, ist das in Ordnung. Lassen Sie jedoch danach wieder Ruhe einkehren. Achten Sie auf Ihr Empfinden der Stille." ■

Augen

„Das letzte zu entspannende Gebiet sind die Augen. Sie sind entspannt, wenn die Lider leicht geschlossen auf ihnen liegen und alle Augenbewegungen eingestellt sind. Die Augen sind nicht entspannt, wenn sie umherwandern und die Lider zucken. Achten Sie auf Ihre Empfindungen bei entspannten Augen." ■

Die Reihenfolge ist nicht entscheidend, allerdings sollten die Augen erst zuletzt entspannt werden, da die Teilnehmer sie zur inneren „Beobachtung" der anderen Übungen einsetzen (Poppen 1988).

Ein Übungsgang dauert 15 bis 20 Minuten, worauf die Teilnehmer angewiesen werden, sich weiter zu entspannen, während sie die vorangegangenen Schritte noch einmal 10 bis 15 Minuten lang still Revue passieren lassen. Am Ende der Sitzung kann der Therapeut ein erneutes Feedback geben.

Tabelle 9.1 Entspanntes und unentspanntes Verhalten (nach Lichstein 1988, Clinical Relaxation Strategies, S. 137; John Wiley, New York, mit freundlicher Genehmigung)

	entspannt	unentspannt
Atmung	gleichmäßig und ruhiger als zu Beginn	unregelmäßig und rascher als zu Beginn
Ruhe	keine hörbaren Geräusche wie Seufzen, Worte oder Bewegungen	reden, flüstern, seufzen, husten, schnarchen oder andere hörbare Geräusche
Körper	symmetrisch und vollständig auf der Unterlage ruhend	verdrehte oder angespannte Regionen
Kopf	bewegungslos und unterstützt, Nase in Mittelstellung	Kopfwendung oder andere Bewegung; Kopf nicht unterstützt oder angehoben; Nase nicht in der Mittellinie
Augen	Lider leicht geschlossen mit unbewegten Augen	offene Augen oder, wenn geschlossen, unruhig hinter gespannten und bebenden Lidern
Mund	Lippen in der Mitte getrennt bei nicht aufeinanderstehenden Zähnen	Lippen fest verschlossen bei aufeinanderstehenden Zähnen oder Mund unbequem offen
Rachen	keine Aktivität	schlucken, zucken oder bereit zu sprechen
Schultern	gleichmäßig herabhängend und auf der Unterlage ruhend	beide oder ungleichmäßig angehoben; nicht auf der Unterlage ruhend
Hände	beide an den Seiten, auf den Armlehnen oder im Schoß ruhend; Handfläche nach unten, die Finger leicht gebeugt	verdreht, zur Faust geballt oder die Armlehne umgreifend
Füße	leicht nach außen geneigt, so daß die Zehen auseinander weisen	nach oben zeigend, gekreuzt oder übermäßig nach außen geneigt

Aktivierung

Das Aktivieren erfolgt auf folgende Weise:

„Ich möchte Sie nun allmählich auf das Ende der Sitzung vorbereiten. Um Sie bei der Rückkehr aus tiefer Entspannung zu unterstützen, werde ich langsam von ⬇

> eins bis fünf zählen ... Eins ... zwei ... drei, öffnen Sie langsam die Augen ... vier ... fünf ... Beginnen Sie, Ihre Glieder zu bewegen ... und richten Sie sich so schnell oder langsam wie Sie möchten auf."

Übung. Da es sich bei dem behavioralen Entspannungstraining um eine Fertigkeit handelt, ist viel Übung erforderlich. Die Teilnehmer werden angehalten, täglich 20 Minuten zu trainieren.

Abwandlungen der Durchführung

Es gibt für verschiedene Situationen Abwandlungen von der oben beschriebenen Form: erstens, wenn nur ein gerader Stuhl verfügbar ist und zweitens, wenn während einer Tätigkeit Bedarf zur Entspannung entsteht (sog. Mini-Entspannung nach Poppen).

Anleitung für Teilnehmer in geraden Stühlen

Sitzen die Teilnehmer in einem geraden Stuhl, werden im soeben beschriebenen Protokoll Körper, Kopf, Hände und Füße ersetzt durch Rücken, Kopf, Arme und Beine.

Rücken

> „Das folgende Gebiet nennt sich Rücken. Er ist entspannt, wenn Ihre Schulterblätter und Hüften den Stuhl symmetrisch berühren. Er ist unentspannt, wenn Sie sich vornüber oder nach hinten beugen oder zu einer Seite lehnen. Beachten Sie Ihre Empfindungen in dieser entspannten Haltung."

Kopf

> „Nun kommen wir zum Gebiet Kopf. Er ist entspannt, wenn er aufrecht gehalten und nach vorne gerichtet wird. Der Kopf ist unentspannt, wenn er gehoben oder gewendet wird. Achten Sie auf Ihre Empfindungen in dieser entspannten Haltung."

Arme

> „Als nächstes geht es um die Arme. Diese sind entspannt, wenn die Handgelenke auf den Oberschenkeln ruhen. Sie sind unentspannt, wenn sie herabhängen, gekreuzt werden oder aufgestützt sind. Achten Sie auf die Empfindungen bei entspannten Armen." ■

Beine

> „Das nächste Gebiet nennt sich Beine. Sie sind entspannt, wenn beide Füße flach auf dem Boden stehen und einen rechten Winkel mit dem Knie bilden. Gestatten Sie den Knien, in eine angenehme Haltung nach außen zu fallen. Die Beine sind nicht entspannt, wenn Sie sie kreuzen oder unter dem Stuhl verstecken. Achten Sie auf die Empfindungen in Ihren Beinen, wenn sie eine entspannte Haltung einnehmen." ■

Mini-Entspannung

Jede Aktivität beansprucht bestimmte Muskelgruppen. Nicht einbezogene Muskeln können sich dann entspannen. Dies nannte Poppen „Mini-Entspannung". So können z.B. die Hände während des Sprechens entspannt werden, die Schultern beim Schreiben, der Mund, der Rachen und die Atmung bei Alleinarbeit. Die Mini-Entspannung ist somit eine Form der differentiellen Relaxation (siehe Kapitel 12).

Die Mini-Entspannung kann während des ganzen Tages durchgeführt werden. Zur Erinnerung können Farbpunkte an häufig verwendeten Gegenständen wie Telephon, Armbanduhr, Lenkrad, PC-Tastatur oder Kochtöpfen angebracht werden.

Poppen schlägt vor, das behaviorale Entspannungstraining mit anderen Entspannungstechniken wie dem autogenen Training oder der Meditation zu kombinieren. Dadurch können sich die Wirkungen gegenseitig verstärken.

Komplikationen des behavioralen Entspannungstrainings

Wie bei jeder Entspannungstechnik sollten vor der Anwendung die verschiedenen Komplikationen berücksichtigt werden. In Kapitel 6 finden Sie eine Diskussion möglicher Gefahren muskulärer Entspannungsmethoden (S. 89).

Die behaviorale Entspannungstrainingsskala

Es gibt kein allgemein anerkanntes Verfahren zur Beurteilung von Entspannung. Eine zuverlässige und valide Meßmethode muß erst noch gefunden werden. Schilling und Poppens (1983) behaviorale Entspannungstrainingsskala ist ein Versuch, diese Lücke zu schließen. Konzipiert war sie als einfaches Meßinstrument zur Bestimmung des motorischen Entspannungselements, also jenes mit Bezug zur Willkürmuskulatur. Obwohl es spezifisch die im behavioralen Entspannungstraining vermittelten Verhaltensweisen mißt, eignet es sich auch für die motorischen Aspekte anderer Entspannungsverfahren.

Die Skala basiert auf der Annahme, daß eine Person, die sich entspannt fühlt, auch entspannt aussieht (Abb. 9.1, S. 126). Eine gewisse Beurteilung des Entspannungsgrades einer Person kann durch einen Beobachter erfolgen. Unter Verwendung der gleichen Punkte, die das behaviorale Entspannungstraining charakterisieren, erlaubt die Skala eine objektive Beurteilung, ohne Einsatz aufwendiger Apparaturen (z.B. Elektromyograph). Jede Haltung wird unter Berücksichtigung der Tabelle für entspannte und unentspannte Haltungen auf den Grad der Entspannung hin überprüft (S. 121). Die Reihenfolge der Körperregionen ist nach Poppen (1988) für die Beurteilung am besten geeignet.

Einsatz der behavioralen Entspannungstrainingsskala

Festsetzung der Grundatemfrequenz

Die erste Messung betrifft die Atemfrequenz. Sie erfolgt über 30 Sekunden, wobei vollständige Atemzyklen gezählt werden. Um die durchschnittliche Atemfrequenz in 30 Sekunden zu bestimmen, wird der Vorgang 15 mal wiederholt und die Gesamtsumme der Atemzyklen durch 15 geteilt. Der ermittelte Wert wird in das Feld „Grundatemfrequenz" des Ergebnisblattes eingetragen (Abb. 9.1).

Allgemeine Beurteilung

Eine allgemeine Beurteilung umfaßt fünf Phasen von je einer Minute Dauer, in der der Teilnehmer auf äußere Entspannungszeichen hin beobachtet wird. Jede Minute beginnt mit einer weiteren Zählung der Grundatemfrequenz während 30 Sekunden. Der Wert wird in die mit „1" beschriftete Spalte in Abbildung 9.1 eingetragen. Ist der Wert niedriger als die Grundatemfrequenz, wird das Pluszeichen dieses Feldes markiert, liegt er höher, das Minuszeichen. Die folgenden 15 Sekunden werden mit der Beobachtung der zentralen Haltungen des Teilnehmers verbracht, wobei jede unentspannte Haltung unter dem entsprechenden Begriff vermerkt wird, z.B. „Schulter" bei einem angehobenen Arm. In den folgenden 15 Sekunden werden die Punkte gekennzeichnet: Plus für entspannte Haltungen, Minus für unentspannte.

Nach der ersten Minute wird die Prozedur wiederholt und das Ergebnis in Spalte „2" eingetragen. Nach fünf Durchgängen wird unter „Gesamt" die Gesamtzahl der markierten Pluszeichen eingetragen.

Ausarbeitung der Ergebnisse

Das Ergebnis wird auf folgende Weise als Prozentangabe ausgedrückt: Die Summe aller Pluszeichen wird durch die Gesamtzahl der Beobachtungen geteilt (d.h. 10 Markierungen multipliziert mit 5 Minuten). Das Ergebnis wird mit 10 multipliziert, z.B. 40 Markierungen durch 50 Beobachtungen multipliziert mit 100 ergibt einen Wert von 80%.

Eichung

Die Eichung (S. 118) dient als Vergleichswert zur Ermittlung eines Fortschritts. Sie wird nach einer kurzen Pause durchgeführt, um eine Vermischung der Übungseffekte mit den Effekten zu verhindern, die sich automatisch einstellen, wenn eine Person in eine ruhige Umgebung eintritt (Lichstein et al. 1981). Danach erfolgt die Beurteilung zur Protokollierung von Fortschritten nach jeder Sitzung.

Reliabilität und Validität der behavioralen Entspannungstrainingsskala

Man untersuchte die Reliabilität der Skala, also ihre Fähigkeit, die gleichen Ergebnisse unter verschiedenen Bedingungen zu produzieren. Es ergaben sich höhere Werte zur Reliabilität, wenn die Beobachtungen von trainierten Personen durchgeführt wurden. Somit ist ein Training als Beobachter wichtig.

Die Validität der Skala, also der Grad, mit dem die Methode das mißt, was sie messen soll, wurde von Schilling und Poppen (1983) belegt. Teilnehmer an anerkannten Entspannungstechniken zeigten im Gegensatz zu einer Kontrollgruppe signifikante Veränderungen ihres Entspannungsscores auf der behavioralen Entspannungstrainingsskala. Auch fand man signifikante Korrelationen zwischen elektromyographischen Messungen des Stirnmuskels und dem BRS-Score, d.h. niedrige Meßergebnisse im EMG fanden eine Entsprechung in den BRS-Scores entspannter Körperhaltungen bei behavioralem Entspannungstraining, während hohe Meßergebnisse mit den Scores unentspannter Haltungen korrelierten (Schilling & Poppen 1983).

Andere Beurteilungsmethoden des behavioralen Entspannungstrainings

Da Entspannung subjektive, physiologische und das Verhalten betreffende Bereiche anspricht, bezieht sich eine vollständige Beurteilung auf alle drei Modalitäten. Poppen weist auf die Notwendigkeit hin, die Verhaltensbeurteilung als Teil eines größeren Meßsystems anzusehen. Eine seiner Komponenten ist der Selbstbericht.

Name...Datum.................Uhrzeit.............Sitzung Nr.

Grundatemfequenz ☐   + entspannt
                                              - unentspannt

INTERVALLE

	1		2		3		4		5		Gesamt
Atmung	-	+	-	+	-	+	-	+	-	+	
Ruhe	-	+	-	+	-	+	-	+	-	+	
Körper	-	+	-	+	-	+	-	+	-	+	
Kopf	-	+	-	+	-	+	-	+	-	+	
Augen	-	+	-	+	-	+	-	+	-	+	
Mund	-	+	-	+	-	+	-	+	-	+	
Rachen	-	+	-	+	-	+	-	+	-	+	
Schultern	-	+	-	+	-	+	-	+	-	+	
Hände	-	+	-	+	-	+	-	+	-	+	
Füße	-	+	-	+	-	+	-	+	-	+	

Score

Selbsteinschätzung 1 2 3 4 5 6 7

Abb. 9.1 Ergebnisblatt der behavioralen Entspannungstrainingsskala (nach Poppen, R. 1988: Behavioural relaxation training and assessment, Pergamon Press; mit freundlicher Genehmigung von Allyn and Bacon, Needham Heights, MA)

Selbstbericht

Da es sich bei Entspannung und Angst um subjektive Zustände handelt, ist eine Selbsteinschätzung zur Bestimmung ihrer Niveaus angebracht und üblich. Ein Selbstbericht kann in freier Form erfolgen, doch da dies schwierig zu quantifizieren ist, werden häufig vorgefertigte Begriffe mit assoziierten Zahlenwerten verwendet. Der Teilnehmer markiert die der zutreffendsten Zustandsbeschreibung entsprechende Zahl.

Eine Selbsteinschätzungsskala für das behaviorale Entspannungstraining nach Poppen (1988) kann folgendermaßen aussehen:

Selbsteinschätzungsskala für das behaviorale Entspannungstraining

1. Ich fühle große Anspannung und Aufregung im ganzen Körper.
2. Mein ganzer Körper fühlt sich gespannt an.

3 Ich spüre Spannung in einigen Teilen meines Körpers.

4 Ich fühle mich so entspannt wie in meinem normalen Ruhezustand.

5 Ich fühle mich entspannter als sonst.

6 Mein ganzer Körper fühlt sich völlig entspannt an.

7 Ich fühle mich tiefer und vollständiger entspannt als je zuvor.

Widerspruch zwischen Selbsteinschätzung und objektiver Testung

Häufig gibt es erhebliche Diskrepanzen zwischen einer Selbsteinschätzung und objektiven Meßmethoden. Ein Grund dafür kann sein, daß ein Selbstbericht durch soziale Faktoren verfälscht wird, z.B. wenn der Teilnehmer anstatt einer ehrlichen die seiner Meinung nach erwünschte Antwort gibt (S. 306).

Evaluation des behavioralen Entspannungstrainings

Behaviorale Entspannung eignet sich als Behandlungsmethode, bietet aber auch eine Schätzskala. Als Behandlungsmethode ist sie eine Form der Prüfung des Körpers, in die entspannte Haltungen aufgenommen und in der Entspannungsgefühle erfahren werden. Als Schätzwerkzeug ist sie eine numerische Meßmethode zur Muskelentspannung.

Eine vergleichende Untersuchung zwischen behavioralem Entspannungstraining, progressiver Relaxation, Biofeedback und einer Kontrollgruppe unter Verwendung der Selbsteinschätzungsskala für das behaviorale Entspannungstraining ergab für alle Entspannungstechniken abnehmende Werte. Bei einer Nachuntersuchung behielt nur die Gruppe der behavioralen Entspannung ihre niedrigen Werte (Schilling & Poppen 1983), was den Schluß nahelegt, daß die behaviorale Entspannung einen Langzeiteffekt besitzt.

Behaviorales Entspannungstraining erfordert keine besondere Ausstattung und keine ausgedehnten Übungssitzungen. Es ist einfach zu erlernen und leicht anzuwenden. Innerhalb von zwei Trainingssitzungen wird eine deutlich verbesserte Entspannung erreicht (Schilling & Poppen 1983).

Weiterführende Literatur

Poppen, R. 1988: Behavioural relaxation training and assessment. Pergamon Press, Oxford.

Schilling, D.J., Poppen, R. 1983: Behavioural relaxation training and assessment. Journal of Behaviour Therapy and Experimental Psychiatry.

10 Die Mitchell-Technik

Grundlagen der Mitchell-Technik

Mitchell (1987) meint, daß es sinnlos ist, jemanden zur Beachtung der Spannung in seiner Muskulatur aufzufordern, da es keine Nervenendigungen im Muskelgewebe gäbe, die in der Lage seien, solche Informationen ans Gehirn weiterzuleiten. Der sensorische Apparat innerhalb der Muskulatur habe lediglich Verbindung zu tieferen Hirnregionen und zum Rückenmark. Folglich seien Aufforderungen zur Bewußtmachung von vorhandenen oder fehlenden Muskelspannungen nicht angebracht. Allerdings besitzen die propriozeptiven Strukturen der Gelenke und Druckrezeptoren in der Haut kortikale Verbindungen. Erstere sagen uns, welche Stellung die Gelenke im Raum einnehmen, durch die anderen erfahren wir, an welchen Stellen die Haut gespannt oder zusammengedrückt wird. Informationen zur Muskelspannung werden, so Mitchell, nur über Gelenkbewegungen und Hautdehnungen an höhere Zentren übertragen. Demnach seien die Gelenke und die Haut die Organe, auf die wir uns konzentrieren müssen.

Mitchells Ansatz gründet sich auf dem physiologischen Prinzip der reziproken Hemmung, d.h. wenn eine Muskelgruppe an einem Gelenk arbeitet, muß die opponierende Gruppe entspannen. Spannen sich Fasern der einen Gruppe an, erschlaffen die Fasern der opponierenden Gruppe. Dieser Mechanismus ermöglicht das reibungslose Ausführen von Muskelaktivitäten.

Mitchell nutzt dieses Prinzip und macht es zum Kern ihres Ansatzes. Körperhaltungen, die mit Streß einhergehen („punching position"), werden erlernt, die arbeitenden Muskelgruppen identifiziert und dann durch Aktivierung der muskulären Gegenspieler entspannt. Die resultierenden Veränderungen der Gelenkstellungen und die begleitenden Empfindungen der Haut werden von der Psyche wahrgenommen, während dieser Körperteil eine bequeme Haltung einnimmt. Es wird also geübt, Verteidigungs- oder Streßhaltungen zu erkennen und sie durch Bewegung in eine bequeme oder entspannte Haltung umzukehren.

Die Methode besteht aus 13 Schritten, die als Veränderungen der Gelenkstellung beschrieben werden (obwohl nicht alle Schritte Gelenkaktivitäten beinhalten). Diese Änderungen laufen in einigen Punkten der weiter unten beschriebenen Punching-Position entgegen:

- hochgezogene Schultern
- Arme eng an den Körper angelegt
- Finger in die Handflächen eingerollt

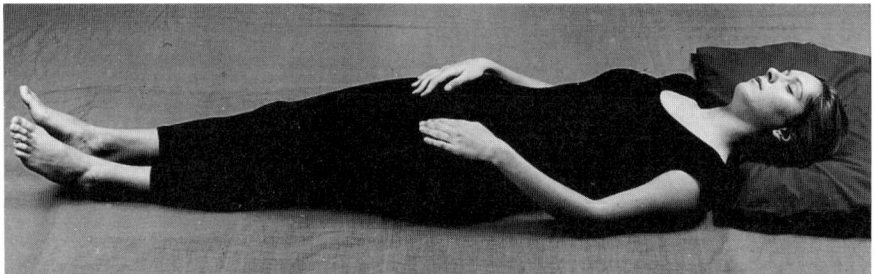

Abb. 10.1 Ausgangsposition: liegend

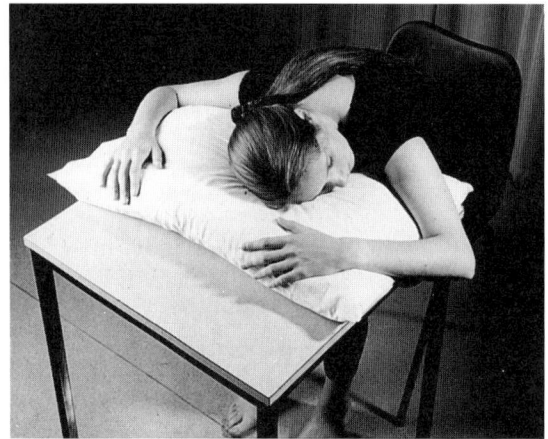

Abb. 10.2 Ausgangsposition: vornübergebeugt sitzend

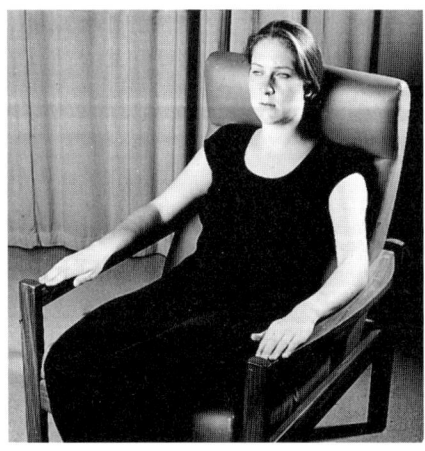

Abb. 10.3 Ausgangsposition: aufrecht sitzend

- übereinandergeschlagene Beine
- dorsalflektierte Füße (nach oben gebeugt)
- Rumpf vornüber gebeugt
- Kopf vorgestreckt
- beschleunigte Atmung mit wahrnehmbaren Bewegungen im oberen Brustbereich
- Kiefer aufeinandergepreßt
- geschürzte Lippen
- Zunge gegen den Gaumen gepreßt
- grimmig schauen

Mitchell behauptet nicht, daß die Punching-Position tatsächlich unter Streß eingenommen wird, sondern daß die dafür verantwortlichen Muskeln sich zu einem gewissen Grad anspannen.

Durchführung der Mitchell-Technik

Ausgangsposition

Drei Ausgangspositionen werden beschrieben:

1. auf dem Rücken liegend, fester Grund (Abb. 10.1)
2. sitzend, vornübergebeugt, Kopf und Arme ruhen auf einem Tisch (Abb. 10.2)
3. sitzend, in einem aufrechten Stuhl mit hoher Rücken- und Armlehne, auf der die Hände mit den Handflächen nach unten ruhen (Abb. 10.3).

Man sollte die Ausgangsposition variieren, um die Anwendungsmöglichkeiten zu vergrößern. Die Augen können offen oder geschlossen sein.

Anleitung

Der Therapeut beginnt mit der Anweisung, einen Körperteil eine entspannte Haltung einnehmen zu lassen. Jeder Anweisung folgt das Wort „Stop". Es bedeutet, daß dieser Teil nicht länger aktiv bewegt und die für die Bewegung verantwortliche Muskulatur nicht länger angespannt wird. Der Körperteil verbleibt jedoch in der entspannten Position. Diese Position wird dann „abgespeichert".

Einleitende Worte an die Teilnehmer

Die Teilnehmer werden durch eine kurze Beschreibung der Grundlagen und der Technik eingeführt.

„Bevor wir beginnen, möchte ich einige Dinge über die physiologische Entspannung sagen. Menschen unter Streß neigen zur Einnahme einer ⬇

bestimmten Körperhaltung, die wir Punching-Position nennen. Obwohl die Menschen diese Position nicht wirklich einnehmen, werden die für diese Haltung erforderlichen Muskeln ein wenig angespannt.

Bringen wir den Körper in die der Punching-Position entgegengesetzte Haltung, erlangen wir eine Ruhe- oder Entspannungshaltung.

Vielleicht fragen Sie sich, wie Sie die Muskeln der Punching-Position entspannen können. Hier kommt das Naturprinzip ins Spiel, nach dem die Gegenspieler einer an einem Gelenk agierenden Muskelgruppe immer entspannt sind." ∎

Der Therapeut macht dies vor.

„Wenn ich mein Handgelenk nach vorn beuge, entspannen sich die Muskeln der Rückwärtsbeugung und umgekehrt. Ohne diesen wechselseitigen Mechanismus könnten wir keine feinen Bewegungen ausführen.

Die Methode selbst besteht aus einer Folge von Haltungsänderungen. Jede Änderung führt einen Körperteil aus der Verteidigungshaltung in eine entspannte Position. Ist diese Position erreicht, werden Sie aufgefordert, sich die entstehenden Empfindungen zu merken. Ziel ist es, die entspannte Haltung wiederzuerkennen, so daß Sie sie leichter reproduzieren können. Zunächst werde ich die einzelnen Schritte demonstrieren." ∎

Kommandos der Mitchell-Technik

1. Schultern nach unten ziehen.
2. Ellenbogen nach außen wenden und öffnen.
3. Finger und Daumen lang machen.
4. Hüftgelenk nach außen drehen.
5. Knie in eine angenehme Position bringen.
6. Füße vom Körper weg bewegen.
7. Atmen.
8. Körper in die Unterlage drücken.
9. Kopf in die Unterlage drücken.
10. Kiefer nach unten ziehen.
11. Zunge gegen den Mundboden drücken.
12. Die Augen schließen.
13. Denken Sie an eine fließende Bewegung, die oberhalb Ihrer Brauen beginnt, bis zu Ihrem Haaransatz aufsteigt, sich über den Kopf ausbreitet und zum Nacken herabsteigt.

Jeder Schritt wird vom Therapeut vorgemacht und von den Teilnehmern nachvollzogen.

Ablauf

Das nachfolgenden Schema wird nun vollständig durchgearbeitet.

1. Schulter

„Schultern nach unten ziehen. Tun Sie dies ganz allmählich, aber so weit, bis Sie die Schultern nicht mehr weiter herunterziehen können. Spüren Sie, wie der Raum zwischen den Schultern und den Ohren größer wird. Herabziehen stoppen. Achten Sie auf das Gefühl der neuen Haltung. Nehmen Sie sich Zeit, die entstehenden Empfindungen zu registrieren." ■

2. Ellenbogen (Abb. 10.4, 10.5 und 10.6)

„Ellenbogen nach außen wenden und öffnen. Für auf dem Rücken liegende oder in einem Stuhl mit hoher Rückenlehne sitzende Teilnehmer: Lassen Sie Ihre Ellenbogen nach außen gleiten, indem Sie Ihre Arme vom Körper wegführen, bis Sie eine angenehme Position erreichen (Abb. 10.4, 10.6). Für Teilnehmer in vornübergebeugter und abgestützter Haltung: Führen Sie Ihre Arme vom Körper weg und lassen Sie das Ellenbogengelenk offen (Abb. 10.5). Bewegung stoppen. Beachten Sie, daß Ihre Arme auf der Unterlage ruhen und beachten Sie die durch den Raum zwischen Armen und Körper entstehenden Empfindungen. Fühlen Sie diese Position." ■

3. Hände (Abb. 10.7 und 10.8)

„Finger und Daumen lang machen. Strecken und spreizen Sie die Finger und Daumen, während beide Handgelenke den Kontakt zu Unterlage bzw. Tisch oder Armlehne behalten. Spüren Sie die Spannung in den Handflächen, während Finger und Daumen gespreizt bleiben (Abb. 10.7). Stop. Wenn Sie die Aktion beenden, weichen die Finger wieder zurück und fallen auf die stützende Unterlage, wo sie bei leicht geöffneter Hand liegenbleiben. Die Fingerspitzen berühren die Unterlage (Abb. 10.8). Beachten Sie, wie sich Ihre Hände anfühlen. Spüren Sie auch, ohne die Finger zu bewegen, die Struktur der Unterlage unter Ihren Fingerspitzen. Verweilen Sie einige Augenblicke bei diesen Empfindungen." ■

Verwenden Sie reichlich Zeit für die Übung mit den Händen, da die Hände im Gehirn ein relativ großes Repräsentationsgebiet beanspruchen.

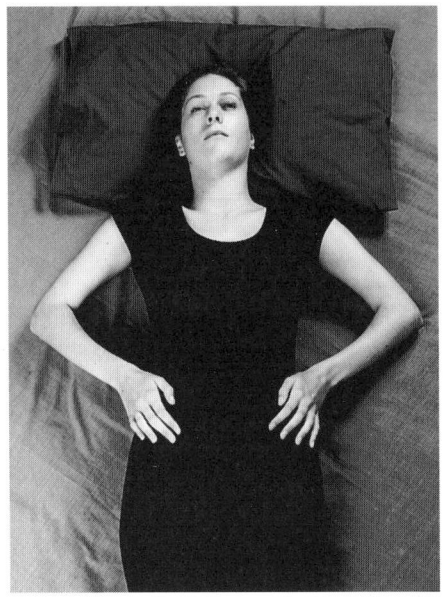

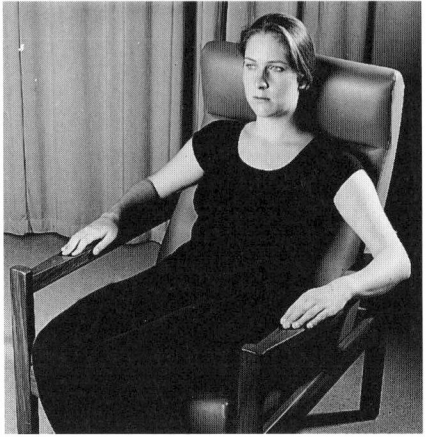

Abb. 10.4 Ellenbogen nach außen wenden und öffnen (Rückenlage)

Abb. 10.6 Ellenbogen nach außen wenden und öffnen (aufrecht sitzend)

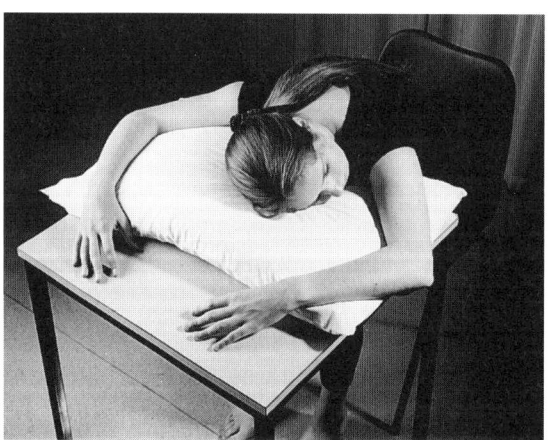

Abb. 10.5 Ellenbogen nach außen wenden und öffnen (vornübergebeugt und abgestützt sitzend)

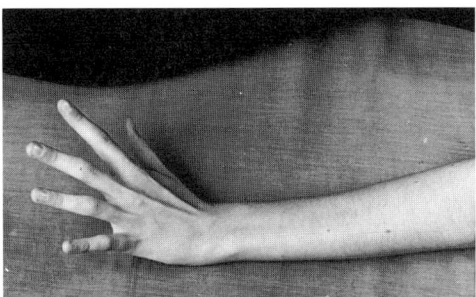

Abb. 10.7 Finger und Daumen lang machen

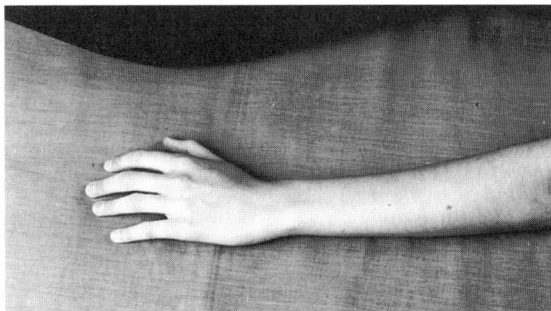

Abb. 10.8 Zurückweichende Finger

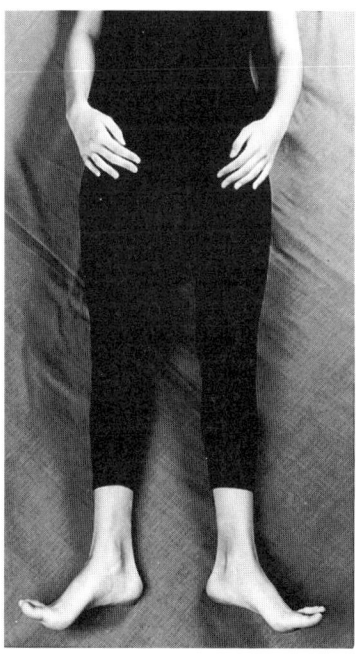

Abb. 10.9 Hüftgelenk nach außen drehen

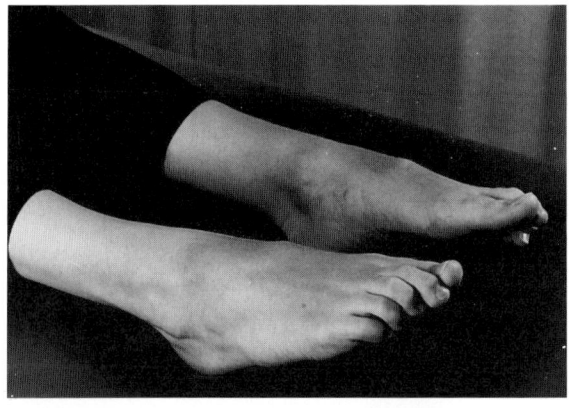

Abb. 10.10 Füße vom Körper weg bewegen (im Liegen)

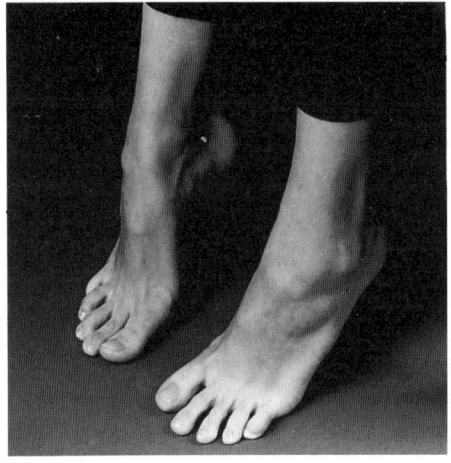

Abb. 10.11 Füße vom Körper weg bewegen (im Sitzen)

4. Hüfte (Abb. 10.9)

„Hüftgelenk nach außen drehen. Wenn Sie liegen, bedeutet dies, die Oberschenkel nach außen zu drehen (Abb. 10.9), im Sitzen werden die Knie nach außen geschwenkt. Stop.

Lassen Sie Ihre Beine eine angenehme Position einnehmen. Beachten Sie dieses Gefühl." ■

5. Knie

„Knie in eine angenehme Position bringen. Dies bedeutet, einfach eine Position zu wählen, die die Behaglichkeit der Knie erhöht. Stop. Achten Sie auf das behagliche Gefühl." ■

6. Füße und Knöchel (Abb. 10.10 und 10.11)

„Füße vom Körper weg bewegen. Im Liegen zeigen Füße und Zehen nach unten. Seien Sie dabei vorsichtig, um keinen Krampf auszulösen. Falls Sie sitzen und die Füße auf der Unterlage stehen, behalten die Zehen Kontakt, während Sie lediglich die Fersen heben. Sie aktivieren so die Wadenmuskulatur und entspannen gleichzeitig die opponierende Schienbeinmuskulatur. Stop. Ihre Wadenmuskulatur lockert sich wieder (Im Sitzen fallen die Fersen einfach herab). Achten Sie nun auf die Gefühle in Füßen und Knöcheln. Genießen Sie für einige Minuten die Leichtigkeit in Ihren Beinen." ■

7. Atmung

„Zu diesem Punkt gibt es keine Anweisungen, da jeder Mensch seinen eigenen Atemrhythmus hat. Zunächst werde ich die Aktion beschreiben. Anschließend können Sie sie in Ihrem persönlichen Tempo ausführen.

Ich möchte, daß Sie an das weiche Dreieck zwischen dem Unterrand Ihrer Rippen und der Taille denken. Beim Atmen können Sie spüren, wie es sacht anschwillt. Gleichzeitig spüren Sie, wie sich Ihre Rippen aufweiten. Beim Ausatmen sinkt dieses Gebiet zurück, und Ihre Rippen gleiten wieder enger zusammen.

Lassen Sie Ihre Atmung ruhig und gleichmäßig werden, ohne eine Kraft aufzuwenden und ohne den Rhythmus zu verändern." ■

8. Rumpf

„Körper in die Unterlage drücken. Drücken Sie sich gegen die Unterlage oder die Rückenlehne. Stop. Spüren Sie, wie Ihr Körper in den Boden bzw. Tisch oder Stuhl einsinkt. Achten Sie auf sein Gewicht und die Stellen, mit denen er aufliegt." ■

9. Kopf

„Kopf in die Unterlage drücken. Für liegende Teilnehmer ist dies der Boden, für sitzende der Tisch bzw. die Rückenlehne. Stop. Achten Sie beim Beenden darauf, wie Ihr Kopf von der Unterlage getragen wird. Registrieren Sie, wie Ihr Kopf gestützt wird." ■

10. Kiefer

„Kiefer nach unten ziehen. Lassen Sie Ihre Zähne auseinanderweichen und den Kiefer herunterhängen. Stop. Spüren Sie die neue Haltung. Spüren Sie auch den Kontakt zwischen Ihren sich leicht berührenden Lippen.

Nehmen Sie sich etwas länger Zeit, da die Lippen, wie die Fingerspitzen, reichlich mit sensorischen Nervenendigungen versehen sind." ■

11. Zunge

„Zunge gegen den Mundboden drücken. Ziehen Sie die Zunge vom oberen Gaumen fort. Stop. Beachten Sie, wie Ihre Zunge locker hinter Ihren Zähnen liegt und auch, wie sich Ihr Rachen lockert." ■

Wie bei der Kiefer-Übung lohnt es sich auch hier, etwas mehr Zeit aufzuwenden.

12. Augen

„Die Augen schließen (wenn sie nicht bereits geschlossen sind). Schließen Sie einfach leicht Ihre Lider. Halten Sie Ihre Augen so ruhig wie möglich. Beachten Sie die Ruhe der Dunkelheit." ■

13. Stirn und Kopfhaut

„Denken Sie an eine fließende Bewegung, die oberhalb Ihrer Brauen beginnt, bis zu Ihrem Haaransatz aufsteigt, sich über den Kopf ausbreitet und zum Nacken herabsteigt. Genießen Sie das Gefühl." ■

Die 13 Schritte können wiederholt werden.

Psyche

Mitchell beendet die Sitzung mit einer Sequenz für das Denken.

„Konzentrieren Sie sich auf einen angenehmen Gedanken, der fließt und sich entwickelt wie ein Gedicht oder ein Spaziergang über das Land. Denken Sie weiter daran, während sich der Gedanke entfaltet. Verweilen Sie für einige Minuten dabei." ∎

Beendigung

„Wenn Sie fertig sind, möchte ich, daß Sie sich auf die langsame Rückkehr zu normaler Aktivität einstellen. Strecken Sie Arme und Beine einmal kräftig durch. Vielleicht gähnen Sie. Lassen Sie Ihrem Körper Zeit, sich wieder auf Aktivität umzustellen." ∎

Übung

Die Mitchell-Technik kann von jedem erlernt werden. Die erzielbare Wirkung ist um so größer, je häufiger die Übung wiederholt wird.

Weitere Aspekte der Mitchell-Technik

„Schlüssel" und „Trigger"

Die Schritte in Mitchells Übungsschema umfassen den gesamten Körper. Viele Menschen haben jedoch ganz charakteristische Spannungsmuster, d.h. sie profitieren wahrscheinlich von manchen Veränderungen der Gelenkstellung mehr als von anderen. Die Veränderung der Gelenkstellung, die eine Person zur Spannungsreduktion für besonders geeignet hält, ist nach Mitchell die Schlüsselbewegung, da sie der Spannungslösung in anderen Körperpartien dient. Die Schlüsselbewegung kann dadurch identifiziert werden, daß man die Person nach ihrer Reaktion auf die Erwartung von Ärger, Schmerz, Angst oder Konflikten befragt. Bei der Neigung, die Faust zu ballen, ist die Schlüsselbewegung das Ausstrecken der Finger. Neigt die Person zum Zusammenbeißen der Zähne, ist es das Herunterziehen des Kiefers. Schlüsselbewegungen können durch ihren generalisierenden Effekt eine Spannungslösung im gesamten Körper bewirken.

Mitchell bereitete ihre Technik für den alltäglichen Gebrauch auf durch das Konzept des Spannungstriggern, d.h. durch Ereignisse, die gerne Streßgefühle auslösen wie das Warten an einer Ampel oder durch Klingel oder Wecker unterbrochen werden. Sie empfahl, an potentiell streßauslösende Gegenstände wie Lenkrad oder Telefon als Gedankenstütze für die Schlüsselbewegung farbige Aufkleber zu heften. Um also im Alltag entspannter zu sein, müssen zuerst die Trigger und dann, zur Abschwächung ihrer Auswirkungen, die Schlüsselbewegungen identifiziert werden, um den Körper in die angenehmere Haltung zu bringen.

Auch der teilweise Einsatz der Methode kann Vorteile bieten. Mitchell empfahl, bei bestimmten Aktivitäten ausgesuchte Veränderungen der Gelenkstellung einzusetzen, z.B. die Gesichtsübungen während des Autofahrens oder die Beinübungen beim Lesen. Diese Vorstellung hat Ähnlichkeiten mit der differentiellen Relaxation (Kapitel 12).

Dreifachzug

Bei dieser Variation der Schulterübung wird zum Herunterziehen der Schultern der Kopf langsam nach oben gestreckt (ohne ihn nach hinten zu kippen). Die Übung dient der Streckung der Nackengelenke und kann auch an öffentlichen Orten angewandt werden, ohne die Aufmerksamkeit auf sich zu ziehen.

Spezielle Anwendungsgebiete

Die Mitchell-Technik kennt neben den alltäglichen Streßsituationen eine Reihe von weiteren Anwendungsgebieten. So ist sie in der Geburtshilfe verbreitet, wo ihr Vorteil in der Vermeidung von Anspannungsvorgängen liegt (S. 297). Die erforderliche Entspannung wird einfach durch Bewegung des betroffenen Körperteils erreicht.

Mitchells Forderung einer ruhigen und gleichmäßigen Atmung ohne Luftanhalten ist ein weiterer Grund für die Verbreitung der Methode in der Geburtshilfe (Williams & Booth 1985, Polden & Mantle 1990). Aus den gleichen Gründen wird die Methode häufig in der Pneumonologie verwandt (Hough 1991).

Vergleich mit anderen Methoden

Wie auch Jacobson vermied Mitchell die Aufforderung *Entspannen*. Sie fand diesen Begriff „vage, zu allgemein und vieldeutig". Jacobson vermied ihn, weil er glaubte, die Teilnehmer würden überflüssige Kraft aufwenden, während *Loslassen* eigentlich der gewünschte Effekt war. Bei anderen Fragen sind sie jedoch unterschiedlicher Auffassung: Mitchell maß den Empfindungen aus Gelenken und Haut die größte Bedeutung zu und verwarf die Vorstellung von Information, die aus der Muskulatur stammt. Jacobson hingegen interessierte sich nur für die Muskulatur und wies den Wert artikulärer Empfindungen zurück.

Größere Ähnlichkeiten bestehen zwischen Mitchell und Alexander. Hier erinnert Mitchells Dreifachzug an Alexanders Kommando *Rücken strecken* (S.147).

Evaluation der Mitchell-Technik

Die Methode ist einfach und schnell, und viele Stellungswechsel können unauffällig durchgeführt werden. Sie ist als streßlindernde Methode weit verbreitet.

Klinische Untersuchungen bestätigen ihre Wirksamkeit. Die wissenschaftliche Untersuchung der Technik hat jedoch gerade erst eingesetzt. Jackson (1991) untersuchte Rheumapatienten, die in der Mitchell-Technik ausgebildet worden waren und verglich sie mit einer untrainierten Kontrollgruppe. Sie unternahm elektromyographische Bestimmungen des Stirnmuskels (ein guter Indikator für den allgemeinen Zustand der Muskulatur) und stellte eine auffallende Spannungsreduktion in der Untersuchungsgruppe und nur eine geringe Spannungsreduktion bei der Kontrollgruppe fest. Eine statistische Analyse der Ergebnisse erfolgte jedoch nicht.

Durch die systematische Vermeidung von Spannungshaltungen unterscheidet sich Mitchells Methode von den Prinzipien der progressiven Relaxation. Bis jetzt gibt es unseres Wissens keine vergleichende Untersuchung der beiden Ansätze. Interessant wäre eine wissenschaftliche Analyse der relativen Vorzüge beider Methoden.

Komplikationen der Mitchell-Technik

Diese gleichen den Komplikationen anderer muskulärer Methoden (siehe Kapitel 6, S. 89).

Weiterführende Literatur

Mitchell, L. 1987: Simple relaxation: the Mitchell method for easing tension, 2. Auflage, John Murray, London.

Danksagung

Die Autorin bedankt sich beim Verlag John Murray für die Erlaubnis zur Wiedergabe einzelner Passagen aus Mitchell, L. 1987: Simple relaxation.

11 Die Alexander-Technik

Die Haltung einer Person ist die Art, in der sie normalerweise der Schwerkraft trotzt und gleichzeitig ein charakteristisches Merkmal ihres Wesens. Ein kurzer Blick auf unsere Bekannten zeigt uns, daß ein jeder seine charakteristische Körperhaltung besitzt; jeder steht anders, geht anders und sitzt anders. Obwohl die Haltung einer Person zum Großteil genetisch verankert sein mag und somit außerhalb seiner Kontrolle liegt, neigen wir doch zu der Vorstellung, daß sie vom Lebensgefühl geleitet wird.

Therapeuten der Alexander-Technik weisen auf die Art hin, wie junge Kinder ihren Körper einsetzen und beschreiben den Effekt als „Körpergleichgewicht". Sie zeigen auch, wie diese natürliche Haltung durch emotionale und physische Einflüsse während der Reifung verzerrt wird, was zur Entwicklung von Spannungsmustern führt, die das gesunde Funktionieren beeinflussen.

Diese Vorstellung hatte die Aufmerksamkeit von Matthias Alexander zu einem Zeitpunkt erregt, als er gerade an einem Stimmproblem litt. Als Schauspieler bemerkte er, daß er bei Auftritten regelmäßig heiser wurde und Halsschmerzen bekam. Er hatte das Gefühl, daß seine Körperhaltung diesem Problem zu Grunde lag. Spiegel offenbarten, daß er seinen Kopf so weit zurückhielt und seine Nackenmuskulatur derart anspannte, daß er nicht mehr richtig atmen konnte. Nach Lösung des Nackens und Streckung der Wirbelsäule bemerkte er, daß er die Kontrolle über seine Stimme wiedererlangt hatte. Die dabei angewandten Methoden bilden die Grundlage für die Alexander-Technik.

Prinzipien der Alexander-Technik

Folgende Prinzipien untermauern die Technik:

- Primäre Kontrolle
- Gebrauch und Mißbrauch
- Fehlerhafte sensorische Wahrnehmungen
- Hemmung
- Zweckorientiertes Handeln
- Integration von Körper und Psyche

Primäre Kontrolle

Alexander glaubte, daß die primäre Kontrolle der menschlichen Haltung in der Beziehung zwischen Kopf und Nacken und zwischen dem Nacken und der übrigen Wirbelsäule liegt. Er war von dieser Idee so überzeugt, daß dieser Beziehung seinerzeit eine beinahe magische Bedeutung zukam. Über die Jahre hat sich diese Einstellung jedoch abgeschwächt, und die heutigen Alexander-Therapeuten sehen in der primären Kontrolle weniger ein unantastbares Prinzip als vielmehr einen nützlichen Ausgangspunkt.

Die primäre Kontrolle besteht aus drei Komponenten:

• ein freier Nacken, dessen Muskulatur gerade so viel Spannung aufbaut, wie zum Halten des Kopfes nötig ist;
• ein Kopf, der aufrecht steht und nach vorn gerichtet ist (Abb. 11.1) und nicht nach unten und hinten, wo er die Wirbelsäule zusammendrückt (Abb. 11.2);
• eine ausgestreckte Wirbelsäule, die somit jeder Tendenz zusammenzusacken, entgegenwirkt.

Gebrauch und Mißbrauch

„Gebrauch" bezieht sich auf die charakteristische Weise, in der wir unseren Körper halten. Es handelt sich um einen neutralen Begriff. Wenn ein harmonisches Verhältnis zwischen der erforderlichen Spannung zur Stützung des Körpers und der erforderlichen Entspannung zur Ermöglichung von Bewegungen besteht, ist der Gebrauch harmonisch. Ist dieses allerdings durch zu viel oder zu wenig Spannung gestört, gewinnt ein Zustand des Mißbrauchs die Oberhand (Barlow 1975). Beispiele für Mißbrauch sind angehobene Schultern, ein eingezogener Kopf oder ein vorgestrecktes Kinn.

Die Rückerlangung des harmonischen Gebrauchs bedeutet die Wiederherstellung der natürlichen Bewegungsmuster, die sich nur einstellen kann, wenn wir die Rückmeldungen über unsere Position im Raum reflektieren

Fehlerhafte sensorische Wahrnehmungen

In einem gesunden Organismus wird jede Bewegung von einem sensorischen Feedback in Form propriozeptiver Impulse aus dem bewegten Teil begleitet. Diese geben uns Informationen über die Positionen der Körperteile im Raum. Bei jungen Kindern führen diese Meldungen zu natürlichen, ökonomischen (hinsichtlich des Energieverbrauchs) und nicht durch emotionale Faktoren gefärbten Antworten, während sie bei Erwachsenen durch psychische oder physische Traumen gestört sein können.

Wiederholt durchgeführte Antworten werden zu Gewohnheiten, die von den höheren Zentren dann als normal interpretiert werden, d.h. die Art, in der wir unseren Körper einsetzen, erscheint uns normal, weil wir es so gewohnt sind. Alexanders Erfahrungen mit dem Spiegel zeigten ihm, daß er seinen Kopf immer noch nach hinten hielt, obwohl er glaubte, die Stellung korrigiert zu haben. Grund dafür war, daß sich sein Körper an die „schlechte" Haltung gewöhnt und sie

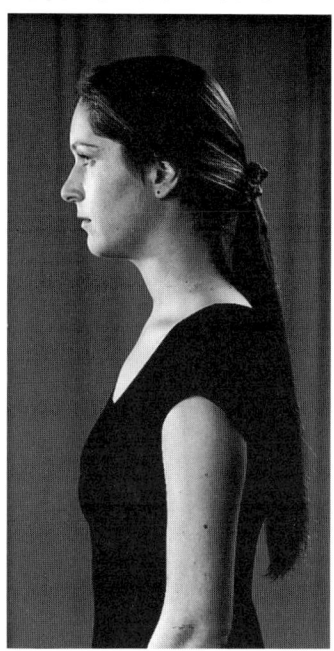 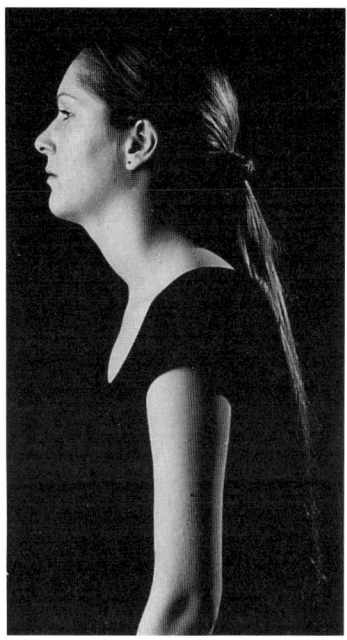

Abb. 11.1 Kopf nach vorn
und oben gerichtet

Abb. 11.2 Kopf nach hinten und
unten gerichtet

verinnerlicht hatte, so daß selbst die kleinste Korrektur von seinem Gehirn als Überkorrektur interpretiert wurde.

Der Begriff „fehlerhafte sensorische Wahrnehmung" bezieht sich auf die Weise, in der Rückmeldungen in einem falsch gebrauchten Körper interpretiert werden.

Hemmung

Viele unserer Bewegungen erfolgen automatisch. Treten Muster falschen Gebrauchs auf, die wir verändern wollen, müssen wir sie aufhalten, also überprüfen, bevor sie automatisch ablaufen. Dies erfordert eine Pause. Dieser Vorgang wurde von Alexander „Hemmung" genannt. Hemmung ermöglicht es der Person, den Wert der Aktion zu hinterfragen, sie neu zu bewerten und eventuell umzulenken.

Hemmung (nicht zu verwechseln mit Freuds Begriff) erfolgt, wenn die Person aufhört, automatisch auf Stimuli zu reagieren und dadurch die Möglichkeit hat, angemessen zu antworten, also für einen Moment nichts zu tun, während die fehlangepaßte, automatische Antwort unterbrochen wird. „Wenn Sie aufhören, das Falsche zu tun, geschieht das Richtige von selbst" (Alexander 1932).

Zweckorientiertes Handeln

Hemmung gibt uns Gelegenheit zur Konzentration auf die Mittel, durch die wir ein bestimmtes Ziel erreichen. Sie lenkt die Aufmerksamkeit vom Erreichen des Ziels ab, denn wenn man sich nur darüber Gedanken macht, wird die Aktion zu rasch und mit zu viel Kraftaufwand durchgeführt. Alexander würde sagen, daß das Ziel nicht der einzige Aspekt sei. Die Reise ist eben so wichtig wie das Ankommen.

Integration von Körper und Psyche

Zentraler Punkt in Alexanders Lehre ist die Vorstellung von der wechselseitigen Abhängigkeit von Körper und Psyche. Die Körperhaltung spiegelt nicht nur die Gedanken des Menschen wieder, sondern die Psyche reagiert auch darauf, wie der Körper eingesetzt wird. Solche Vorstellungen eröffnen dem Konzept der Körperhaltung eine neue Dimension, und führt uns zu der Aussage, daß „wir unsere Körperhaltung sind" (Barlow 1975).

Technik

Die Technik selbst schult den Körper dazu, in einer ausgeglichenen und ökonomischen Weise zu agieren (Gray 1990). Gewohnheitsmäßige Verspannungen werden identifiziert und durch einen verbesserten Körpereinsatz ersetzt. Beurteilung und Korrektur erfolgen im Liegen, Sitzen, Stehen und Gehen. Mit leichten Handbewegungen führt der Therapeut die Körper der Teilnehmer bei Bewegung und bei Ruhe, während die Teilnehmer sich auf die Botschaft konzentrieren, die sie durch die Hand des Therapeuten erhalten. Einem auf dem Rücken liegenden Teilnehmer kann z.B. „Schultern lösen und weiten" gesagt werden, während der Therapeut eine Schulter in die richtige Position bringt. Somit läßt der Teilnehmer seinen Körper kooperieren, ohne selbst aktiv einzugreifen.

Nachfolgend werden einige grundsätzliche Befehle und Anweisungen aufgelistet, beginnend mit den drei Elementen der primären Kontrolle:

1. „Nacken lockern"
2. „Kopf nach vorne und oben"
3. „Rücken strecken"

Weitere Anweisungen:

4. „Streckung halten"
5. „Rücken weiten"
6. „Schultern lösen und weiten"

Die drei Elemente der primären Kontrolle

1. „Nacken lockern"

Das heißt, der Kopf wird in der Stellung gehalten, in der keine unnütze Spannung auf die Nackenmuskulatur gelegt wird. Das Bild von einem „Wackel-Dackel" hilft bei der Vermittlung des Gefühls eines freien Nackens.

2. „Kopf nach vorne und oben"

Dieser Satz richtet sich an sitzende oder stehende Teilnehmer, „Kopf nach vorne und heraus" an liegende. Der Kopf wird also von der Wirbelsäule abgehoben und so gehalten, daß das Kinn in Richtung der Zehen weist (nicht vorschieben). Der Teilnehmer fühlt sich größer oder länger, von einem Punkt an seinem Hinterkopf aus „gewachsen". Sie ist das Gegenteil einer Haltung mit zwischen den Schultern eingezogenem Kopf und vorgeschobenem Kinn. Gleichzeitig sollte keine übermäßige Kraft auf die Streckung des Körpers verwendet werden. Der beschriebene Effekt kann oft schon durch „Hochdenken" erreicht werden. Die Abbildungen 11.1 und 11.2 illustrieren die richtige und falsche Kopfhaltung (S. 145).

3. „Rücken strecken"

Die ausgestreckte Wirbelsäule zeigt in der Seitansicht eine Reihe natürlicher Kurven: zervikal und lumbal eine Krümmung nach vorn, thorakal und sakral eine Krümmung nach hinten. Die Aufforderung „Rücken strecken" bedeutet nicht, daß diese natürlichen Krümmungen geglättet werden sollen, sondern daß die Krümmungen nicht überbetont werden, da dies zu einer Verkürzung und Stauchung der Wirbelsäule führt. Bewegungen, die eine Verkürzung der Wirbelsäule zur Folge haben, sind:

1. Hyperextension der zervikalen Wirbelsäule (Kinn vorschieben)
2. Hyperextension der lumbalen Wirbelsäule (übertriebene lumbale Krümmung) (Abb. 11.3).

Ebenso wird ein Einsacken vermieden. Dazu kommt es, wenn die gesamte Wirbelsäule eine lange C-förmige Wölbung mit Hyperextension des Nackens bildet, um geradeaus schauen zu können. Auch Einsacken bewirkt eine Verkürzung der Wirbelsäule (Abb. 11.4).

Das Element „Rücken strecken" zeigt an, daß die Wirbelsäule ihre volle Länge entfalten soll anstatt sich zu falten (wobei die natürlichen Krümmungen überbetont werden) oder einzusacken (wobei der Rücken zu rund gemacht wird). Ein Bild, das die Vorstellung von der verlängerten Wirbelsäule unterstützt, ist das eines in der Wirbelsäule emporsteigenden Wasserstrahls, der sie langsam streckt. Der Kopf sollte auf der Spitze balancieren.

Bei Alexanders Sichtweise einer ausbalancierten, stehenden Haltung ruht das Körpergewicht auf dem vorderen Teil der Ferse, die Knie sind nicht angespannt,

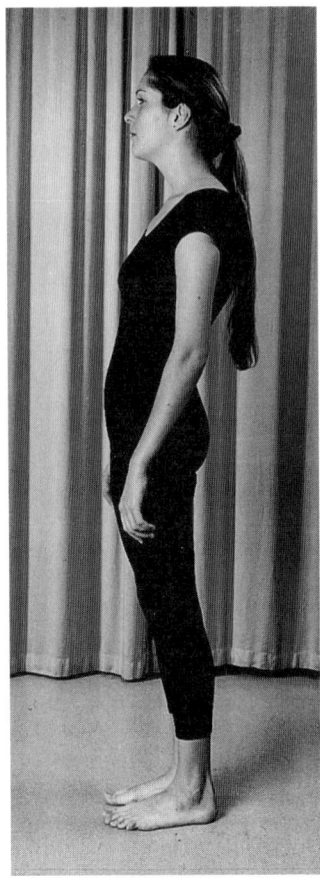

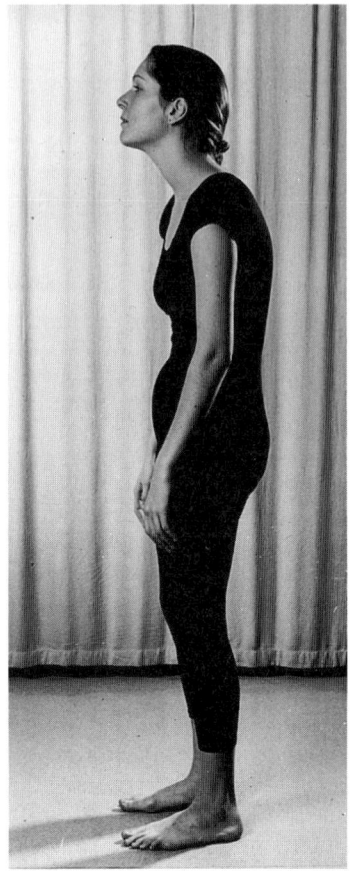

Abb. 11.3 Übertriebene
Zervikal- und Lumbalkrüm-
mung im Stehen

Abb. 11.4 Zusammengesackte,
C-förmige Wirbelsäule im
Stehen

und die Hüfte befindet sich in Mittelstellung, wobei das Gesäß weder ausgestreckt noch gewaltsam eingezogen wird. Die Anweisung, sich den Kopf ganz oben vorzustellen, ruft das Bild vom geraden Stehen ohne jegliche Muskelanstrengung hervor. Einige Therapeuten nutzen den Vergleich mit einem heliumgefüllten Ballon, der den Kopf hebt (Gray 1990). Abbildung 11.5 veranschaulicht das korrekte Stehen.

Die Übungen „Nacken lockern", „Kopf nach vorne und oben" und „Rücken strecken" bilden die Grundlage der Alexander-Technik.

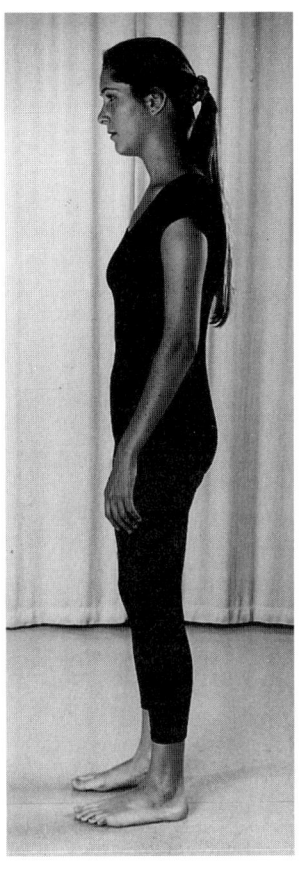

Abb. 11.5 Balanciertes Stehen

Weitere Anweisungen

4. „Streckung halten"

Das Kommando „Streckung halten" steht in Verbindung mit „Rücken strecken". Alexander verwendete die Übung während des Sichhinsetzens, wo er einen besonderen Nutzen für die Vermeidung des Faltens sah. Seine Methode des Sitzens wird im folgenden Abschnitt geschildert (Leibowitz & Connington 1990):

> „Stellen Sie Ihre Füße etwas auseinander und zwar so, daß die Rückseite Ihrer Beine leichten Kontakt mit dem Sitz hat. Lassen Sie Ihre Arme locker hängen. Bevor Sie sich setzen, konzentrieren Sie sich auf die Vorstellung „Streckung halten", d.h. kein Einsacken der Wirbelsäule. Halten Sie Kopf und Nacken in der gleichen Beziehung zueinander wie im Stehen. Wenn Sie sich hinsetzen, flachen Sie die lumbale Krümmung ab. ⬇

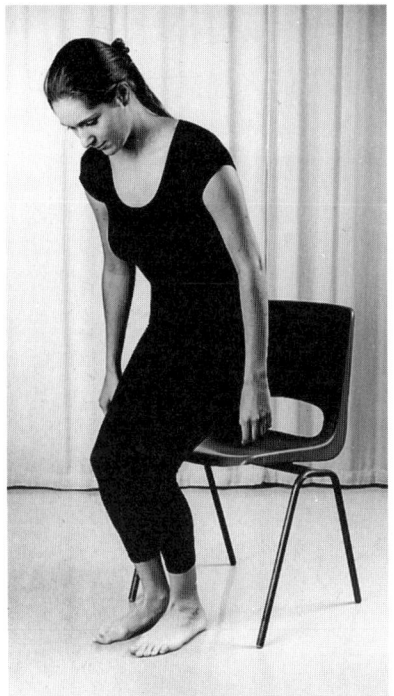

Abb. 11.6 Sichhinsetzen mit „Streckung halten"

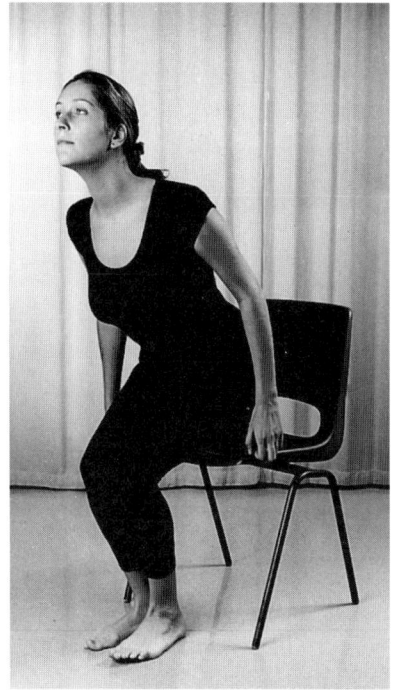

Abb. 11.7 Sichhinsetzen mit gefalteter Wirbelsäule

> Obwohl Sie beim Hinsetzen auf den Boden schauen, sollten Sie „hoch" denken, um jeglicher Tendenz zum Falten der Wirbelsäule entgegenzuwirken."   ■

Abbildung 11.6 zeigt, wie man sich korrekt auf einem Stuhl niederläßt.

Falsch wäre nach Alexander eine Überstreckung des Nackens und der lumbalen Wirbelsäule, d.h. Hervorstrecken des Kinns und Überbetonung der lumbalen Krümmung. Beide Bewegungen gemeinsam falten und verkürzen die Wirbelsäule (Gray 1990). Abbildung 11.7 zeigt die falsche Technik des Sichhinsetzens.

Beim Aufstehen aus einem Stuhl sollte der Kopf die Bewegung einleiten und den Körper vorwärts führen. An diesem Punkt werden die Bewegungen des Sichhinsetzens umgekehrt.

Alexander sagt damit, daß die Lendenwirbelsäule leicht gebeugt werden soll und daß die Halswirbelsäule an einer Überstreckung beim Hinsetzen und Aufstehen gehindert werden sollte. Er ermuntert dazu, diese Vorstellungen auf andere Aktivitäten, die mit einer Vorwärtsverlagerung des Körperschwerpunktes einhergehen, auszudehnen, wie etwa das Beugen über ein Waschbecken beim Zähneputzen.

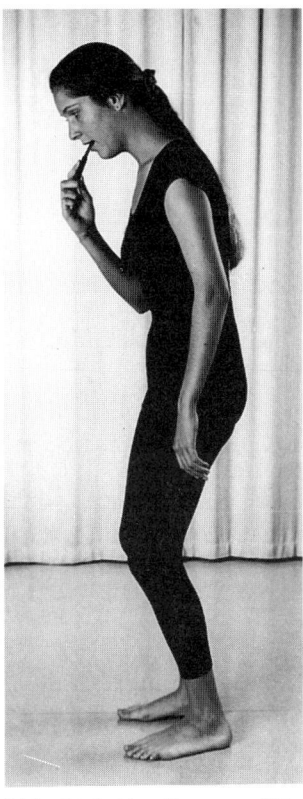

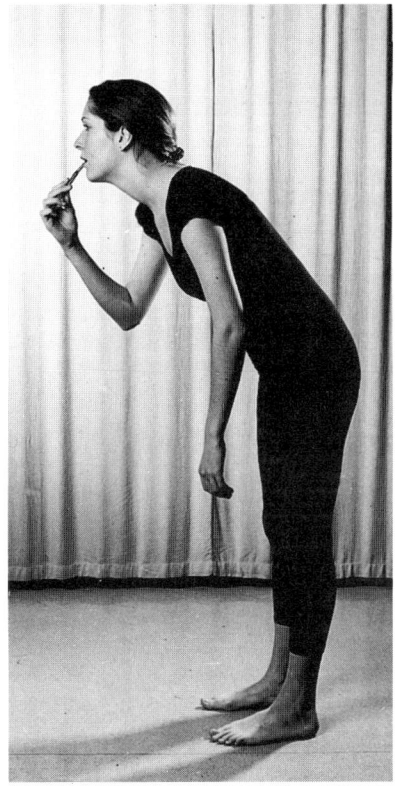

Abb. 11.8 Handlungsausführung in mechanisch günstiger Haltung (Affenstellung)

Abb. 11.9 Handlungsausführung in mechanisch ungünstiger Haltung

Alexander verglich das Zähneputzen der Menschen mit dem Schälen einer Frucht bei aufrechtgehenden Primaten in der Wildnis. Beide Handlungen werden vor dem Körper ausgeführt. Aufgrund der Beobachtung, daß Primaten bei dieser Aufgabe eine besondere Haltung einnehmen, schloß er, daß dies mit mechanischen Vorteilen verbunden sein muß. Die Haltung ist gekennzeichnet durch gebeugte Knie und eine leicht gebeugte (abgeflachte) Lenden- und Halswirbelsäule. Diese Haltung wird als Affenstellung bezeichnet (Abb. 11.8).

Der Effekt der Affenstellung ist, daß der Körperschwerpunkt so nah wie möglich am Körper bleibt, wodurch die Spannung aus dem Lumbosakralgelenk weicht. Wo die Affenstellung nicht zu vergleichbaren Handlungen verwendet wird, entsteht eine mechanisch unvorteilhafte Haltung. Abbildung 11.9 verdeutlicht diese Überlegung: Arme und Kopf sind nach vorne gerichtet und ziehen den Körperschwerpunkt mit sich, während Hals- und Lendenwirbelsäule ihre Krümmung beibehalten.

Eine leichte Beugung der Lendenwirbelsäule ist bei der Affenstellung und beim Sichhinsetzen normal (nach Alexander). Alexanders Beharren auf dem Wert dieser Haltung wird durch Forschungsergebnisse (Adams & Hutton 1985, Adams et al. 1994) gestützt, welche später in diesem Kapitel diskutiert werden.

5. „Rücken weiten"

Diese Aufforderung zielt auf den hinteren Teil des Thorax ab, der als weit empfunden werden sollte, um die volle Entfaltung des Brustkorbs zu ermöglichen. Um die Gefühle beim „Rücken weiten" zu vermitteln, erwähnt Gray (1990) die Füllung des Brustkorbs bis in den Rücken hinein, wenn Luft in die Lungen strömt.

6. „Schultern lösen und weiten"

Dies bewirkt eine Entspannung der Schultergürtelmuskulatur, die häufig mit unnötig viel Spannung gehalten wird.

Erkennung und Korrektur von Fehlhaltungen

Einnehmen einer mechanisch günstigen Körperhaltung

Wie im Abschnitt zur fehlerhaften sensorischen Wahrnehmung erwähnt, fühlt sich eine Gewohnheitshaltung, ob balanciert oder nicht, für den Einzelnen „richtig" an. Dies erschwert das eigene Erkennen von Fehlhaltungen. Eine Lösung wurde von Barlow (1975) vorgeschlagen:

> „Stellen Sie sich mit den Fersen 5 Zentimeter von der Wand entfernt auf. Ihre Füße stehen einen knappen halben Meter auseinander. Kippen Sie nun nach hinten, bis Sie die Wand berühren." ■

Abbildung 11.10 zeigt diese Haltung.

> „Wenn Ihre Schultern und Hüften gleichzeitig waagerecht die Wand berühren, ist Ihre Haltung in Ordnung. Vielleicht stellen Sie aber auch fest, daß die eine Seite eher als die andere die Wand berührt oder die Schulter eher als die Hüften. Versuchen Sie, sich selbst neu auszurichten. Beugen Sie dann leicht Ihre Knie und beachten Sie, daß diese Handlung Ihre Lendenwirbelsäule in Berührung mit der Wand bringt (lumbale Abflachung)." ■

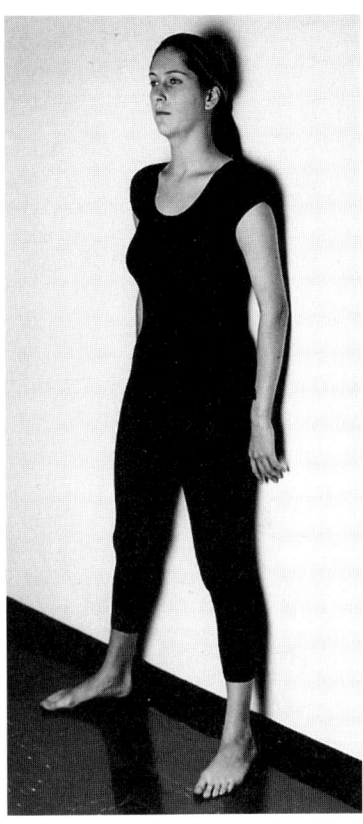

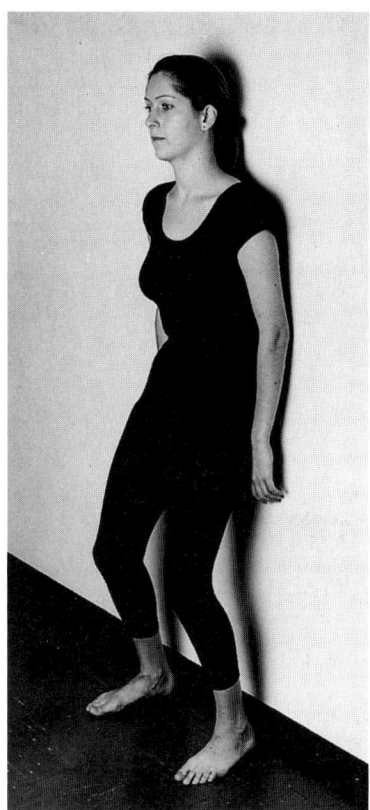

Abb. 11.10 Einnehmen einer mechanisch günstigen Körperhaltung, 1: gegen die Wand lehnen

Abb. 11.11 Einnehmen einer mechanisch günstigen Körperhaltung, 2: Abflachung der Lendenwirbelsäule nach Herabgleiten an der Wand

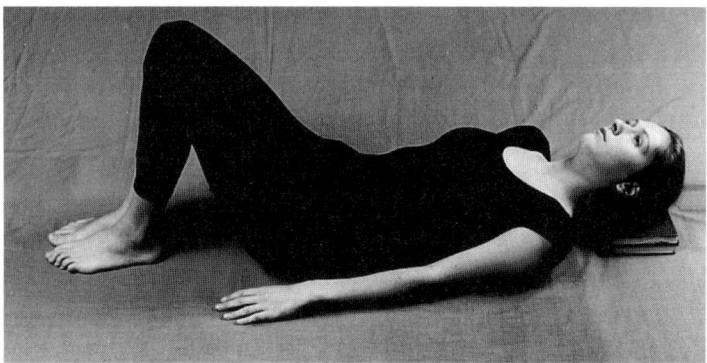

Abb. 11.12 Förderung der Körpersymmetrie in entspannter Haltung

Abbildung 11.11 veranschaulicht diesen Effekt.

„Wenn Sie diese Haltung relativ angenehm halten können, weist Ihr Körper keine Fehlhaltung auf. Ermüdet es Sie jedoch, werden wir die Haltung wiederholt üben, bis sie Ihnen leichtfällt."

Haltungsänderung

Für Alexander waren Fehlhaltungen eine Folge von psychischem Streß und verschiedener Alltagsanforderungen. Umgekehrt kann eine Fehlhaltung zu psychischem Streß führen und Muskel- und Gelenkbeschwerden verursachen. Eine Person, die Ihre Körperhaltung ändern möchte, sollte drei Punkte beachten:

- Sie sollte besonders auf die Bewegungsgewohnheiten achten, die sie ändern möchte.
- Sie sollte versuchen, nicht automatisch zu reagieren. Dazu gehört es, zu alten Korrekturgewohnheiten „nein" zu sagen.
- Sie sollte ihre Muskulatur in einem gedanklichen Prozeß neu ausrichten, d.h. zunächst über die zu ändernde Bewegung nachdenken und sie dann erst ausführen. „Die Psyche gibt die Anweisungen und nach und nach versteht der Körper sie" (Fontana 1992).

Regelmäßiges Üben wird zu einer zunehmenden Schwächung des alten Musters zugunsten eines besseren Musters führen. Es gibt weder definierte Stadien des Fortschritts noch näher benannte Perfektionsgrade. Individuelle Probleme erfordern individuelle Lösungen. Ziel der Alexander-Technik ist es, sich für die eigene Körperbewegung zu sensibilisieren (Barlow 1975).

Entspannungseffekte

Obwohl Anwender eher von einem Nutzen für das Körpergleichgewicht als für die Entspannung sprechen, kann die Alexander-Technik dennoch als entspannungsfördernde Methode angesehen werden. Ein Nutzen für das Gleichgewicht ergibt sich durch die Auslöschung übermäßiger Muskelaktivität und die Etablierung minimaler Spannungsniveaus. Diese Konzepte findet man auch bei Jacobsons differentieller Entspannung. Für Alexander stellen sie allerdings die Grundlage seiner Technik dar, während Jacobsons Hauptaugenmerk auf der Lösung verbleibender Spannungen liegt.

Alexander empfahl täglich 15minütige Ruhepausen in gebeugter, liegender Haltung (Knie gebeugt, Füße flach auf dem Boden) mit einem Buch unter dem Kopf (wobei sich die Dicke des Buches nach der Form der Wirbelsäule richtet). Zweck ist es, den Körper seine natürliche Symmetrie wiederfinden zu lassen. Die Übung dient auch der Entspannung (Abb. 11.12).

Unterweisung in der Alexander-Technik

Die Absicht besteht mehr darin, einen allgemeinen Überblick über die der Alexander-Technik zugrunde liegenden Prinzipien zu geben, als zu zeigen, wie sie vermittelt wird. Die Ausbildung zum Therapeuten dauert drei Jahre. Die Prinzipien können allerdings in andere Methoden einfließen, besonders wenn die Körperhaltung eine zentrale Rolle spielt.

Ausgebildete Therapeuten der Alexander-Technik arbeiten häufig auf dem Gebiet der darstellenden Kunst, doch besitzt die Technik eine universelle Bedeutung.

Evaluation der Alexander-Technik

Die Alexander-Technik gehört zu den wenigen Methoden, die sich systematisch auf die Entspannung des bewegten Körpers konzentrieren (Woolfolk & Lehrer 1984) und ist somit eine Art kinästhetische Umerziehung. Die Technik beruht auf der Annahme, daß die Art, in der wir unseren Körper einsetzen, unser gesamtes Funktionieren beeinflußt. Es gibt allerdings kein Ideal. Jede Person muß ihre eigenen Möglichkeiten erforschen und bessere Wege des Körpereinsatzes finden. Nicht nur deswegen läßt sich die Technik nicht ohne weiteres erforschen und wurde bis vor kurzem auch keiner wirklich wissenschaftlichen Bewertung unterzogen.

Unter den wenigen kontrollierten Studien findet sich die von Valentine (1993). Valentine untersuchte die Effekte der Alexander-Technik auf Lampenfieber. Sie achtete auf Erfahrungs-, Verhaltens- und physiologische Aspekte der Angst bei der Aufführung von Musik und stellte fest, daß durch Einüben der Alexander-Technik die Angst in Situationen mit geringem Streß zurückging. Diese Effekte ließen sich insgesamt jedoch nicht auf die viel stärker stressende Darbietungssituation übertragen.

Die Arbeit des Anatomen Adams (Adams & Hutton 1985, Adams et al. 1994) hat Folgen für Alexanders Haltungspostulate. Adams untersuchte die Auswirkungen von Handlungen, die eine physische Belastung für die Lendenwirbelsäule darstellen. Er stellte fest, daß eine leichte Beugung (d.h. Abflachung der Lendenwirbelsäule) mechanisch vorteilhaft ist, was Alexanders Vorstellungen über das Hinsetzen und die Affenstellung unterstützt.

Es besteht allerdings noch Forschungsbedarf auf physiologischem und auf psychologischem Gebiet. Bis dahin muß die Technik, mit Barlows Worten, weiterhin als Hypothese betrachtet werden (Barlow 1975).

Weiterführende Literatur

Alexander, F.M. 1932: The use of the self. Dutton, New York.

Barlow, W. 1975: The Alexander priciple. Arrow, London.

Gray, J. 1990: Your guide to the Alexander technique. Gollancz, London.

Leibowitz, J., Connington, B. 1990: The Alexander technique. Souvenir Press, London.

12 Differentielle Relaxation

Definition und Methoden

Der von Jacobson (1938) eingeführte Begriff der differentiellen Relaxation bedeutet in seinen eigenen Worten „das Minimum der zur Durchführung einer Handlung erforderlichen Spannung bei gleichzeitiger Entspannung anderer Muskeln" (Jacobson 1976). Die für eine Handlung (z.B. Schreiben) benötigten Muskeln weisen demnach idealerweise ein der Aufgabe entsprechendes, gerade ausreichendes Spannungsniveau auf, während die nicht direkt in die Handlung einbezogenen Muskeln entspannt sind. Während man also eine Seite schreibt, ist der Körper so entspannt wie möglich. Somit ist die differentielle Relaxation die alltägliche Anwendung der progressiven Relaxation.

Wir benötigen Muskelspannung zum leben. Sie ist zur Durchführung zielgerichteter Handlungen unersetzlich, für Jacobson „primär". Zielgerichtete Aktivitäten können allerdings von Muskelspannungen begleitet sein, die keinerlei Beitrag zum Resultat leisten („sekundäre Aktivität", z.B. Bewegungen der Gesichtsmuskulatur während des Schreibens). Die differentielle Relaxation bezweckt das Erkennen und Eliminieren jeder Sekundäraktivität und jeder übermäßigen Spannung der Muskulatur, die in die Durchführung einer primären Aktivität eingeschaltet ist.

Jacobsons Methode

Jacobsons Ansatz besteht in der Isolierung einer Aufgabe, der Spannungsreduktion bis unter das für die Aufgabe erforderliche Minimum und der schrittweisen Anhebung des Spannungsniveaus auf das zur Durchführung erforderliche Minimum. Ein Beispiel (Jacobson 1976):

> „Sie sitzen und halten ein offenes Buch in Ihrem Schoß. Nehmen Sie die Spannung so weit aus Ihrer Haltung, bis das Buch beinahe fällt. Entspannen Sie Ihre Augen und Sprechmuskeln so weit, daß Sie dem Text nicht mehr folgen können. Erhöhen Sie dann Schritt für Schritt die Spannung, bis das Buch sicher in Ihrem Schoß liegt und Sie die Worte sehen können ... Erhöhen Sie jetzt die Spannung so weit, daß Sie den Text verstehen können." ■

Etwas ähnliches kann auf die Aktivität des Schreibens angewandt werden:

> „Nehmen Sie einen Stift, um Ihren Namen aufzuschreiben, doch verwenden Sie so wenig Energie, daß Sie keinen Strich aufs Papier bekommen. Wiederholen Sie die Handlung mit ein wenig mehr Kraft. Setzen Sie diese allmähliche Steigerung der Kraft fort, bis Sie auf Ihre gewohnte Wiese schreiben können. Bleiben Sie entspannt. Sie kombinieren jetzt das effektive Resultat mit ökonomischem Kraftaufwand." ∎

Ein guter Zeitpunkt zur Testung sekundärer Spannungen ist das Öffnen der Morgenpost. Die Erwartungen und Befürchtungen über deren Inhalt können das Spannungsniveau weit über das für die leichte Aufgabe des Brieföffnens erforderliche Maß hinaus anheben.

Bernstein & Borkovecs Methode

In ihrem Handbuch zum progressiven Muskelentspannungstraining entwickeln Bernstein & Borkovec die Idee der differentiellen Entspannung (1973). Sie wählen drei Aspekte aus: Körperhaltung, Aktivitätsniveau und die Situation, in der eine Handlung stattfindet. Variationen dieser drei werden in einem Acht-Punkte-Schema erarbeitet, beginnend mit „Sitzen, nichts tun in einem ruhigen Raum" bis „Stehen, eine Handlung in betriebsamer Umgebung durchführen". Vier Punkte werden im Sitzen durchgeführt, während das Aktivitätsniveau und die Situation variiert werden. Die anderen vier Punkte erfordern eine stehende Position. Während der Durchführung der Aktionen werden die Teilnehmer aufgefordert, unter Verwendung von Entspannung auf Abruf (S. 94) auf Ihre Spannungsniveaus zu achten, um sich selbst zu entspannen.

Anwendungsbeispiele der differentiellen Entspannung

Schreibend am Tisch sitzen

> „Schreiben Sie einige Sätze, indem Sie gerade genug Kraft aufbringen, um die Tasten zu bedienen. Unterbrechen Sie, um die Spannung in Ihrem Körper zu prüfen. Wenn Sie Spannung finden, bringen Sie diese durch Entspannung auf Abruf (S. 94) oder durch stichwortvermittelte Entspannung (S. 111) zum Verschwinden. Schreiben Sie weiter, und prüfen Sie erneut auf Spannungen. Führen Sie ein Telefongespräch unter Beibehaltung einer entspannten Haltung. Wenden Sie gerade genug Spannung auf, um den Hörer zu festhalten." ∎

In den Supermarkt fahren

„Prüfen Sie eine Minute ihren Körper auf Spannungen, wenn Sie sich hinter das Steuer gesetzt haben. Machen Sie sich bewußt, welche Muskeln Sie zum Fahren benötigen. Wenn Sie auf übermäßige Spannungen in diesen Muskeln stoßen, entspannen Sie sie. Sorgen Sie dafür, daß jene Muskeln, welche Sie nicht zum Fahren benötigen, wie z.B. die Gesichtsmuskeln, entspannt sind. Halten Sie die Entspannung beim Lenken und Schalten, bis Sie das Geschäft erreichen. Stellen Sie das Fahrzeug ab und gehen Sie Richtung Eingang, wobei Sie jede Spannung in Gesicht und Schultern lösen. Nehmen Sie einen Einkaufswagen. Während Sie ihn herumfahren, prüfen Sie weiterhin Ihren Körper und entspannen Muskeln, die Sie nicht benötigen. Die benötigte Muskulatur wird nur mit dem erforderlichen Minimum an Spannung versehen. Machen Sie regelmäßig eine Pause, um Ihren Körper auf unnötige Spannungen zu überprüfen."

Den Garten umgraben

„Spüren Sie das Gewicht des Spatens, wenn Sie ihn aufnehmen, und wie rasch Sie die erforderliche Muskelkraft für seinen Gebrauch beurteilen. Erinnern Sie sich daran, daß Sie auch zuviel Kraft für derartige Aufgaben aufwenden können. Entspannen Sie Ihre Gesichtsmuskulatur beim Umgraben."

Stressende Situationen

Differentielle Relaxation läßt sich relativ leicht in Situationen anwenden, die keine Belastung darstellen, in stressenden Situationen ist es jedoch wesentlich schwieriger, z.B. wenn man eine Rede hält. Hier können zusätzliche Strategien, wie das gedankliche Durchspielen der Anforderung und der positive innere Dialog, abgerufen werden, um das Vermindern überschüssiger Spannungen zu erleichtern (siehe Kapitel 18).

Stehen und Gehen

Die Prinzipien der differentiellen Entspannung lassen sich auch auf die Haltungen beim Stehen und Gehen anwenden. Verschiedene Muskelgruppen wie die Rücken- und Beinmuskulatur halten den Körper in der Vertikalen und bewegen ihn vorwärts, während nicht involvierte Gruppen wie die Gesichtsmuskulatur entspannt werden können.

Die folgenden beiden Beispiele illustrieren dies:

Stehen

„Halten Sie Ihre Augen geöffnet. Stehen Sie barfuß, die Füße parallel und etwa 5 Zentimeter auseinander. Lösen Sie überschüssige Spannungen durch stichwort-vermitteltes Atmen. Öffnen Sie Ihre Knie, beugen und strecken Sie sie leicht, um zu spüren, wie das Gewicht gleichmäßig durch sie hindurch in die Füße fällt. Wiegen Sie sich ein wenig über den Knien vor und zurück, bis Sie eine angeneh-me Haltung für Ihre Hüfte gefunden haben. Spüren Sie, wie die Wirbelsäule über Ihre Hüfte hinausragt ... Spüren Sie, wie sie Ihren Kopf trägt. Lassen Sie Ihren Kopf so hoch steigen, wie er möchte. Nicken Sie leicht, um die beste Stellung zu finden. Entspannen Sie Ihre Gesichtsmuskulatur. Lassen Sie Ihre Arme zu beiden Seiten an ganz entspannten Schultern hängen. Ihr Körper fühlt sich entspannt und geschmeidig an. Genießen Sie es, in ihm zu stecken. Es sollte keine Kraft aufgewendet werden. Wenn Ihre Haltung so angenehm wie möglich ist, beachten Sie, was dieses Gefühl ausmacht." ∎

Gehen

„Um herauszufinden, welche Art des Gehens am meisten Kraft spart, versucht man verschiedene Gangmuster. Marschieren, Stechschritt und Zehengang sind natürlich künstliche Gangmuster. Das Experimentieren mit verschiedenen Stilen kann Ihnen jedoch helfen, besser zwischen natürlichen und unnatürlichen Formen zu unterscheiden, was Ihnen wiederum die Suche nach Ihrem persönli-chen, natürlichen Gangmuster erleichtert. Das eigene Gangmuster fühlt sich am angenehmsten an. Üben Sie es und genießen Sie es. Spüren Sie, wie sich Ihr gesamter Körper im Rhythmus Ihres Ganges entspannt. Fühlen Sie, daß die Muskulatur, die Sie vorantreibt, nicht mehr als nötig angespannt ist ... und daß Ihre Gesichts- und Schultermuskulatur entspannt ist." ∎

Voraussetzungen

Die differentielle Entspannung befaßt sich also mit der Minimierung von Span-nungsniveaus bei der Durchführung von Alltagsaufgaben. Es gibt zwei Voraus-setzungen: das Wissen um die für eine Handlung erforderlichen Muskelgruppen und die Fähigkeit zur Muskelentspannung.

Vergleich mit anderen Methoden

Die Alexander-Technik mit ihrem Konzept des harmonischen Gebrauchs (S. 143) basiert auf dem Prinzip der differentiellen Entspannung. Die entscheidenden

Elemente hierbei sind die richtigen Beziehungen zwischen Kopf, Nacken und Wirbelsäule, die dem Körper die Einnahme einer harmonischen und entspannten Haltung während Aktivität ermöglichen. Alexanders Anweisungen zum Hinsetzen und Aufstehen sind grundlegende Techniken der differentiellen Entspannung.

Mitchell (1987) befürwortet die differentielle Entspannung und fordert zur teilweisen Anwendung der Technik während der Durchführung einer Tätigkeit auf, z.B. Veränderungen der Gelenkstellung an Schulter und Kiefer beim Autofahren oder Schreiben. Ihre „Schlüssel" können auch als differentielle Technik angesehen werden, da sie auf das Lösen überschüssiger Spannungen bei spezifischen Bewegungen gerichtet sind (S. 139).

Poppens Mini-Entspannung (1988) ist eine weitere Variante der differentiellen Entspannung. Unbeteiligte Muskelgruppen nehmen entspannt aussehende Haltungen ein, z.B. die Beinmuskulatur beim Schreiben eines Briefes (S. 123).

Die differentielle Entspannung ist auch Bestandteil von Östs angewandter Entspannung (siehe Kapitel 8).

Weiterführende Literatur

Bernstein, D.A., Borkovec, T.D. 1973: Progressive relaxation training: a manual for helping professions. Research Press, Champaign, Illinois.

Jacobson, E. 1976: You must relax. Souvenir Press, London.

Öst, L.G. 1987: Applied relaxation: desription of a coping technique and review of controlled studies. Behaviour Research and Therapy, 25, 397-407.

13 Dehnübungen

Der Zweck von Dehnübungen

Eine Eigenschaft des Muskelgewebes ist seine Elastizität. Dehnübungen helfen, diese Elastizität zu behalten. Elastizität trägt nicht nur zu einer verbesserten Muskelfunktion bei, sondern bietet zusätzlich Schutz vor Verletzungen. Somit sind Dehnübungen vor anstrengenden sportlichen Aktivitäten nützlich.

Leichte Dehnübungen erhalten die Gelenkmobilität und fördern den Umsatz der Gelenkflüssigkeit. Diese Flüssigkeit umspült das Gelenk und ermöglicht reibungslose Bewegungen.

Dehnübungen lassen an den Wirbelgelenken die Zwischenwirbelscheiben, die bei Aktivität ihre Form ändern, zu ihrer urspünglichen Form zurückzukehren. Die Zwischenwirbelscheiben sind weiche Strukturen, deren Form durch Bewegungen der Wirbelsäule verändert wird. Beugung in eine Richtung drückt die Zwischenwirbelscheiben keilförmig zusammen. Die in ihnen enthaltene Flüssigkeit wird zum dicken Ende hin gepreßt. Wird eine Haltung für längere Zeit und unter Belastung gehalten (z.B. durch das eigene Körpergewicht), so verstärkt sich der Effekt (Twomey 1993). Dieser „Creep" genannte Effekt wird definiert als zunehmende Strukturdeformierung unter konstanter Belastung von Kräften, die nicht groß genug sind, einen dauerhaften Schaden zu verursachen (Kazarian 1975). Der Zustand korrigiert sich selbst, wenn der Körper wieder in seine normale Haltung zurückkehrt, doch dauert die Korrektur einige Zeit. Dehnübungen in die entgegengesetzte Richtung können dazu beitragen, das Risiko einer Schädigung zu verringern, da die Wirbelsäule in dieser Zeit verletzungsanfällig ist.

Deswegen sollte man unmittelbar nach langen Autofahrten, während derer es zum Creep kommt, schweres Heben vermeiden und nicht nur nach der Fahrt, sondern auch während der Fahrt in regelmäßigen Intervallen Dehnübungen durchführen (Twomey & Taylor 1987). Dehnübungen sind keine Garantie gegen Verletzungen, doch dienen sie der Risikominderung (siehe auch die Abschnitte Zurückbeugen und Hocken).

Nach langer Zeit in der gleichen Haltung führen wir unbewußt Dehnübungen aus. Der Körper scheint dies zu brauchen. Wir dehnen uns nach dem Schlafen, nach Schreibtischarbeit und nach längerer Arbeit in gebückter Haltung. Diese Tätigkeiten lösen ein Bedürfnis nach Körperdehnung aus. Subjektiv resultieren Dehnübungen in einem Gefühl der Erleichterung und Behaglichkeit.

Die hier geschilderten Dehnübungen sind in erster Linie zur Erzeugung von Wohlbefinden und Entspannung entwickelt worden. Ihre Reihenfolge richtet sich nach der Ausgangsposition.

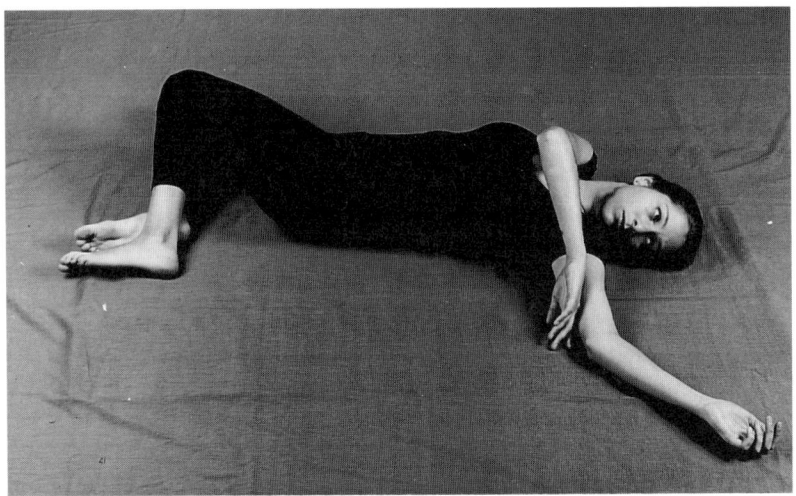

Abb. 13.1 Körperdrehungen

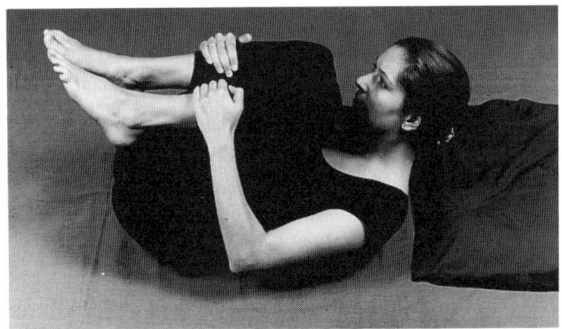

Abb. 13.2 Sich zusammenrollen

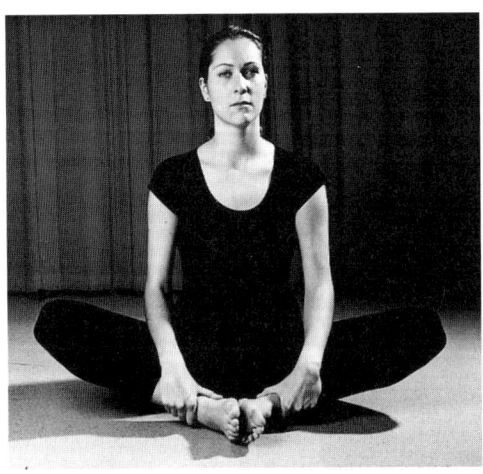

Abb. 13.3 Dehnung des Hüftgelenks

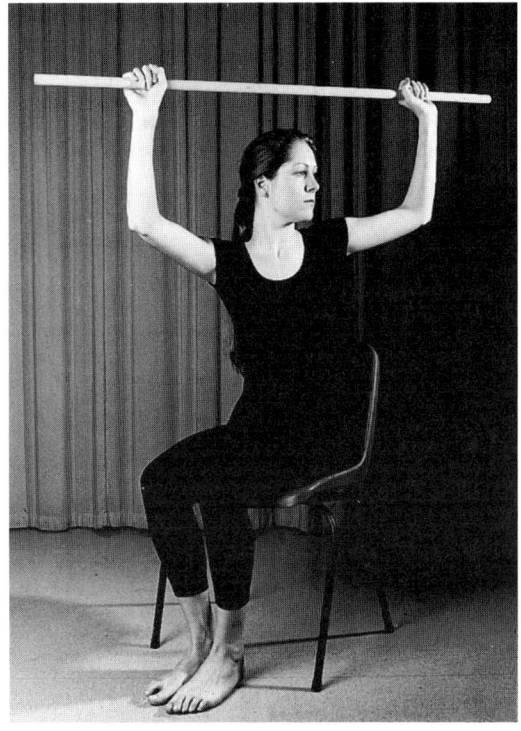

Abb. 13.4 Rumpf seitwärts drehen

Auf dem Fußboden

Eine Matte oder ein Teppich auf dem Fußboden ist der beste Untergrund für unsere Übungen. Gras oder fester Sand bieten ebenfalls die erforderliche Festigkeit. Ein Bett ist zu weich.

Körperdrehungen (Abb. 13.1)

„Legen Sie sich flach auf den Rücken. Beide Knie werden gebeugt. Die Fußsohlen werden flach auf den Boden gesetzt. Rollen Sie nun Ihre gebeugten Knie zu einer Seite. Rollen Sie sie so weit, wie sie rollen möchten. Bringen Sie gleichzeitig Arme und Kopf zur gegenüberliegenden Seite. Sie verdrehen Ihren Körper und dehnen damit eine Partie der schrägen Bauchmuskulatur. Die Dehnung soll angenehm für Sie sein. Halten Sie diese Stellung für einige Sekunden. Führen Sie Ihre Knie nun zurück in die Mittelstellung. Die Fußsohlen haften weiterhin auf dem Fußboden, die Arme liegen seitlich. Wiederholen Sie die Übung in der anderen Richtung." ∎

Sich zusammenrollen (Abb. 13.2)

„Liegen Sie flach auf dem Rücken. Ziehen Sie Ihre Knie hoch. Umfassen Sie sie mit Ihren Händen, und ziehen Sie sie langsam zu Ihrem Gesicht hin. Halten Sie Ihre Knie, lösen Sie den Zug. Wiederholen Sie die Übung einige Male." ■

Bestimmte Beschwerden des unteren Rückens reagieren gut auf diese beiden Übungen.

Dehnung des Hüftgelenks (Abb. 13.3)

„Setzen Sie sich auf den Fußboden (evtl. auf ein Kissen), und bringen Sie Ihre Beine in eine gebeugte Position, bei der die Knie zur Seite weisen. Ihre Fußsohlen werden gegeneinandergelegt. Umfassen Sie Ihre Knöchel, Ihre Unterarme ruhen auf den Oberschenkeln. Üben Sie leichten Druck auf Ihre Oberschenkel aus, langsam und vorsichtig. Machen Sie eine Pause. Nehmen Sie den Druck wieder zurück.
Sie sollten ein angenehmes Dehnungsgefühl in der Hüftregion verspüren. Allerdings variiert der Bewegungsspielraum im Hüftgelenk sehr stark. Vergleichen Sie sich daher nicht mit anderen Teilnehmern. Führen Sie die Übung nur so weit durch, wie Sie noch ein angenehmes Dehnungsgefühl verspüren und nicht weiter." ■

Sitzen

Es wird ein aufrechter Stuhl oder Hocker verwendet. Für die erste Übung wird außerdem ein langer Stock benötigt (z.B. ein Besenstiel).

Rumpf seitwärts drehen (Abb. 13.4)

„Setzen Sie sich so, daß Ihre Fußsohlen flach auf dem Boden stehen. Ergreifen Sie den Besenstiel mit den Händen. Der Zwischenraum zwischen den Händen beträgt 90 cm. Heben Sie Ihre Arme, so daß der Stiel sich gerade über Ihrem Kopf befindet (die Ellenbogen sind gebeugt). Wenden Sie Ihre obere Körperhälfte nach links. Dadurch wird der Stiel um etwa 90° bewegt. Gehen Sie mit der Dehnung so weit, wie es Ihnen angenehm ist. Überdehnen Sie nicht, und nehmen Sie nicht zu viel Schwung. Dann kehren Sie zu der Ausgangsposition zurück. Wiederholen Sie die Übung zur anderen Seite hin." ■

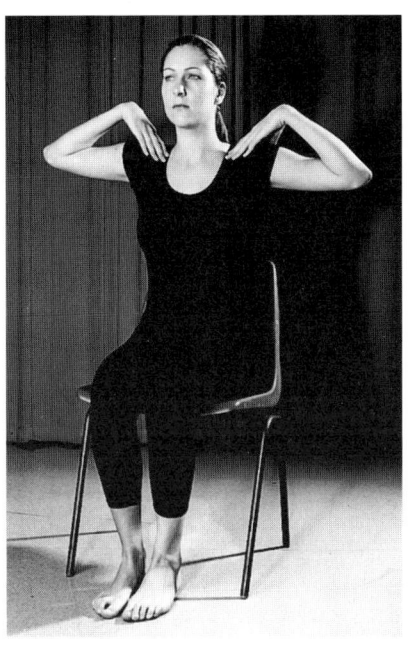

Abb. 13.5 Schulter kreisen

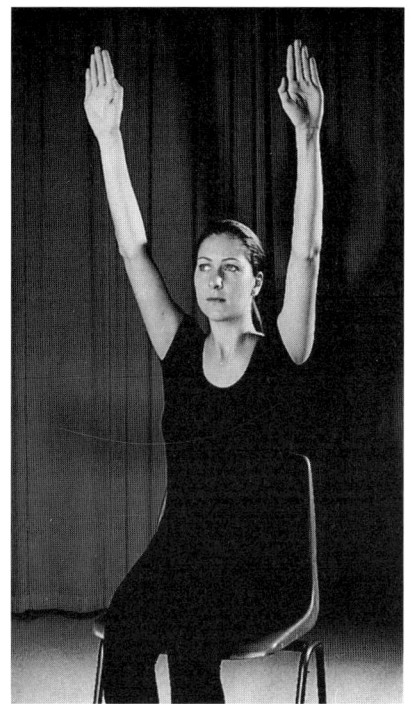

Abb. 13.6 Arme über den Kopf
strecken

Schulter kreisen (Abb. 13.5)

„Beugen Sie Ihre Ellenbogen und setzen Sie die Fingerspitzen auf die Schultern.
Ihre Ellenbogen beschreiben kleine Kreise in der Luft. Nach zwei oder drei
Drehungen brechen Sie ab und wiederholen die Übung in entgegengesetzter
Richtung."

Arme über den Kopf strecken (Abb. 13.6)

„Beugen Sie Ihre Ellenbogen und heben Sie Ihre Arme über den Kopf. Spüren
Sie, wie Sie die Luft über Ihnen mit den offenen Händen wegdrücken. Wenn Ihre
Ellenbogen ausgestreckt sind, breiten Sie Ihre Arme seitwärts aus und senken Sie
sie an den Seiten herab. Lassen Sie sie schlaff herabhängen. Wiederholen Sie dies
ein- oder zweimal."

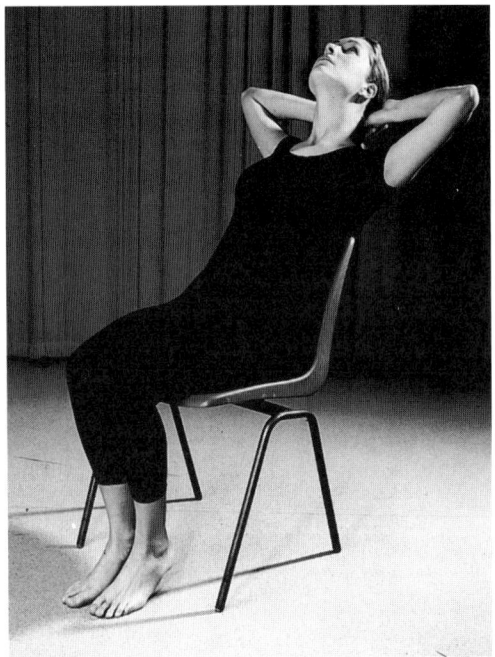

Abb. 13.7 Kopf nach hinten drücken

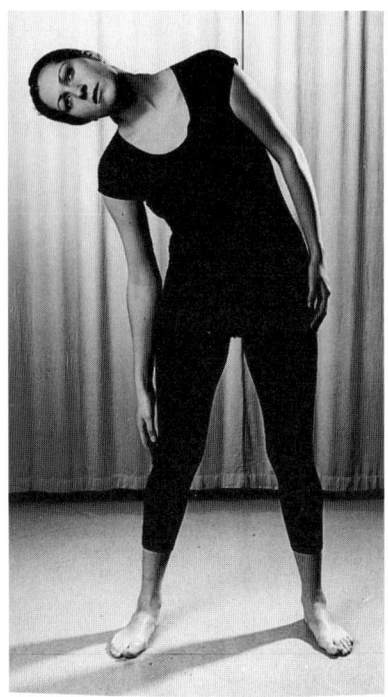

Abb. 13.8 Rumpf seitwärts beugen

Kopf nach hinten drücken (Abb. 13.7)

„Verschränken Sie Ihre Hände hinter dem Kopf und beugen Sie den Oberkörper nach hinten, während Sie den Kopf gegen Ihre Hände pressen. Achten Sie darauf, sich nicht zu weit zurückzulehnen, wenn Sie in einem leichten Stuhl sitzen. Bringen Sie Ihren Körper nun wieder in die vertikale Position zurück." ∎

Stehen

Rumpf seitwärts beugen (Abb. 13.8)

„Sie stehen mit leicht gespreizten Beinen und seitlich angelegten Händen. Beugen Sie Ihren Körper zur Seite, so daß er sich gut dehnt. Kehren Sie in die aufrechte Position zurück und wiederholen Sie die Übung zur anderen Seite hin." ∎

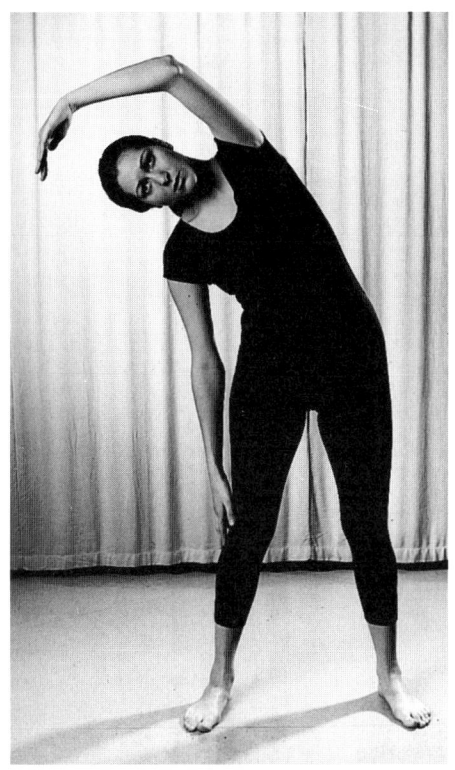

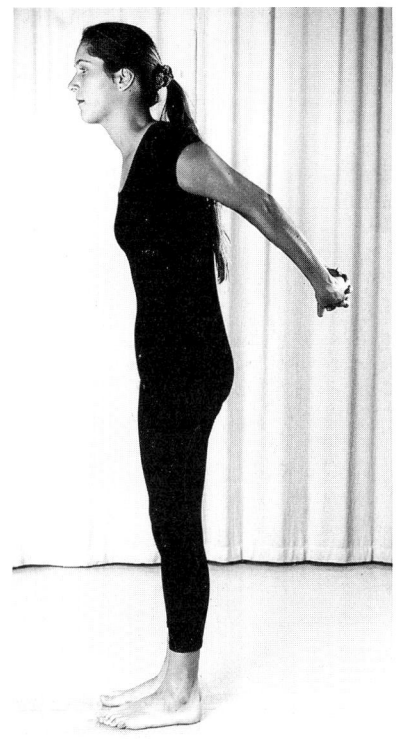

Abb. 13.9 Arm und Rumpf seitwärts beugen

Abb. 13.10 Arme zurückstrecken

Arm und Rumpf seitwärts beugen (Abb. 13.9)

„Diese Übung gleicht der vorherigen, mit der Ausnahme, daß die Seitwärtsbeugung mit einer Hand über dem Kopf durchgeführt wird. Führen Sie in beiden Richtungen eine leichte Dehnung durch." ∎

Arme zurückstrecken (Abb. 13.10)

„Falten Sie Ihre Hände hinter dem Rücken, und strecken Sie Ihre Ellenbogen, während Sie gleichzeitig Ihre Schultern nach hinten ziehen. Spüren Sie die Dehnung in der Schulter, aber übertreiben Sie es nicht. Entspannen Sie dann Ihre Arme und wiederholen Sie die Übung." ∎

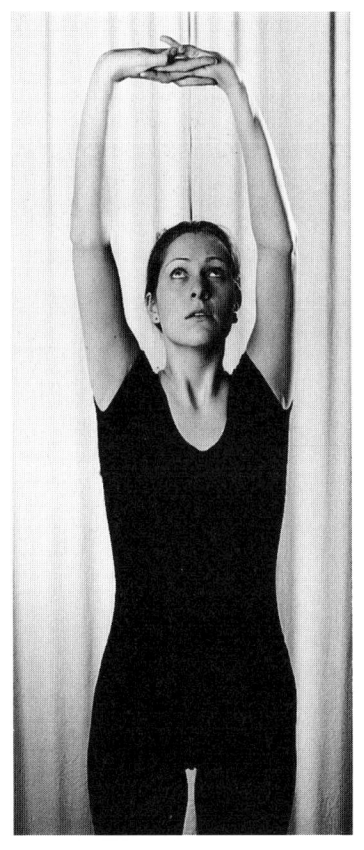

Abb. 13.11 Arme nach oben strecken

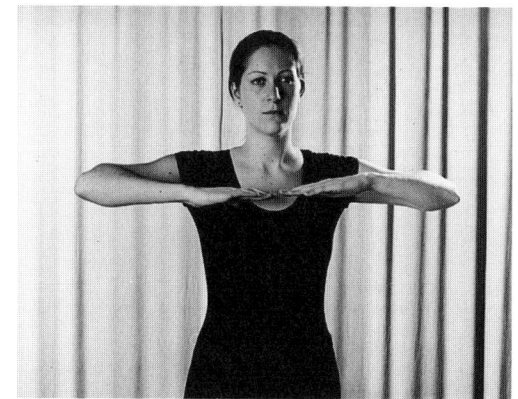

Abb. 13.12 Arme zur Seite strecken 1

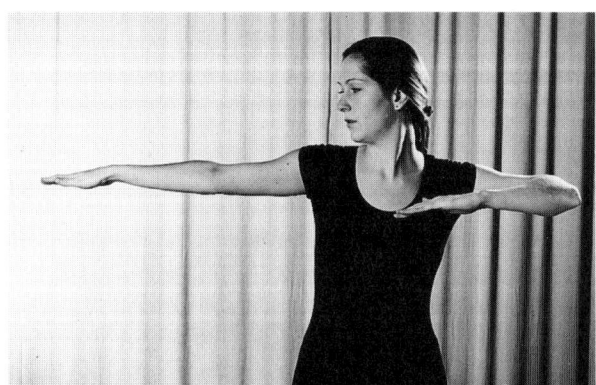

Abb. 13.13 Arme zur Seite strecken 2

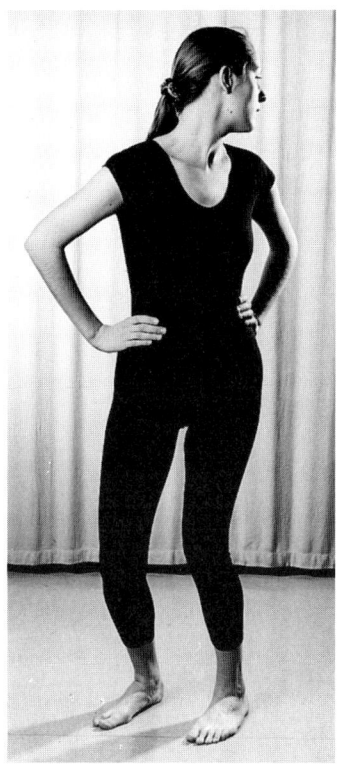

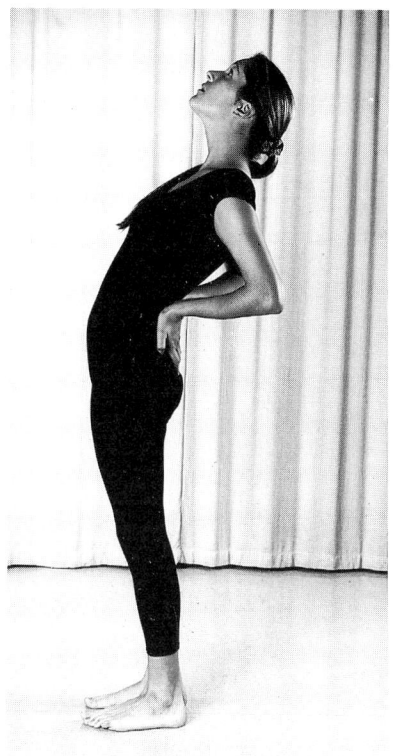

Abb. 13.14 Rumpf seitwärts drehen

Abb. 13.15 Rumpf nach hinten beugen

Arme nach oben strecken (Abb.13.11)

„Stehen Sie mit geschlossenen oder leicht gespreizten Beinen. Falten Sie Ihre Hände und heben Sie Ihre Arme über den Kopf. Wenn Sie die Ellenbogen strecken, wenden Sie Ihre Handflächen der Decke zu. Halten Sie diese Position für einige Sekunden, und senken Sie dann wieder die Arme.“ ■

Arme zur Seite strecken (Abb. 13.12 und 13.13)

„Stehen Sie mit leicht gespreizten Beinen. Ihre Ellenbogen sind gebeugt und die Arme bis auf Schulterniveau angehoben. Schwenken Sie einen Arm langsam zur Seite, wobei Sie auch Ihren Ellenbogen strecken. Kehren Sie in die gebeugte Position zurück und wiederholen Sie die Übung mit dem anderen Arm.“ ■

Die vorangegangenen fünf Übungen eignen sich besonders für Personen, die an einem Schreibtisch oder einer Werkbank arbeiten. Die letzten beiden Übungen können auch im Sitzen durchgeführt werden.

Rumpf seitwärts drehen (Abb. 13.14)

„Sie stehen. Ihre Hände liegen auf den Hüften. Beugen Sie leicht Ihre Knie und wenden Sie Ihren Oberkörper nach links. Spüren Sie die angenehme Dehnung und kehren Sie wieder in die Ausgangsposition zurück. Wiederholen Sie dies auf der anderen Seite."

Rumpf nach hinten beugen (Abb. 13.15)

„Legen Sie Ihre Handflächen auf die knöchernen Strukturen auf beiden Seiten Ihrer lumbalen Wirbelsäule. Nutzen Sie diesen Punkt als Hebel und beugen Sie sich nach hinten. Aber nur so weit, wie es für Sie angenehm ist. Kehren Sie dann wieder in die aufrechte Position zurück. Wiederholen Sie die Übung. Wenn Sie sich schwindlig fühlen, halten Sie Kopf und Augen bei der Durchführung nach vorn gerichtet."

Diese Übungen sind hilfreich während langer Autofahrten, beim Fegen, beim Staubsaugen und wenn man sich über einen Tisch lehnt, z.B. um Papiere zu sortieren.

Hocken (Abb. 13.16)

„Nehmen Sie eine hockende oder kauernde Haltung ein. Der Kopf ist gesenkt. Halten Sie diese Position während 10 bis 20 Sekunden. Wenn möglich, stellen Sie Ihre Füße flach auf den Boden. Ansonsten hocken Sie auf den Zehen, was den meisten Personen möglich ist."

Hierbei handelt es sich um eine weitere Übung, die der Lendenwirbelsäule bei Pausen während langer Autofahrten Erleichterung verschaffen kann. Die Übung ist weniger auffällig, wenn der Fahrer so tut, als untersuche er seine Autoreifen. Die kauernde Stellung scheint eine allgemein günstige Wirkung auf den Rücken zu haben. Menschen, die gewohnheitsmäßig diese Haltung einnehmen, leiden selten unter Bandscheibendegenerationen (Fahrni & Trueman 1965). Die Stellung eignet sich jedoch nicht für Personen mit Kniebeschwerden.

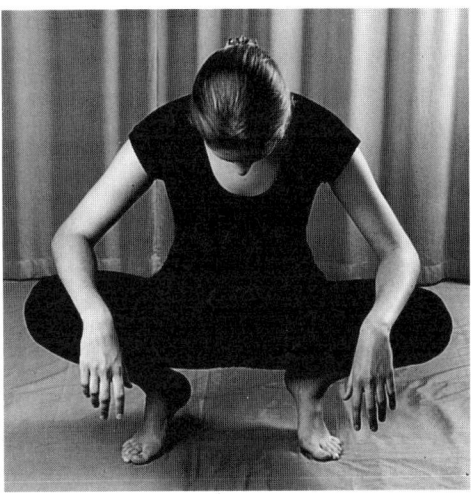

Abb. 13.16 Hocken

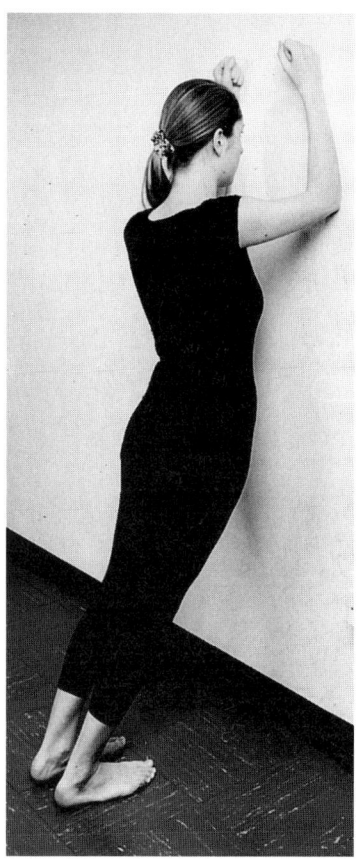

Abb. 13.17 Wadendehnung

Wadendehnung (Abb. 13.17, Read 1984)

„Streifen Sie Ihre Schuhe ab und stellen Sie sich im Abstand von etwa 30 cm mit dem Gesicht zur Wand. Ihre Füße stehen parallel und 10 cm auseinander. Heben Sie Ihre Arme und legen Sie die Unterarme senkrecht gegen die Wand an. Verlagern Sie Ihr Körpergewicht auf die Unterarme. Lassen Sie Ihre Hüfte nach vorne gleiten, wobei die Fersen auf dem Boden und die Knie gestreckt bleiben.

Sie spüren nun eine Dehnung der Wadenmuskulatur. Diese sollte angenehm sein, keine Folter. Spüren Sie keine Dehnung, dann nehmen Sie Ihre Füße noch ein Stück zurück. Halten Sie die Dehnung der Waden für etwa 5 Sekunden, und lösen Sie sie dann. Wiederholen Sie diese Übung einige Male." ◾

Diese Übung wird auch vor sportlichen Aktivitäten ausgeführt, um Zerrungen vorzubeugen.

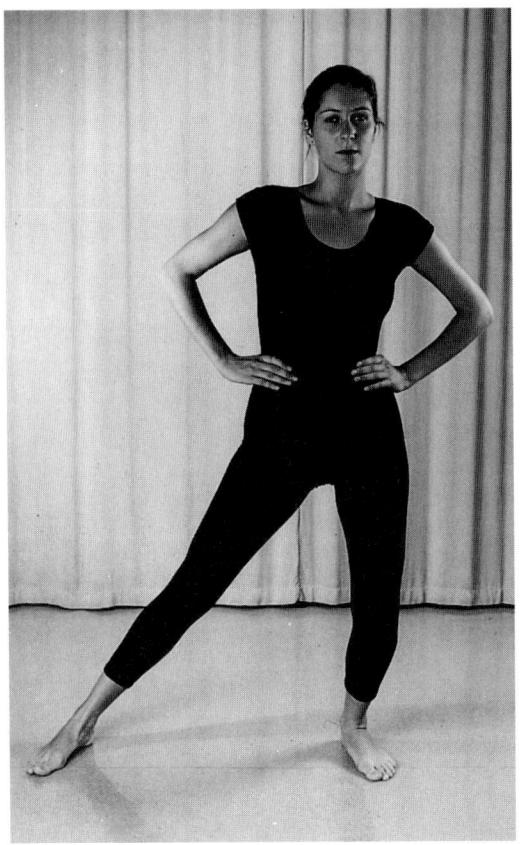

Abb. 13.18 Dehnung der Oberschenkelinnenseite (Adduktoren)

Dehnung der Oberschenkelinnenseite (Adduktoren) (Abb. 13.18)

„Ihre Füße stehen etwa einen halben Meter auseinander. Die Hände liegen auf Ihren Hüften. Verlagern Sie Ihr Gewicht auf das linke Knie und beugen Sie es leicht. Dadurch werden die rechten Adduktoren gedehnt. Halten Sie diese Position etwa 5 Sekunden, und lösen Sie dann die Dehnung. Wiederholen Sie die Bewegung. Führen Sie die Übung dann auf der rechten Seite durch."

Diese Übung schützt die Adduktoren bei sportlicher Aktivität.

Komplikationen bei Dehnübungen

1 Manchmal dürfen Teilnehmer bestimmte Übungen aus medizinischen Gründen nicht durchführen. Ärztliche Anordnungen haben immer Vorrang.

2 Dehnungen sollten immer behutsam und ohne Zerren durchgeführt werden. Keine der Übungen sollte zu irgendeinem Zeitpunkt unangenehm sein. Eine unangenehme Übung soll beendet werden. Gründe für mögliche Beschwerden sind:
a. Die Übung wurde übertrieben;
b. Es besteht eine angeborene eingeschränkte Gelenkfunktion;
c. Es liegt eine beginnende Erkrankung vor.

3 Wie oft eine Übung wiederholt wird, liegt im Ermessen der übenden Person. Nur sie weiß, ob sie von weiteren Dehnungen profitiert.

4 Während Gruppenarbeit ist oft zu beobachten, daß Konkurrenz um das beste Ausführen von Übungen entsteht. Viele kleinere Verletzungen ergeben sich dadurch, daß Teilnehmer sich durch ihren - vielleicht älteren - Nachbarn herausgefordert fühlen, der sie in den Schatten stellt. Oft denken Menschen auch, sich selbst etwas beweisen zu müssen. Dies ist immer ein Denkfehler. Die einzige „Pflicht" des Einzelnen ist es, dafür zu sorgen, daß sein Körper sich so wohl wie möglich fühlt.

14 Leibesübungen

Es ist allgemein bekannt, daß Leibesübungen unserem Wohlbefinden und unserem Seelenfrieden zuträglich sind. Daher darf in einem Buch über Entspannungstechniken ein Kapitel über Leibesübungen nicht fehlen. Da jedoch die Arbeit in kleinen Gruppen gewöhnlich keine Gelegenheit zur Durchführung der nachfolgend beschriebenen Übungen bietet, werden die zahlreichen existierenden Formen der Leibesübungen nicht im einzelnen beschrieben. Dennoch kann das Thema in einer Gruppe behandelt werden, insbesondere wenn besprochen wird, wie sportliche Übungen dauerhaft in das Leben von bisher inaktiven Teilnehmern eingefügt werden können. Die Teilnehmer werden ermutigt, selbst eine Übung auszusuchen, da das Ausmaß des Wohlbefindens eng mit dem Vergnügen an der Leibesübung zusammenhängt.

In diesem Kapitel werden zunächst die Empfehlungen hinsichtlich des Trainings diskutiert. Dann werden die Effekte der sportlichen Betätigung auf das kardiovaskuläre System, auf Knochen, Muskeln, Bänder, Gelenke und auf die Psyche untersucht. Schließlich werfen wir einen Blick auf mögliche Komplikationen.

Empfehlungen für Leibesübungen

Alle Untersuchungen zu den gesundheitsfördenden Effekten von Leibesübungen bei gesunden Menschen haben sich in den letzten vier Jahrzehnten auf drei Punkte konzentriert, nämlich Intensität, Dauer und Häufigkeit. Intensität hängt mit der Vorstellung zusammen, daß zur Verbesserung von Fitness ein minimales Aktivitätsniveau erforderlich ist. Dieses Niveau steht in direkter Beziehung zu der maximalen Leistungsfähigkeit eines Menschen oder zu seiner Herzfrequenz in Abhängigkeit von seinem Alter. Die empfohlene Übungsdauer schwankt zwischen 20 und 60 Minuten ohne Unterbrechung, während die optimale Häufigkeit bei drei- bis fünfmal wöchentlich liegt. Weniger läßt keinen adäquaten Vorteil erwarten und mehr führt zu vernachlässigbaren zusätzlichen Effekten (American College of Sports Medicine 1991).

Dieser Zugang bildet die Grundlage für die Empfehlungen des National Fitness Survey in Großbritannien (Allied Dunbar National Fitness Survey 1992). Zur Verbesserung der Form gesunder Menschen sollten Leibesübungen wie folgt beschaffen sein:

- Rhythmisch, wie Gehen, Laufen oder Schwimmen, wobei auch die meisten großen Muskeln des Körpers beansprucht werden (aerobes Training) (Tabelle 14.1).
- Allmählich beginnend (Intensität und Dauer) und in kleinen Schritten zunehmend, wobei jede Phase 8 bis 10 Wochen dauern soll.
- Mäßig kraftaufwendig und nicht zu intensiv; der Teilnehmer sollte schwitzen und nur für kurze Zeit außer Atem sein (Tabelle 14.2).
- Bei einem stetigen Puls von 60 bis 80% der maximalen Herzfrequenz des Teilnehmers.
- Dauer: mindestens 20 Minuten.
- Durchführung regelmäßig, d.h. dreimal wöchentlich.

Die maximale Herzfrequenz kann mit 220 minus Alter angesetzt werden. Demnach ist für eine 40jährige Person die geschätzte maximale Herzfrequenz 180, wovon 60 bis 80%, also 108 bis 144, während des Trainings zur Verbesserung der Form gehalten werden sollten.

Weniger durchtrainierte Personen können von 200 statt von 220 ausgehen. Personen in ärztlicher Behandlung sollten zunächst ihren Arzt um Rat fragen.

Die erwähnten Intensitätsniveaus, die ursprünglich vom American College of Sports Medicine formuliert wurden, werden heute als zu hoch eingestuft. Man empfiehlt lieber 40 bis 60% (American College of Sports Medicine 1991). Zusätzlich wird daran erinnert, daß sich diese Werte auf gesunde Personen beziehen.

Allerdings wird das Erreichen eines minimalen Intensitätsniveaus nicht unbedingt als wichtig angesehen. Manche Untersucher meinen, daß die insgesamt verbrauchte Energie eines Tages zur Verbesserung der Form ebenso geeignet ist, wie

Tabelle 14.1 Aerobes und anaerobes Training

aerobe Übungen
Zu den aeroben Trainingsformen gehören rhythmische Aktivitäten wie Langlauf, Schwimmen, Gehen, Joggen, Tanzen und Radfahren. Nach der Definition des Royal College of Physicians (1991) beinhaltet aerobes Training „wiederholte Kontraktionen der großen Muskelgruppen mit einem maximalen Energieverbrauch von 60% der Maximalkapazität ... über einen längeren Zeitraum innerhalb des verfügbaren Sauerstoffvorrates". Das Ergebnis ist eine größere Muskelausdauer.

anaerobe Übungen
Diese bestehen aus Arbeit von hoher Intensität und kurzer Dauer. Der Sauerstoffbedarf ist so groß, daß eine anaerobe Stoffwechsellage erforderlich wird. Hierzu gehören Springen, Sprinten und Liegestütz. Anaerobe Aktivitäten beinhalten auch isometrische Muskelarbeit (Kontraktionen ohne Verkürzung des Muskels) wie Gewichtheben. Die Übung führt zu Kompressionen der Muskelarterien und somit zur Reduktion der Blut- und Sauerstoffversorgung des Muskelgewebes (Royal College of Physicians 1991). Ein derartiges Training stärkt die Muskulatur.

die Intensität von Leibesübungen. Außerdem unterscheide sich die durch dreizehnminütige Übungsphasen erlangte Form nicht von der Form, die man mit einer 30minütigen Übung erlangt (Blair et al. 1992).

Leibesübungen und Kreislauf

Inaktivität kann das entstehen von Koronarerkrankungen begünstigen. Dieser Faktor kann so bedeutend sein, daß manche Untersucher sogar von einer Verdopplung des Erkrankungsrisikos sprechen (Powell et al. 1987). Andererseits führt regelmäßiges, dynamisches Training zu einer allgemeinen Senkung der Herzfrequenz. Der myokardiale Sauerstoffbedarf ist somit verringert und die Trainingstoleranz erhöht (Royal College of Physicians 1991).

In einem gut trainierten Körper kommt es zu Veränderungen des peripheren vaskulären Systems, die es der Willkürmuskulatur gestatten, ihre Funktion auch mit einem niedrigeren Blutfluß zu erhalten. Das Blut wird also erst bei einem höheren Aktivitätsniveau aus den Organen abgezogen, wodurch der Kreislauf weniger belastet wird als vorher (Royal College of Physicians 1991).

Tabelle 14.2 Trainingsgrade (nach Allied Dunbar National Fitness Survey 1992)

intensiv
Aktivitäten, bei denen eine Person atemlos wird und stark schwitzt. Hierzu gehören Squash, Fußball, Tennis, Langstreckenschwimmen und Langstreckenlaufen, Radfahren auf schwierigem Terrain und schwere aerobe Trainingsformen.
mittel
Hierzu gehören (außer Squash) die gleichen Aktivitäten, allerdings unterbricht die Person kurz vor Atemlosigkeit und starkem Schwitzen. Es umfaßt weniger anstrengende Aktivitäten wie Golf, Gesellschaftstanz, Tischtennis, Gartenarbeit und ausgedehnte Wanderungen, die aber bis zu Atemlosigkeit und Schwitzen durchgeführt werden können.
leicht
Einige der aufgeführten Aktivitäten wie Golf, Gesellschaftstanz und Tischtennis werden weniger kraftaufwendig durchgeführt. Ebenso gehören hierzu Angeln, Darts, Billard, Bowling, Unkraut jäten, Pflanzen, leichte Heimarbeit und lange Spaziergänge.

Der Wert von Leibesübungen wird durch die Ergebnisse des National Fitness Survey (Allied Dunbar National Fitness Survey 1992) unterstrichen. Bei 15% der Frauen über 54, die nie einer Freizeitaktivität nachgegangen waren, wurden Herzerkrankungen, Angina pectoris oder Kurzatmigkeit festgestellt gegenüber 3% bei Frauen, die sich während $3/4$ ihres Erwachsenenlebens sportlich betätigt hatten. Bei Männern ergaben sich die Werte 21% gegenüber 14%.

Allerdings ist nicht klar, wieviel Training bei Gesunden zum Schutz vor Koronarerkrankungen erforderlich ist. Die Autoren sind unterschiedlicher Auffassung. Manche Untersuchungsergebnisse deuten darauf hin, daß nur intensives Training einen positiven Effekt besitzt (Morris et al. 1990). Andere verweisen auf die Vorzüge eines mittleren Trainings. So stellten Paffenberger et al. (1986) fest, daß 5 Stunden wandern 3 $1/2$ Stunden Laufen entspricht. Die Empfehlung einer täglichen Wanderung von 30 bis 60 Minuten spiegelt diese Ansicht wieder. Nach Blair et al. (1989) erreichen die meisten Menschen hiermit ein gesundes Fitness-Niveau. Auch leichte Aktivitäten haben einen positiven Effekt auf die Gesundheit (US Preventive Services Task Force 1989).

Die Untersucher sind sich jedoch darin einig, daß regelmäßige Leibesübungen nur dann einen vorbeugenden Effekt auf Koronarerkrankungen haben, wenn sie bis ins mittlere Lebensalter beibehalten werden (Paffenberger et al. 1986, Morris et al. 1990).

Leicht erhöhter Blutdruck

Leibesübungen haben sich außerdem bei leichter und mittelgradiger Hypertonie als vorteilhaft erwiesen. Eine Studie an Personen mit einem Ruheblutdruck von 148/99 mmHg erreichten eine Senkung von 11/9 mmHg durch dreimal wöchentliche, 45minütige Leibesübungen bei 60 bis 70% der maximalen Herzfrequenz. Wurden diese Aktivitäten bis zur täglichen Anwendung gesteigert, betrug die Blutdrucksenkung 16/11 mmHg (Nelson et al. 1986).

Diese Ergebnisse entstanden bei Übungen von relativ hoher Intensität. Blair et al. (1992) weisen darauf hin, daß auch eine niedrigere Trainingsintensität wirksam ist (50 bis 60% der Maximalkapazität). Er hält es sogar für möglich, daß die niedrigeren Niveaus effektiver sind.

Knochen

Mineralgehalt der Knochen und Leibesübungen

Der Mineralgehalt der Knochen unterliegt nach seinem Maximum in den frühen Dreißigern einem stetigen Rückgang. Bei Frauen kommt es aufgrund der rückläufigen Östrogenproduktion in den ersten 5 Jahren nach der Menopause zu einem starken Abfall des Mineralgehaltes, der sich in abgeflachter Form bis ins hohe Alter fortsetzt.

Der Mineralgehalt des Knochens wird definiert als Calcium-Konzentration pro Volumeneinheit. Dieser Wert unterliegt insbesondere zwei Einflüssen, nämlich dem Maximalgehalt in jungen Jahren und der Verlustrate während der mittleren und späten Lebensjahre. Neuere Forschungsergebnisse weisen darauf hin, daß Umwelteinflüsse etwa für die Hälfte der Schwankung des Mineralgehaltes bei Frauen verantwortlich sind (Krall et al. 1993). Dies legt nahe, daß Faktoren wie Ernährung und Leibesübung für die Knochenmasse des Mädchens und der jungen Frau eine Rolle spielen (Snow-Harter et al. 1992). Es wurde empfohlen, Ernährung und Leibesübung auch zur Vorbeugung des Knochenabbaus in späteren Jahren einzusetzen

Untersuchungen an Frauen nach der Menopause haben gezeigt, daß der Verlust an Knochenmineral durch dreimal wöchentliche Leibesübungen beeinflußt werden kann. Eine vergleichende Untersuchung fand signifikante Unterschiede zwischen der trainierenden und der nicht-trainierenden Gruppe, was auf einen Zusammenhang zwischen Leibesübung und Knochendichte schließen läßt. Keine Unterschiede konnten zwischen den Effekten regelmäßiger 30minütiger aerober Aktivität (Wandern, Tanzen oder Jogging) und aerober Aktivität mit anschließendem Krafttraining (10 Kontraktionen pro Muskelgruppe) festgestellt werden (Chow et al. 1987).

Andere Untersuchungen zeigen, daß die Knochendichte bei Frauen im mittleren und hohen Lebensalter durch Leibesübungen sogar gesteigert werden kann. Eine Untersuchung von Krolner et al. (1983) zeigte, daß systematisches körperliches Training mit einer Erhöhung der vertebralen Knochendichte bei postmenopausalen Frauen einhergeht. Eine Stunde Wandern sowie zweimal wöchentlich Leibesübungen während 8 Monate resultierten in einer Erhöhung der Knochendichte von 3,5% in der Übungsgruppe, während die (inaktive) Kontrollgruppe im gleichen Zeitraum einen Rückgang um 2,7% verzeichnen mußte. Es ist interessant, diese Trainingseffekte mit der Wirkung einer Östrogen- und Progesterontherapie zu vergleichen, wobei unter einjähriger kontinuierlicher Substitution eine Zunahme der Wirbelknochendichte von 6,4% erreicht wurde (Munk-Jensen et al. 1988).

Leibesübungen bieten während des ganzen Lebens einen gewissen Schutz vor einem Mineralisationsrückgang. Bei Frauen der gleichen Altersgruppe ist die Knochendichte bei wenigstens dreimal wöchentlichem Training höher als bei inaktiven Frauen, ganz gleich ob sie 20 oder 80 Jahre alt sind (Talmage et al. 1986).

Weitere Vorteile von Leibesübungen werden von Law et al. genannt (1991). Er schätzte, daß Training das Risiko eines Hüftbruchs um mindestens die Hälfte reduzieren kann. Dies deutet darauf hin, daß Inaktivität einen entscheidenden Anteil an der großen Zahl von Hüftfrakturen in den letzten Jahrzehnten hatte.

Art des Trainings

Eine weitere Frage ist die nach der richtigen Übung zum Erhalt der Knochendichte. Obwohl isometrische Kontraktionen (z.B. 3 bis 6 Wochen lang sechsmal täglich Quetschen eines Tennisballs) die Knochendichte im Radius erhöht haben (Beverly et al. 1989), wird hinsichtlich des Radius eine besondere Wirkung durch Training mit längsgerichteten Kräften erzielt (z.B. Gewichtheben, Astrand & Rodahl 1986). Das bedeutet, daß Schwimmen und Radfahren weniger effektiv sind als Wandern, Jogging und Tanzen.

Der Vorteil von Gewichthebeübungen bezieht sich lediglich auf die Knochendichte. Schwimmen und Radfahren haben wesentliche Vorteile für andere Organe.

Muskeln, Bänder und Gelenke

Muskeln, Bänder und Gelenke profitieren ebenso von Leibesübungen wie die Knochen. Die Muskulatur wird durch aerobes Training ausdauernder, durch isometrisches Training kräftiger und durch Dehnungsübungen elastischer.

Regelmäßiges Training stärkt die Ansätze der Sehnen und Bänder an den Knochen. Ferner fördert es den Stoffwechsel im Gelenkknorpel und läßt ihn so seine Dicke behalten, was wiederum die Belastung für die knöcherne Gelenkoberfläche abpolstert. Die das Training begleitenden Gelenkbewegungen erhöhen den Synovialfluß und halten das Gelenk in Form. Werden Gelenke nicht in ihrem vollem Ausmaß beansprucht, vermindert sich ihr Flüssigkeitsgehalt. Somit konnte gezeigt werden, daß Inaktivität einen Beitrag zur Entstehung einer Osteoarthrosis liefert (Alexander 1989).

Die für das Gelenk günstige Bewegungsform ist die aktive, unbelastete Bewegung über das gesamte Bewegungsausmaß.

Psychologische Aspekte von Leibesübungen

Training scheint eng mit psychischer Gesundheit verknüpft zu sein. Psychologische Untersuchungen legen nahe, daß regelmäßige Leibesübungen zu allgemeinem Wohlbefinden führen. Teilnehmer berichteten über abnehmende Spannung, verminderte Müdigkeit und Aggression und über ein Verschwinden von depressiver Verstimmung und Schlaflosigkeit (Royal College of Physicians 1991). Zu den psychologischen Vorteilen des Trainings gehört die Loslösung von Sorgen, ein Gefühl von Leistung, verbesserter körperlicher Erscheinung und Freude durch die angenehme Umgebung, in der die Übungen stattfinden (Royal College of Physicians 1991).

Das National Fitness Survey (Allied Dunbar National Fitness Survey 1992) stellte fest, daß Menschen, die regelmäßig und intensiv körperlich aktiv sind, sich besser fühlen als inaktive Personen, während Hughs (1984) bemerkte, daß körperlich aktive Personen über eine höhere Selbstachtung verfügen als inaktive.

Es ist klar erkennbar, daß moderates Training Angst und Niedergeschlagenheit vermindert. Martinsen (1990) hat nach Durchsicht der Literatur gezeigt, daß regelmäßiges aerobes Training die Behandlung einer leichten bis mäßigen depressiven Verstimmung unterstützt und dabei nicht signifikant weniger effektiv ist als andere Behandlungsformen. Die Aktivität in der kontrollierten Studie von Martinsen et al. (1985) bestand dreimal wöchentlich aus einstündigen Übungen. Die therapeutischen Effekte von moderatem Training treten auch bei Angst auf, obwohl zu diesem Thema weniger kontrollierte Studien existieren. Allerdings scheint generalisierte Angst eher auf Training anzusprechen als Platzangst und Panikstörungen. Es konnte ebenfalls gezeigt werden, daß körperliche Aktivität und Training das individuelle Potential zur Bewältigung alltäglicher emotionaler Stressoren erhöhen (Brooke und Long 1987).

Sowohl aerobes als auch anaerobes Training haben günstige psychologische Effekte (De Coverley Veale 1987). Nach einer Phase mäßiger Aktivität verändert sich durch regelmäßiges Training die Stimmung: Niedergeschlagenheit, Angst und Ärger gehen zurück. Dieser stimmungsaufhellende Effekt, der 2 bis 6 Stunden lang andauern kann, wird mit dem erhöhten Endorphinspiegel (endogenes Morphin) in Zusammenhang gebracht, der durch ein moderates Training entsteht (Ransford 1982, Sime 1990, Royal College of Physicians 1991).

Komplikationen bei Leibesübungen

Bevor einer Person Leibesübungen empfohlen werden, sollten auch die Gefahren bedacht werden. Die Aktivität kann exzessiv sein und die Leistungsfähigkeit der Person übersteigen. In den Übungssitzungen gab es Fälle von Muskel- und Sehnenverletzungen und sogar Todesfälle. Es ist deshalb wichtig, die Aktivität innerhalb sicherer Grenzen zu belassen. An folgende Punkte sollte man immer denken:

1. Leibesübungen sollten bei (möglichen) Krankheiten kein Ersatz für ärztliche Hilfe sein. Personen mit kardiovaskulären Störungen sollten zuerst ihren Arzt konsultieren.
2. Für Menschen mittleren oder hohen Alters ist eine ärztliche Untersuchung wesentliche Voraussetzung, bevor mit Leibesübungen von ungewohnter Intensität begonnen wird, da sonst beim Vorliegen unerkannter kardialer Störungen ein großes Risiko besteht.
3. Jedes Trainingsprogramm sollte nur allmählich gesteigert werden, um den Organen die Gelegenheit zu geben, sich an die neuen Erfordernisse anzupassen. Für den Anfang sind Wandern und Schwimmen geeignet. Ungewohnt anstrengende Aktivitäten sind potentiell gefährlich.
4. Jedem Training sollte eine Aufwärmphase vorangehen, um die Muskulatur auf die kommende Aktivität vorzubereiten (Safran et al. 1989). Normalerweise geschieht dies in Form von Dehnungen und leichten Aktivitäten, wie auf der Stelle laufen. Dadurch werden die Gefäße im aktivierten Körperteil zur Vermeidung einer Ischämie (unzureichende Blutversorgung) geöffnet.
5. Auch das Auslaufen ist wichtig. Während intensiven oder mäßigen Trainings zirkuliert ein größeres Blutvolumen in der Muskulatur, was auch nach der Aktivität noch einige Zeit andauert und zu einer Bludrucksenkung führt. Für ältere Menschen birgt dies Gefahren, doch auch bei jüngeren sollte daran gedacht werden. Ein Weg ist die langsame Reduzierung der Intensität oder alternativ die Durchführung einiger leichter Übungen, um langsam wieder eine normale Blutverteilung zu erreichen.

6 Leibesübungen sollten nicht zu anstrengend sein. Zur Sicherheit spielen sie sich innerhalb des Leistungsrahmens des Einzelnen ab und werden regelmäßig durchgeführt. Es sollte nicht das Gefühl entstehen, sich bis an die eigenen Grenzen verausgabt zu haben. Ermüdungserscheinungen sollten erkannt werden. Warnsignale wie Brustschmerz oder Ohnmacht dürfen nicht ignoriert werden (Allied Dunbar National Fitness Survey 1992).

7 Bei älteren Menschen sollte das Training leicht und regelmäßig sein. Die Anforderungen werden niedrig gehalten, da ältere Organe nicht mehr die Reserven und Unverwüstlichkeit der Jugend besitzen. Aerobe Aktivität sollte nicht zu mühsam sein, während muskelstärkende Aktivitäten wegen der Blutdruckerhöhung als riskanter zu bewerten sind.
Ansonsten profitieren ältere Menschen ebenso von Training wie jüngere. Sie sollten nur wissen, wann sie aufhören müssen.

8 Die günstigen Einflüsse des Joggens auf den Kreislauf müssen gegen die Belastung der gewichttragenden Gelenke abgewogen werden (US Preventive Services Task Force 1989). Sind also in der (Familien-)Anamnese Gelenkerkrankungen bekannt, kann es sinnvoll sein, sich eine andere Form des aeroben Trainings auszusuchen wie Radfahren oder Schwimmen.
Bei der Prüfung von Forschungsarbeiten stießen Blair et al. (1992) auf vereinzelte Beweise für einen Zusammenhang zwischen Laufen und einem erhöhten Risiko für Osteoarthrosis in Knie oder Hüfte.

9 Die Knochendichte bei Sportlern hat sich als höher erwiesen als bei inaktiven Personen. Allerdings kann es bei jungen Ausdauersportlerinnen (z.B. Langstreckenlauf, Ballett-Tanz) zu einer Senkung des Östrogenspiegels kommen, was eine Amenorrhoe (Ausbleiben der Regel) nach sich zieht. Bei längerer Dauer kann dies zum Knochenabbau führen. Sobald jedoch das zehrende Training beendet wird, erhöhen sich die Östrogenspiegel wieder, und die Menstruation setzt wieder ein. Auch der Knochenabbau wird gestoppt.

10 Ruderer und Langstreckenläufer werden gelegentlich von Ermüdungsfrakturen heimgesucht. Diese können auftreten, wenn die Belastung das für die Person gewohnte Maß übersteigt.

11 Leibesübungen sind kontraindiziert bei jeder Art von Fieber und Virusinfekten und bei grippalen Erkrankungen.

Risikozunahme

Blair et al. (1992) weisen auf eine Risikozunahme innerhalb der Aktivitätsniveaus hin. Je länger und intensiver eine Übung, um so größer das entstehende Risiko. Sie betonen die Vorteile niedriger Aktivitätsniveaus, da diese mit einem niedrigeren Risiko bei nach wie vor vorhandener signifikanter Fitness-Zunahme verbunden ist. Blair et al. empfehlen allgemein: „Lieber ein leichtes Training als kein Training", und das auf jeden Fall, wenn die Alternative ein Training ist, das ein Mindestniveau an Leistung voraussetzt.

Zwar sollte man die Vorteile von Leibesübungen gegen ihre Risiken abwägen, doch läßt sich zusammenfassend sagen, daß die meisten Menschen von Leibesübungen profitieren. Sie sollten jedoch immer zur jeweiligen Person passend durchgeführt werden (Royal College of Physicians 1991).

Weiterführende Literatur

Allied Dunbar National Fitness Survey 1992: Activity and health research: a report on activity patterns and fitness levels. Sports Council and Health Education Authority, London.

Bouchard, C., Shepard, R.J., Stephens, T., Sutton, J.R., McPherson, B.D. (Hrsg.) 1990: Exercise, fitness and health: a consensus of current knowledge. Human Kinetics Books, Champaign, Illinois.

Royal College of Physicians of London 1991: Medical aspects of exercise: benefits and risks. Royal College of Physicians, London.

Steptoe, A. 1992: Physical activity and psychological well-being. In: Norgan N.G. (Hrsg.): Physical activity and health. Cambridge University Press, Cambridge.

15 Atmung

Die meisten Entspannungstechniken wie Imagination und Spannungslösung beeinflussen auf indirektem Wege das vegetative Nervensystem. Bei der Atmung ist es anders. Sie kann nicht nur physiologische Erregung beeinflussen, sondern auch direkt das vegetative Nervensystem (Lichstein 1988). In diesem Kapitel wird der Atmungsmechanismus beschrieben. Es werden Übungen präsentiert, die entspannte Atmungsmuster induzieren. Ein Abschnitt befaßt sich mit der Hyperventilation und ein weiterer mit möglichen Fehlern bei Atmungsübungen.

Der Atmungsvorgang

Atmung ist ein automatischer Vorgang, der von Stammhirnzentren (Pons und Medulla) gesteuert wird. Diese aktivieren das Zwerchfell und die Rippenmuskulatur, um den Brustkorb in drei Richtungen zu weiten (vertikal, lateral und anteroposterior). Der negative Druck in der Pleurahöhle zieht die Lungen auf, wodurch Luft einströmt. Die Entspannung der gleichen Muskeln führt zum Zusammenfallen der Thoraxstrukturen und zum Austreiben der Luft. Die Atmungsorgane sind in Abbildung 15.1 dargestellt.

Das oxygenierte Blut verläßt die Lungen in Richtung Herz, das es in den Körperkreislauf pumpt, wo der Sauerstoff gegen Stoffwechselprodukte wie z.B. Kohlendioxid eingetauscht wird. Diese werden zurück zum Herzen geführt. Das verbrauchte Blut kehrt in die Lunge zurück, wo es das Kohlendioxid abgibt und gegen Sauerstoff eintauscht. Der Gasaustausch erfolgt in den Alveolen (Lungenbläschen), deren Oberfläche mit haarähnlichen Blutgefäßen durchzogen ist, durch deren Wand die Gase diffundieren (die Membran passieren). Die Richtung, in der sich die Gase bewegen, hängt von deren Konzentration auf beiden Seiten der Membran ab, d.h. Gase bewegen sich von hoher zu niedriger Konzentration. So tritt also Sauerstoff aus dem Bronchialsystem in das Blut und Kohlendioxid aus dem Blut in das Bronchialsystem über. Dieser Prozeß läuft bei jedem Atemzug ab. Abbildung 15.2 zeigt die Struktur eines terminalen Bronchiolus mit seinen Alveoli.

Chemorezeptoren in der Aorten- und Carotidenwand tragen zur Atmungskontrolle bei. Sie reagieren empfindlich auf veränderte Werte der Kohlendioxidkonzentration im zirkulierenden Blut (Wilson 1990). Die Kohlendioxidkonzentration beeinflußt die Aktivität des Gewebes. Sie wird ausgedrückt als

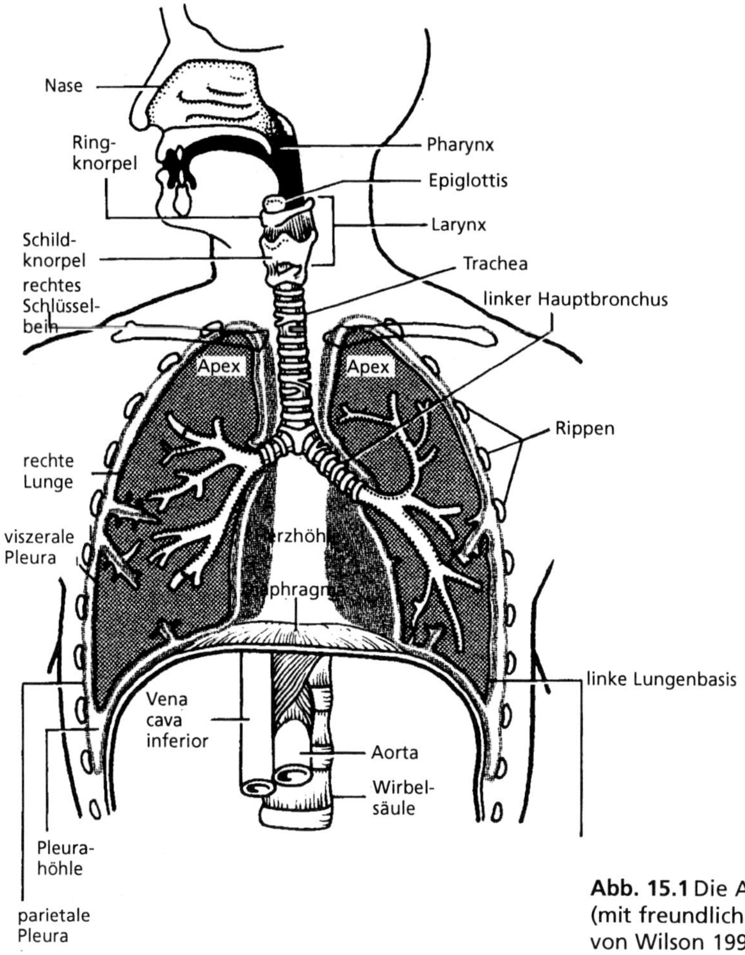

Nase

Ring-
knorpel

Schild-
knorpel

rechtes
Schlüssel-
bein

Pharynx

Epiglottis

Larynx

Trachea

linker Hauptbronchus

Apex   Apex

Rippen

rechte
Lunge

viszerale
Pleura

linke Lungenbasis

Vena
cava
inferior

Aorta

Wirbel-
säule

Pleura-
höhle

parietale
Pleura

Abb. 15.1 Die Atmungsorgane.
(mit freundlicher Genehmigung
von Wilson 1990)

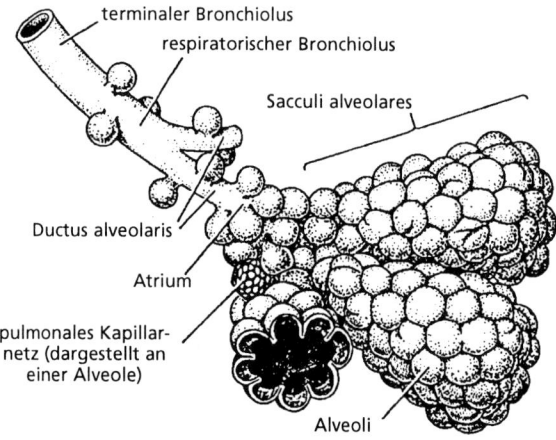

terminaler Bronchiolus

respiratorischer Bronchiolus

Sacculi alveolares

Ductus alveolaris

Atrium

pulmonales Kapillar-
netz (dargestellt an
einer Alveole)

Alveoli

Abb. 15.2 Terminaler Bronchiolus mit Alveolensäckchen.
(nach Waddington 1983; aus
Downie P.A. (Hrsg.): Cash`s
textbook of chest, heart and
vascular disorders for physiotherapists. Faber & Faber, London, mit freundlicher Genehmigung von Mosby-Wolfe,
London)

Kohlendioxidpartialdruck (pCO_2). Der arterielle pCO_2 liegt bei Gesunden zwischen 35 und 45 mmHg (Hough 1991), wenngleich manche Autoren auch 30 mmHg als untersten Normalwert akzeptieren (Gardner & Bass 1989). Der CO_2-Spiegel wird durch die Bestimmung der arteriellen Blutgase oder des endexspiratorischen Volumens gemessen (der Luftstrom am Ende einer Ausatmenphase, gemessen in Nase oder Mund). Die Ergebnisse der CO_2-Messung sind bei gesunden Menschen im Blut und im endexspiratorischen Volumen sehr ähnlich (Gardner & Bass 1989).

Hyperventilation und Hypoventilation

Hyperventilation führt zu überhöhtem CO_2-Verlust und zu einem verminderten pCO_2 (Hypokapnie), Hypoventilation führt zum erhöhten pCO_2 (Hyperkapnie). Eine leichte Erhöhung von 2 bis 5 mmHg (milde Hyperkapnie) wird von Lethargie und Symptomen begleitet, die an ein parasympathisches Übergewicht wie z.B. bei Entspannung erinnern (Slomin und Hamilton 1976). Ein weiterer Anstieg um 10 bis 20 mmHg imitiert ein sympathisches Übergewicht (Fight-or-flight-Antwort). Eine weitere Erhöhung der CO_2-Konzentration führt zur Bewußtlosigkeit.

Atmung und Entspannung

Atmungsniveau

Wenn eine milde Hyperkapnie entspannend wirkt, stellt sich die Frage, bis zu welchem Grad dieser Effekt anhält. Lanphier & Rahn (1963) zeigten, daß 5 bis 10 Sekunden Luftanhalten ausreicht, den pCO_2 um 2 bis 5 mmHg anzuheben. Luftanhalten wird allerdings generell von den Autoren abgelehnt und auch von uns nicht befürwortet.

Eine langsame und flache Atmung führt zu einem ähnlichen Effekt, und obwohl es länger dauert, eine milde Hyperkapnie zu erreichen, wird durch diese Technik ein sanfter Atemrhythmus gefördert. Ein weiterer Vorteil der verlangsamten Atmung ist ihr Einfluß auf die parasympathische Aktivität (S. 20).

Vorteile der Atmung als Entspannungsmethode

1. Die Atmung ist direkt mit dem vegetativen Nervensystem verbunden, das den Erregungszustand des Körpers kontrolliert.
2. Die Technik ist leicht zu erlernen.
3. Atmung eignet sich besonders für Personen, die mit Imagination Schwierigkeiten haben.
4. Die meisten Atemübungen können überall durchgeführt werden.

Erforschung der Atembewegungen

Die Übungen in diesem Abschnitt befassen sich mit der Konzentration auf die Atmung und machen die Teilnehmer mit der Atemmechanik vertraut.

Während der Inspirationsphase dehnt sich der Brustkorb in alle Richtungen aus. Die Teilnehmer können dies an sich selbst feststellen, indem sie die folgenden Übungen durchführen (es sollte reichlich Zeit gelassen werden).

1. Liegen oder sitzen

„Legen Sie Ihre Hände auf den Unterrand der Rippen. Die Fingerspitzen stehen einige Zentimeter auseinander. Spüren Sie das Heben und Auseinanderweichen Ihrer Hände beim Einatmen und die entgegengesetzte Bewegung beim Ausatmen."

2. Am Tisch sitzen, Kopf und Arme ruhen auf dem Tisch

„Da die Vorwärtsbewegung des Brustkorbs nun eingeschränkt ist, spüren Sie die Ausdehnung der Brust nach hinten."

3. Liegen oder sitzen

„Legen Sie Ihre rechte Hand auf den Plexus solaris („Solarplexus"; die weiche Region zwischen Rippen und Nabel) und Ihre linke auf die Brust unterhalb der Klavikula (Schlüsselbein). Beachten Sie, was unter Ihren Händen geschieht, wenn Sie atmen. Wenn die Luft einströmt, fühlen Sie die zunehmende Dehnung, zunächst unter Ihrer rechten und dann durch den Brustkorb aufsteigend bis unter Ihre linke Hand. Erforschen Sie diesen Eindruck einige Minuten."

Der emotionale Zustand

Die Atmung ist auch mit dem emotionalen Zustand einer Person verbunden:

„Stellen Sie sich einen Moment lang eine Situation vor, in der Sie sich unbehaglich fühlen ... Wechseln Sie jetzt zur Vorstellung einer angenehmen Situation ... Haben Sie währenddessen irgendeine Veränderung in Ihrem Atemmuster festgestellt?"

Zur Atmung eines ruhigen Menschen gehört eine entspannte Bauchmuskulatur. Das obere Abdomen bewegt sich sichtbar. Streßvolle Atmung geht einher mit Bewegungen der oberen Rippen und wird oft begleitet von Schultergürtelkontraktionen. Ruhige Atmung hat einen langsameren Rhythmus als streßvolle Atmung.

Allgemeine Regeln zu den Übungen

1. Die Atmung sollte im natürlichen Tempo des Einzelnen erfolgen.
2. Die Anweisungen sollten eher „Lassen Sie die Luft herein" als „Nehmen Sie einen Atemzug" lauten.
3. Der Übergang zwischen Ein- und Ausatmen und Aus- und Einatmen sollte sanft sein, es sei denn, daß die Übung etwas anderes vorsieht.
4. Nasenatmung erhält den Vorzug gegenüber Mundatmung, da die Nasenpassage die Luft erwärmt und reinigt.
5. Obwohl in manchen Übungen besondere Aspekte des Atemzyklus betont werden, sollte die Atmung immer sanft sein.
6. Künstlich tiefe Atemzüge sollen nicht wiederholt werden (siehe auch den Abschnitt Hyperventilation am Ende dieses Kapitels).

Wie erwähnt, ist eine niedrige Atemfrequenz mit Entspannung verbunden. Programme zur Verlängerung des Atemzyklus haben auch einen beruhigenden Effekt. Die Abdominalatmung ist ebenfalls mit Entspannung verknüpft. Die folgenden Übungen bauen auf diesen Vorstellungen auf.

Übungen zur Gewahrwerdung der Atmung

Verlangsamung der Atmung ist etwas anderes als Vertiefung der Atmung. Auch bedeutet Verlangsamung nicht, daß zusätzlich Luft ein- oder ausgeatmet wird. Verlangsamung bedeutet einfach, daß der Atemstrom langsamer fließt. Das Ergebnis ist eine Atmung, deren Tiefe durch die Übung unverändert bleibt. Außerdem handelt es sich um eine relativ flache Atmung, die bei ruhenden Personen angebracht ist. Langsame Atmung ist normalerweise mit Abdominalatmung verbunden, die hier die Grundübung darstellt. Bei einigen Übungen kommen auch Entspannungsimaginationen vor.

Gelegentlich werden auch Zählmethoden angewendet. Hierbei wird der Atemzyklus entweder durch verlängertes Ausatmen oder durch Luftanhalten eingeleitet. Diese Manipulationen erscheinen als logische Mittel zur Reduktion der Atemfrequenz. Allerdings können sie bei ungeübten Personen Spannungen erzeugen beim Versuch, sich an ein solches Muster anzupassen. Manche Personen werden Zählmethoden als hilfreich empfinden, andere jedoch finden den künstlichen Rhythmus der Entspannung abträglich. Deshalb liegt der Schwerpunkt hier auf den Methoden, die sich mit dem bewegten Abdomen und entspannungsfördernden Imaginationen beschäftigen.

Folgende Übungen werden nacheinander besprochen.

1 Abdominalatmung
2 Atemtasche
3 Spannung hinaus, Ruhe herein
4 Atemmeditation 1
5 Atemmeditation 2
6 (Die stichwortvermittelte Atmung wird in Kapitel 8 behandelt, S. 111).

Eine Atemübung ist wahrscheinlich genug für eine Sitzung. Sie kann einige Male wiederholt, dann beendet und später in der Sitzung wiederholt werden. Pausen zwischen den Übungen verhindern Hyperventilation, die auftreten kann, wenn die Übungen zu enthusiastisch durchgeführt werden. Hyperventilation wird in einem späteren Abschnitt dieses Kapitels behandelt.

Abdominalatmung

Bei der Abdominalatmung geht es um die Betonung der nach unten gerichteten Ausdehnung der Brusthöhle. Die Abdominalatmung wurde lange Zeit als diaphragmatische Atmung bezeichnet, bis man feststellte, daß das Diaphragma an jeder normalen Atmung beteiligt ist (Hough 1991).

Das Diaphragma ist eine muskulöse Platte, deren Ränder an den unteren Rippen anheften und so den Boden des Brustkorbs bilden. In Ruhe bildet es eine Kuppel. Eine Kontraktion des Diaphragmas flacht diese Kuppel ab, während sich die Brust streckt und Luft eingesogen wird. Bei Entspannung entsteht wieder die Kuppelform, die zum Ausstoß der Luft beiträgt. Das Diaphragma bildet aber auch das Dach des Bauchraums und wirkt somit auf die Bauchorgane ein. Bei Kontraktion drückt es die Organe nach unten, wodurch das Abdomen leicht anschwillt. Bei Entspannung geht der Druck auf die Organe wieder zurück, und das Abdomen sinkt wieder ein.

Zur Durchführung einer Übung in Abdominalatmung sollte der Teilnehmer es sich zunächst so bequem wie möglich machen und einige Minuten ruhig liegen bleiben. Es können dann folgende Anweisungen gegeben werden:

> „Verbringen Sie einige Minuten mit einer angenehmen Vorstellung ... Wenn sich Ihr Körper jetzt entspannt hat, richten Sie Ihre Konzentration auf die Atmung ... Legen Sie eine Hand leicht auf den Plexus solaris. Richten Sie Ihre Aufmerksamkeit auf dieses Gebiet. Beginnen Sie die Übung mit einer Ausatmung ... Beachten Sie das Absinken der Region unter Ihrer Hand. Lassen Sie nun die Luft in Ihre Lungen strömen. Achten Sie jetzt auf die zunehmende Schwellung unter Ihrer Hand. Wenn die Luft ausgestoßen ist, achten Sie wieder auf das Zurücksinken des Gebietes unter Ihrer Hand. Lassen Sie der Atmung Ihren natürlichen Lauf.“   ■

Einige Therapeuten vermitteln die Abdominalatmung durch die Aufforderung, „nach innen und unten zu denken“ (Innocenti 1983). Dies hilft bei der Ausführung einer natürlichen Abdominalbewegung. Obwohl die meisten Entspannungs-schulen der Abdominalatmung den Vorzug vor der Brustatmung geben, ergeben die Forschungsergebnisse keinen Hinweis darauf, daß dies zu einer anderen Luftverteilung in den Lungen führt (Martin et al. 1976). Abdominalatmung wird allerdings immer mit einem Entspannungszustand in Verbindung gebracht.

Atemtasche

Als Variation der Abdominalatmung beinhaltet diese Übung Imaginationen (nach Everly & Rosenfeld 1981).

„Konzentrieren Sie sich auf Ihren Atemrhythmus, ohne zu versuchen, ihn zu ändern. Achten Sie darauf, wie Ihr oberes Abdomen beim Einatmen an- und beim Ausatmen abschwillt. Stellen Sie sich vor, ein leerer Sack läge in Ihrer Bauchhöhle ... Beim Einatmen füllt die Luft diesen Sack und läßt das Abdomen anschwellen ... Beim Ausatmen leert sich der Sack, und das Abdomen sinkt wie-der ein ... Wenn Sie die Hand auf das Abdomen legen, können Sie das leichte An- und Abschwellen spüren."

„Spannung hinaus, Ruhe herein"

„Hören Sie auf Ihre Atmung, ohne das Atmungsmuster zu verändern ... Stellen Sie sich vor, daß Ihre Spannungen ausgeatmet werden ... und jetzt stellen Sie sich vor, daß Sie Ruhe einatmen, bei jedem Atemzug ein wenig ... Atmen Sie Spannung aus ... und Ruhe ein ... Sanft atmen ... Spüren Sie, wie die Ruhe durch Ihren Körper strömt ... Lassen Sie der Atmung ihren natürlichen Lauf ..."

Atemmeditation (1)

„Folgen Sie Ihrer Atmung, ohne das Tempo oder den Rhythmus zu verändern. Denken Sie daran, wie die Luft durch Ihre Nasenlöcher einströmt, den Weg durch die Nase nimmt, entlang der Luftröhre in Ihre Lungen ... und nun, leicht und behutsam umgekehrt auf dem gleichen Weg hinaus ... wieder umkehren, während die Luft wieder einströmt ... Fühlen Sie die Luft ... warm beim Hinausströmen und kühl beim Hereinströmen ... Fahren Sie auf diese Weise eini-ge Minuten fort."

Atemmeditation (2)

Diese „Atmungssorgfalt" genannte Anleitung (nach Lichstein 1988) richtet sich besonders an Personen mit Bluthochdruck.

„Machen Sie es sich mit geschlossenen Augen in Ihrem Stuhl, auf dem Sofa oder wo auch immer Sie sich befinden, bequem ... Lösen Sie die Spannungen in Ihrem Körper. Durch eine angenehme Vorstellung wird Ihre Psyche allmählich ruhiger ... Mit Ihrem inneren Auge blicken Sie auf Ihren Bauch ... Achten Sie auf das An- und Abschwellen, während Sie atmen ... Achten Sie auch auf die Atembewegungen, ohne sie zu verändern ... Beobachten Sie sie einfach in der Gewißheit, daß Ihr Körper selbst für die Atmung sorgt ... Lassen Sie der Atmung ihren eigenen Lauf ... sanft und behutsam ... Vielleicht stellen Sie eine Verlangsamung der Atmung fest ... Dies kommt daher, daß Ihr Körper in Ruhe nicht so viel Sauerstoff benötigt wie bei Aktivität ... Ihr Herzschlag verlangsamt sich ebenfalls, und Ihr Blutdruck senkt sich, während sich ein Zustand der Ruhe in Ihnen ausbreitet ... Genießen Sie das Gefühl der Ruhe ... Konzentrieren Sie sich weiter für einige Minuten auf Ihre Atmung." ■

Stichwortvermittelte Atmung

Diese Übung wird unter dem Namen stichwortvermittelte Entspannung im Kapitel 8 besprochen (S. 111).

Hyperventilation

Übungen, die die Atemfrequenz senken, neigen zur Reduktion der Ventilation. Diese Methode ist nützlich für Personen, die sich unter Streß befinden, da Streß eher zu einer Atmungsbeschleunigung führt. Die Ventilation einer gestreßten Person kann sich so weit steigern, daß Körpersysteme gestört werden. In diesem Stadium spricht man von „Hyperventilation".

Im Zustand der Hyperventilation wird eine größere Menge Luft verarbeitet als der Körper zu diesem Zeitpunkt benötigt (Innocenti 1983). Somit atmet eine hyperventilierende Person mehr als der Körper erfordert. Es wird zuviel Sauerstoff aufgenommen und zuviel Kohlendioxid abgeatmet. Es kommt zu einer Abnahme des CO_2-Spiegels in den Arterien und im Gewebe. Der arterielle pCO_2 liegt normalerweise bei etwa 42 mmHg und kann bis auf 26 mmHg absinken (Innocenti 1983). Da sich Kohlendioxid sauer verhält, steigt der pH-Wert des Blutes an (Alkalose). Dadurch kommt es zu neuronaler Übererregung, Vasokonstriktion und ausgedehnten Störungen der Körperchemie.

Die Hyperventilation ihrerseits erzeugt weitere Symptome. Durch die zerebrale Vasokonstriktion entstehen nach Gardner & Bass 1989:

• Schwindel
• Schwäche
• Kopfschmerz
• Sehstörungen

Weitere Symptome nach Gardner & Bass 1989:

• Parästhesien (Kribbeln) infolge der Alkalose
• Brustschmerzen durch koronare Vasokonstriktion
• Palpitationen durch paroxysmale Dysrhythmien

Diese Symptome werden als „Hyperventilationssyndrom" zusammengefaßt. Sie erinnern an die Aktivität des sympathischen Nervensystems. Die entstehende Beklemmung setzt ihrerseits Katecholamine frei, was die anfänglichen Symptome weiter verstärkt und einen Teufelskreis in Gang setzt (Abb. 15.3).

Das Atmungsmuster einer hyperventilierenden Person weist folgende Unregelmäßigkeiten auf (Hough 1991):

• beschleunigte Atmung (30 Atemzüge und mehr pro Minute)
• Seufzen, Gähnen, exzessives Schnüffeln
• Pausen im Atemzyklus
• charakteristische Bewegungen in den oberen Brustregionen
• Schwierigkeiten beim Luftholen

Anders als man vielleicht vermutet, führt die Hyperventilation zu keinem größeren Sauerstoffangebot, da die Hypokapnie vaskuläre Veränderungen erzeugt, die zu einem verminderten Sauerstofftransport ins Gewebe führen (Lum 1981).

Hyperventilation kann akut oder chronisch sein. Akute Hyperventilation, die Menschen in extremen Streßsituationen heimsucht, läßt die charakteristischen Symptome auftauchen. Bei chronischer Hyperventilation hingegen gibt es oft nur einige sichtbare Symptome, da ein Anpassungsprozeß stattfindet, in dessen Verlauf sich die respiratorischen Kontrollmechanismen auf einen niedrigeren pCO_2 einstellen (Gardner & Bass 1989, Gardner 1992). Um dieses Niveau zu halten, muß die Atemfrequenz gesteigert werden, d.h. der Betroffene muß entweder

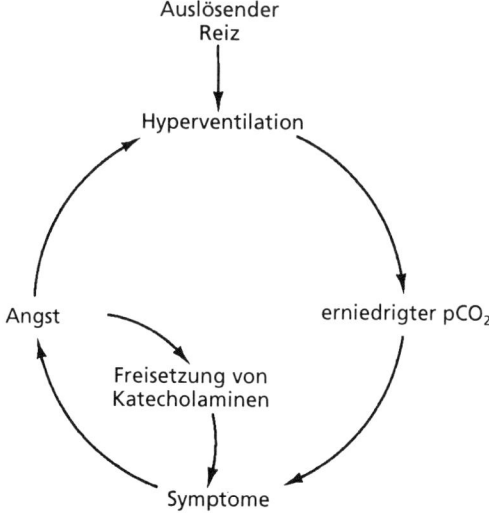

Abb. 15.3 Der „Teufelskreis" der Hyperventilation

tiefer als normal atmen oder er erleidet Brustbeschwerden.

Obwohl es keinen sicheren Test auf chronische Hyperventilation gibt, können einfache Untersuchungen wichtige Hinweise liefern (Hough 1991). Nachfolgend werden zwei Testmethoden beschrieben:

- Die Person wird aufgefordert, zwei Minuten lang zu hyperventilieren (Provokationstest). Dies erzeugt nicht nur die ihr bekannten Symptome, sondern zeigt auch, daß diese Symptome kontrollierbar sind. Dieser Test sollte jedoch bei bekannten Herzerkrankungen nicht durchgeführt werden. Der Therapeut muß die Möglichkeit in Betracht ziehen, daß es während der Untersuchung zu starken Emotionen kommen kann.
- Die Person wird aufgefordert, die Luft anzuhalten. Fällt es schwer, die Luft länger als 10 Sekunden anzuhalten, spricht dies für eine bestehende Hyperventilation.

Behandlung

Bei akuter und bei chronischer Hyperventilation ist das Behandlungsziel die Anhebung des pCO_2, die auf drei verschiedene Arten erreicht werden kann:

1. Die Luft für einige Sekunden anhalten;
2. Veränderung von Atemfrequenz und Atemtiefe, um die Atemzüge langsamer und flacher werden zu lassen;
3. Veränderung der Zusammensetzung der Atemluft durch Rückatmung der Ausatemluft.

Luftanhalten. Eine Hyperventilation kann durch Luftanhalten unmittelbar korrigiert werden, doch werden bei wiederholter Anwendung Spannungen und unregelmäßige Atemmuster gefördert. Luftanhalten eignet sich daher nur zur Kompensation der Effekte eines unnatürlich tiefen Atemzuges (Innocenti 1983).

Veränderung von Atemfrequenz und Atemtiefe. Die Atmung kann verlangsamt und abgeflacht werden. Es ist die Methode der Wahl bei chronischer Hyperventilation (Lum 1977, Innocenti 1983, Hough 1991, Rowbottom 1992). Der Betroffene muß sich zunächst seines Atemmusters bewußt werden, welches anschließend durch einen Umerziehungsprozeß verändert wird. Dabei ist die Abdominalatmung ein zentrales Merkmal. Der Betroffene wird aufgefordert, eine Hand auf den Plexus solaris zu legen und sich auf das An- und Abschwellen des oberen Abdomens zu konzentrieren. „Langsam, sanft, flach, behutsam und abdominal" lautet die Beschreibung von Hough (1991), die hinzufügt, daß der Betroffene unter Aufsicht sein sollte. Sie empfiehlt eine anzustrebende Frequenz von 10 Atemzügen pro Minute, wenngleich den Symptomen mehr Bedeutung zukommen sollte als den Zahlen. Zu Anfang kann die kontrollierte Atmung Luftnot verursachen. Der Betroffene wird dann mit der Begründung ermutigt, daß das Gehirn die Veränderung zunächst bemerken muß, bevor es sie ändern kann (Rowbottom 1992).

Veränderte Zusammensetzung der Atemluft durch Rückatmung. Luft besteht aus verschiedenen Gasen, von denen Sauerstoff 21% und Kohlendioxid 0,04% ausmachen (Wilson 1990). Allerdings gilt dies nur für die Einatemluft. Die Ausatemluft hat einen niedrigeren Sauerstoff- und einen höheren Kohlendioxidgehalt (die Ausatemluft enthält etwa 4% Kohlendioxid). Wenn eine hyperventilierende Person ihre eigene Ausatemluft rückatmet, wird der Zustand vorübergehend korrigiert. Eine praktische Methode ist es, in eine Tüte zu atmen, wobei die Öffnung dicht über Nase und Mund gehalten wird. Powell & Enright (1990) empfehlen eine Rückatmung während vier oder fünf Atemzügen mit anschließender Pause und, wenn erforderlich, die Wiederholung. Hough (1991) betonte, daß die Rückatmung behutsam erfolgen sollte.

Der Betreffende mag sich daran stören, daß die Rückatmung aus einer Tüte in der Öffentlichkeit für Aufsehen sorgt. Praktischer, wenngleich weniger effektiv, ist das Atmen in die über Nase und Mund gewölbten Hände, die einen möglichst geschlossenen Raum bilden.

Rückatmung ist nützlich bei akuter Hyperventilation und insbesondere dann, wenn Panikgefühle auftreten. Bei chronischer Hyperventilation erreicht man durch Rückatmung wenig mehr als eine vorübergehende Linderung (Gardner & Bass 1989). Die Behandlung sollte deshalb auf die Umerziehung zu einem normalen Atemmuster gerichtet sein (siehe oben).

Entspannung

Wegen des Zusammenhangs zwischen Angst und Hyperventilation sind Entspannung und Streßbewältigung nützliche Bestandteile der Behandlung.

Häusliche Übungen

Die „Umprogrammierung" des Atemzentrums auf höhere pCO_2-Niveaus bei chronischer Hyperventilation braucht eine gewisse Zeit. Ein normales Atemmuster kann nur durch Übung wiederhergestellt werden. Das Training besteht aus einer kurzen, aber häufig durchgeführten langsamen, sanften und flachen Abdominalatmung (Hough 1991).

Diskussion

Es ist schwierig, eine akute Hyperventilation von einer Panikattacke zu unterscheiden. Bei beiden Zuständen kommt es zu ähnlichen Symptomen, die entweder das Ergebnis einer zu schnellen Atmung oder einer Stimulation des sympathischen Nervensystems sind (Clark 1986). Einige Untersucher diskutieren die Wahrscheinlichkeit einer Interaktion zwischen beiden Zuständen, was durch die bewiesene Besserungstendenz bei Konzentration auf die respiratorische Kontrolle von Panikattacken bestätigt wird (Clark et al. 1985). Allerdings betrachtet Clark (1986) die Hyperventilation nicht als alleinige Ursache von Panikattacken. In seinem Modell stehen kognitive Faktoren im Vordergrund. Da es zur Hyperventilation kommt, meint Clark, daß die resultierenden körperlichen Empfindungen als unangenehm und bedrohlich gedeutet werden, was Panik aufkommen läßt (Abb. 15.4).

In seiner chronischen Form findet das Hyperventilationssyndrom zunehmend Beachtung.

Komplikationen bei Atemübungen

1 Atemübungen zur Entspannungseinleitung dürfen kein Ersatz für notwendige medikamentöse Behandlungen bei bestehenden Erkrankungen sein. Sie können jedoch mit Zustimmung des Therapeuten als Ergänzung wirken.

2 Der Teilnehmer sollte nie das Gefühl haben, sich anstrengen oder zwingen zu müssen. Er muß sich immer wohlfühlen.

3 Während der Übung auftretender Schwindel beruht wahrscheinlich auf Hyperventilation, d.h. die Übung wurde zu rasch oder zu tief durchgeführt. Gegenmaßnahmen sind im Abschnitt Hyperventilation zu finden. Alternativ kann der Teilnehmer eine Pause einlegen. Hilfreich ist es, zu Beginn das Wesen der Hyperventilation zu erläutern.

4 Da die Atemfrequenzen individuell verschieden sind, eignen sich die Anweisungen für die Übung nicht für Gruppensituationen. Die Anweisungen sollten in einer Weise erfolgen, die es dem Teilnehmer ermöglicht, einen zu ihm passenden Rhythmus zu finden.

5 Obwohl langsame Abdominalatmung ein wirksamer Weg zur Entspannungseinleitung sein kann, ist sie nicht für jeden geeignet. Insbesondere Personen, die unter verschiedenen Formen von Atemnot leiden, finden die Manipulation der Atemfrequenz wenig hilfreich.

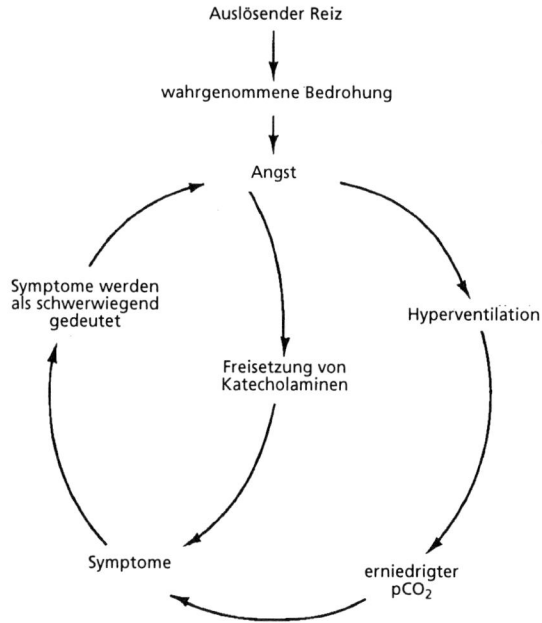

Abb. 15.4 Beziehung zwischen Hyperventilation und Panikattacken (nach Clark 1986: A cognitive approach to panic. Behaviour, Research and Therapy 24: 463; mit freundlicher Genehmigung von Elsevier Science, Kidlington)

6 Obwohl Personen, die unter Panikstörungen leiden, günstig auf Entspannung reagieren, berichten einige gelegentlich von Panikattacken, die während der Entspannung auftreten. Es werden dafür zwei mögliche Erklärungen angeboten. Hough (1991) weist darauf hin, daß Entspannung die psychischen Abwehrmechanismen schwächt und störenden Gefühlen den Weg ebnen kann.

Ley (1988) liefert eine andere Erklärung. Wenn sich eine bereits hyperventilierende Person entspannt, verringert sie ihre Stoffwechselrate. Dies senkt die Kohlendioxidproduktion. Erfolgt dann keine entsprechende Reduktion der Atmung, nimmt die Hypokapnie zu, und die Symptome verstärken sich.

Weiterführende Literatur

Hough, A. 1991: Physiotherapy in respiratory care: a problem-solving approach. Chapman and Hall, London.

Innocenti, D. 1983: Chronic hyperventilation syndrome. In: Downie P. (Hrsg.): Cash`s textbook of chest, heart and vascular disorders for physiotherapists, 3. Auflage, Faber und Faber, London.

Webber, B.A., Pryor, J.A. 1993: Physiotherapy for respiratory and cardiac problems. Churchill Livingstone, Edinburgh.

Dritter Teil: Meditative Entspannungstechniken

16 Selbstgewahrwerden

Einführung

Mit „sich selbst gewahrwerden" oder „sich seiner selbst bewußt sein" ist ungefähr das gleiche gemeint. Bezieht man beide Aussagen auf die eigene Person, gibt es jedoch einen großen Unterschied. Sich selbst gewahrwerden ist definiert als „die Neigung, die Aufmerksamkeit auf die persönlichen Aspekte des Selbst zu lenken" (West 1987). Es bezeichnet einen Prozeß der Selbst-Erforschung, ein Sich-selbst-kennenlernen. Sich seiner selbst bewußt sein im Sinne unserer Umgangssprache beinhaltet „die Gewißheit, von anderen wahrgenommen zu werden" (Burnard 1991). Eine Person, die sich ihrer selbst bewußt ist, weiß sich unter kritischer Beobachtung und macht sich in dieser Rolle zum Objekt. Das Ergebnis kann Verlegenheit sein. Das Ergebnis des Selbstgewahrwerdens ist Selbst-Erkenntnis.

Gesteigerte Selbsterkenntnis entspringt einem In-sich-hineinhören, wer, was und wie wir sind (Tschudin 1991). Selbsterkenntnis hängt zusammen mit Fragen wie „Bin ich die Person, die ich sein möchte?", und, wenn nicht, „Was hält mich davon ab, diese Person zu werden?" oder „Warum hindere ich mich selbst an voller Entfaltung?". Die Antwort auf diese Fragen hilft uns beim Verständnis unserer selbst. Je besser wir uns kennen, desto leichter fallen uns Entscheidungen, die für unser Leben wichtig sind. Ohne dieses Wissen empfinden wir Entscheidungen oft als von außen auferlegt.

Selbstgewahrwerden bringt uns in Kontakt mit unserem äußeren Verhalten und wie andere darauf reagieren. In dieser Weise kann Selbstgewahrwerdung unsere persönlichen Beziehungen verstärken.

Die Vorstellung der Selbstgewahrwerdung ist grundsätzlich mit der Vorstellung vom Leben in der Gegenwart, dem Handeln im Hier und Jetzt und dem Bewußtsein für die Gegenwart verknüpft, da wir uns in ihr ausdrücken und das Leben beeinflussen. Natürlich gehört es dazu, die Lektionen der Vergangenheit gelernt zu haben und sich Ziele für die Zukunft zu stecken, aber es ist nur zu leicht, dabei zu verweilen und die Gegenwart sich selbst zu überlassen. Dies kann zum Verlust von Kontrolle führen. Sich selbst zu erfahren, hilft uns, die Gegenwart zu meistern.

Größere Kontrolle über unser Leben, verbesserte Beziehungen und die Möglichkeit, in der Gegenwart zu leben, tragen zu unserem Seelenfrieden bei. Übungen zur Selbstgewahrwerdung können somit als Entspannungstechniken verstanden werden.

Verschiedene Autoren haben die Selbstgewahrwerdung unterschiedlich strukturiert. Stevens (1971) teilte sie in drei Teile, nämlich eine äußere Welt der sensorischen Informationen, eine innere Welt der Gefühle (viszeral und emotional) und eine innere Welt der psychischen Aktivität (Gedanken und Imaginationen). Burnard (1992) betrachtete den inneren Teil gemäß der vier psychischen Funktionen bei Jung (Denken, Fühlen, Empfinden und Intuieren), zu denen er eine viszerale Komponente hinzufügte, die auch Muskelspannung und körperliche Entspannung umfaßt. Der äußere Teil bezieht sich auf das, was andere Menschen sehen: unser verbales und nonverbales Verhalten zusammen mit anderen Aspekten unserer Präsentation.

Für Tschudin (1991) besteht die innere Welt aus Gedanken und Gefühlen und die äußere aus Menschen und Umgebung, wobei die Sinne eine Vermittler-Position einnehmen (Abb. 16.1). Der innere Aspekt betrifft Denken, Intuition, Gefühle und körperliche Empfindungen wie Muskelspannungen. Der äußere Aspekt bezieht sich auf die Weise, wie wir in Beziehung zu anderen treten. Die Vermittlung zwischen beiden wird von den fünf Sinnen geregelt.

Die hier präsentierten Übungen gehen auf Stevens (1971), Burnard (1992) und Bond (1986) zurück.

Übungen zur Selbstgewahrwerdung

Gewahrsein der Denkweise

Wir denken auf verschiedene Weisen. Manchmal denken wir diskursiv wie etwa beim Rechnen. Ein anderes Mal ist das Denken eher divergent, z.B. wenn wir kreativ arbeiten. Wir haben auch individuell verschiedene Denkweisen. Manche Menschen denken eher geradlinig, in Kategorien von Ursache und Wirkung, andere eher vernetzt. Die Teilnehmer können ihre Denkweise auf folgende Weise erkennen:

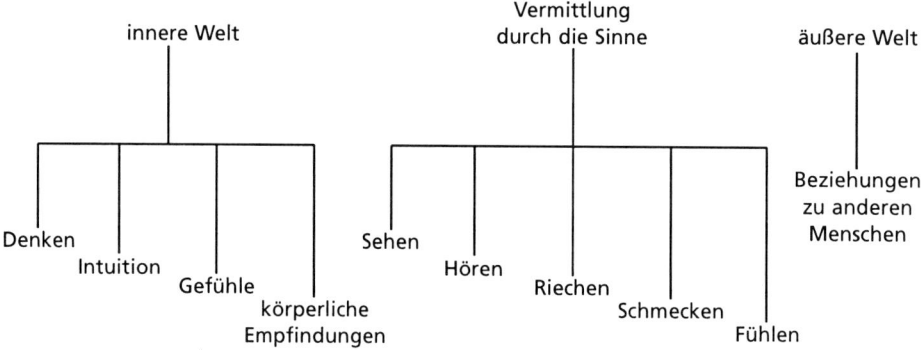

Abb. 16.1 Aspekte des Selbst

„Nehmen Sie einen Moment, um eine Liste der Gedanken und der begleitenden Dialoge zu machen, die Ihnen durch den Kopf gehen. Schreiben Sie sie auf. Wiederholen Sie dies zweimal im Laufe des Tages. Vergleichen Sie die Notizen und stellen Sie fest, ob ein Thema vorherrscht. Beansprucht ein bestimmter Gedanke Ihre Aufmerksamkeit? Wenn ja, wie gehen Sie an das Thema heran? Sehen Sie es als Problem, das gelöst werden muß oder beherrscht es sie? Wenn Sie versuchen, es zu lösen, konzentrieren Sie sich darauf oder halten Sie Ihren Verstand offen und aufnahmebereit für neue Ideen? Beide Ansätze sind hilfreich. Neigen Sie dem einen mehr zu als dem anderen?" ∎

Gewahrsein des Intuitionsvermögens

Unsere Verehrung des Rationalen hat die Phantasie aus unserem Alltag vertrieben. Wir mißtrauen der Intuition, bestenfalls verwerfen wir sie. Unser Glaube an den zweifellos bestehenden Wert des logischen Denkens bedeutet jedoch nicht, daß wir die Phantasie ersticken müssen. Wer die Kraft der Phantasie unterschätzt, tut dies auf eigene Gefahr, da die Phantasie ständig mit dem inneren Selbst kommuniziert.

„Sitzen Sie ruhig und entspannen Sie sich. Folgen Sie Ihrer Atmung. Wenn Sie wieder ausatmen, lösen Sie sämtliche Spannung mit einem langen Seufzer. Durchforschen Sie Ihren Körper und prüfen Sie, ob alle Muskeln entspannt sind. Denken Sie sich an einen Ort voller Schönheit und Ruhe. Lassen Sie Ihre Gedanken kommen und gehen. Konzentrieren Sie sich auf ein Thema, das Sie kürzlich beschäftigt hat ... Halten Sie es fest ... Niemand zwingt Sie, es jetzt zu lösen ... Hören Sie nur auf sich selbst ... Stellen Sie sich auf sich selbst ein ... Seien Sie offen für alle Ideen, die in Ihnen aufkommen ... Hören Sie auf Ihr Gefühl; eine Bewertung heben Sie sich für später auf ... Seien Sie offen gegenüber sich selbst ... Wenn Sie fertig sind, bringen Sie Ihre Visualisierung zu Ende." ∎

Gewahrsein von Gefühlen

Sich auf Gefühle zu konzentrieren, sollte nicht als Schwäche angesehen werden. Es ist eher eine Form der Selbsterforschung, welche uns mit Einsichten versorgen kann und vielleicht hilfreiche Veränderungen aufzeigt. Während Gefühle auf der einen Seite als Bereicherung für unser Leben empfunden werden, bereiten sie uns auf der anderen Seite auch Probleme. Manche Gefühle sind so stark, daß sie unser Urteilsvermögen einschränken, und andere sind so unangenehm, daß wir sie unterdrücken.

Heron (1977) erinnert daran, daß die Gesellschaft uns eher zwingt, Gefühle zu kontrollieren als sie auszudrücken, was uns nach seiner Auffassung an der Entwicklung zu vollständigen menschlichen Wesen hindert. Wut und Trauer sind hierfür zwei Beispiele. Er betrachtet den Umgang mit Gefühlen als eine Fertigkeit, die aus vier Schritten besteht:

1 unsere Gefühlsmuster erkennen;
2 uns kontrolliert oder spontan ausdrücken;
3 unsere Gefühle mitteilen;
4 lernen und sich weiterentwickeln.

1. Erkennen des Gefühlsmusters

Wir müssen erkennen, wie wir in bestimmten Situationen fühlen und reagieren. Nur wenn wir unsere eigenen Gefühlsmuster kennen, erkennen wir, wie sie unser Verhalten beeinflussen.

2. Kontrolle oder Spontanität

Viele Situationen erfordern, daß wir unsere Gefühle verstecken, aber es gibt andere Gelegenheiten, die eine spontane Reaktion verlangen. Ob wir Spontanität wagen oder für uns behalten, hängt nicht nur von den äußeren Umständen ab, sondern auch von unserer eigenen Entscheidung. Der eine entscheidet so, der andere so. Sind Sie sich bewußt, wie Sie entscheiden?

3. Gefühle mitteilen

Die Offenbarung seiner selbst gehört zur Vertiefung einer Beziehung, ganz gleich ob jemand sich öffnet oder einem anderen dabei zuhört. Obwohl die Mitteilung von Gefühlen ein Risiko birgt, kann sich eine Beziehung ohne sie nicht entwickeln. Die meisten Beziehungen werden durch einen gewissen Grad an Selbst-Offenbarung bereichert. Das Ausmaß, in dem das geschieht, hängt von der Natur der Beziehung und dem Wesen des Einzelnen ab. Wollen Sie Ihre Gefühle mitteilen?

4. Lernen und sich weiterentwickeln

Dieser Aspekt emotionaler Fertigkeiten hilft, Gefühle nicht zu unterdrücken. Werden Gefühle hervorgerufen und nicht direkt gezeigt oder verarbeitet, werden sie unterdrückt. In diesem Fall kann ein späterer Auslöser aus der Umwelt sie wieder aufleben lassen und auf zweierlei Art zu unangebrachtem Verhalten führen. Wir können überreagieren, wenn uns ein Thema als sicherer Weg erscheint, unsere unterdrückten Gefühle herauszulassen. Wir können aber auch zu schwach reagieren, da wir uns darin geübt haben, unseren Gefühlen immer feste Zügel anzulegen. Nur ein beständiger Lernprozeß hilft dabei, die Tyrannei der unbewältigten Gefühle zu beenden. Heron nannte drei Elemente dieses Lernprozesses:

Meditative Entspannungstechniken

1 Gefühle herauslassen. Dies kann in kontrollierter Form etwa durch Joggen oder Training erfolgen. Es kann aber auch in weniger anstrengender Form geschehen, etwa indem man sich in oder an einem Kissen abreagiert.

2 Einsichten gewinnen. Das Herauslassen von Gefühlen kann von intuitiven Einsichten begleitet sein, welche das Verständnis des Betroffenen für die Situation und sich selbst verstärken.

3 Entscheidungen treffen. Wenn das Herauslassen der Gefühle die Psyche von ihrem Ballast befreit und neue Einsichten die Wahrnehmung bereichert haben, können konstruktive Lebensveränderungen besser geplant und umgesetzt werden.

Es folgt ein auf Herons Modell basierender Text zur Selbstgewahrwerdung.

> „Betrachten Sie für einige Minuten Ihr Gefühlsmuster ... Reagieren Sie auf charakteristische Weise? ... Worin besteht das Typische? ... Neigen Sie z.B. dazu, Ihre Gefühle zu kontrollieren oder reagieren Sie spontan? ... Können Sie sich an Gelegenheiten erinnern, in denen Sie auf die eine oder andere Weise reagiert haben? ... Und mit welchem Erfolg? ... (Pause) ...
>
> Neigen Sie dazu, Ihre Gefühle mitzuteilen oder fassen Sie schwer Vertrauen zu anderen? ... Haben Sie es in der Vergangenheit bereut, Gefühle geäußert zu haben? ... Und wenn ja, hat es Ihrer Bereitschaft, anderen zu vertrauen, geschadet? ... (Pause) ...
>
> Wie gehen Sie mit Situationen um, in denen Sie verärgert sind? ... Reagieren Sie direkt (sofern es die Gelegenheit erlaubt) oder neigen Sie dazu, Gefühle zu unterdrücken? ... Wenn Sie sie unterdrückt haben, finden Sie dann noch Wege, den aufgestauten Ärger herauszulassen? ... Und wenn ja, sind Sie danach zufriedener? ... Denken Sie an Situationen, in denen Sie so gehandelt haben ..." ∎

Gewahrsein des Körpers

Von Zeit zu Zeit verlangt der Körper etwas Aufmerksamkeit. Dazwischen haben wir Phasen unterschiedlicher Dauer, in denen wir keinen Gedanken an unseren Körper verschwenden. Atmung, Verdauung und Hautreize können ignoriert werden, auch Muskelverspannungen kommen unbemerkt. Wenn wir sie lösen wollen, kann es hilfreich sein, gelegentlich auf den Körper zu hören.

> „Konzentrieren Sie sich auf den Körper. Achten Sie auf sämtliche Empfindungen wie Magenknurren, Gelenkschmerzen oder das Bedürfnis zu Seufzen ... Dinge, die Sie normalerweise nicht beachten, wenn Sie mit Ihrer Arbeit beschäftigt sind. Vielleicht ignorieren Sie ja auch Spannungsgefühle in Ihrer Muskulatur, im Rücken, in den Schultern, im Gesicht oder in ihrem Schreibarm ... Versuchen Sie, sich auf diese Gebiete zu konzentrieren und lösen Sie die Spannung ... Machen Sie sich klar, daß Sie sie genauso einfach auch steigern können ... ⬇

Versuchen Sie einmal, das Spannungsgefühl in den Muskeln absichtlich zu übertreiben ... Sie sehen, daß Sie die Macht haben, es gewissermaßen ein- oder auszuschalten. Denken Sie einmal eine Weile darüber nach."   ■

Gewahrsein der Umgebung

Dieser Aspekt des Selbst befaßt sich mit Informationen der fünf Sinne: sehen, hören, riechen, schmecken, fühlen. Ein Großteil dieser Informationen dringt nie in unser Bewußtsein vor, was von Vorteil ist, wenn wir uns auf etwas bestimmtes konzentrieren. Allerdings sind es unsere Sinne, durch die wir unsere Umwelt erfahren und mit ihr in Verbindung treten.

„Entspannen Sie sich. Atmen Sie alle Spannungen mit der Luft aus. Konzentrieren Sie sich auf das, was um Sie herum geschieht, auf die Geräusche innerhalb und außerhalb des Raumes ... auf den Geruch der Küche/ des Büros/ des Geschäftes/ des Klassenraums/ der Fabrik ... den Kaffegeschmack, den Sie noch im Mund haben ... die Anordnung der Möbel im Raum ... die Farbe der Dekoration ... die Raumtemperatur ... auf den Stuhl, auf dem Sie sitzen, auf den Stift oder das Werkzeug in Ihrer Hand ... Konzentrieren Sie sich einige Sekunden lang auf jeden dieser Eindrücke. Wenn Sie fahren, achten Sie auf die Landschaft. Wenn Sie in einer Schlange stehen, hören Sie auf die verschiedenen Straßengeräusche ... Wenn Sie einen Brief zur Post bringen, sehen Sie sich die Vorgärten an ...

Achten Sie einmal darauf, wie diese Übung Sie aus Ihren Gedanken reißt und Ihnen eine direkte Erfahrung des Augenblicks verschafft."   ■

Gewahrsein unseres Umgangs mit anderen

Andere wissen über uns nur das, was wir ihnen zeigen. Unser Erscheinungsbild, unsere Umgangsformen oder wie wir es nennen mögen. Es sind die äußeren Aspekte einer Person, die einem anderen je nach Grad der Intimität mehr oder weniger über unser Innenleben sagen. Man kann von einer Person nur das wissen, was sie einem bewußt oder unbewußt vermittelt. Somit ist wichtig, was wir selbst vermitteln, da es unsere Position in der Gesellschaft bestimmt. Unser verbales und nonverbales Verhalten macht uns in den Augen anderer zu Individuen.

Verbales Verhalten teilt sich durch das gesprochene Wort mit. Nonverbales Verhalten beinhaltet Aspekte wie Tonfall, Zeitpunkt, Nachdruck, Betonung ebenso wie Gesichtsausdruck, Augenkontakt, Gestik, Haltung, körperliche Nähe, Kleidung und Auftreten (Argyle 1978). Die Art, in der wir in der Interaktion agieren, führt zu einer weiteren Verhaltensebene, nämlich wie wir jemandem helfen, wie wir uns einschalten und wie wir zuhören.

Selbstbehauptung

Wir definieren uns selbst auch über unsere Bereitschaft zur Selbstbehauptung. Dazu gehört zu wissen, wie wir unsere Lebensziele erreichen, während wir gleichzeitig die Interessen anderer berücksichtigen, aber auch wie wir darauf bestehen, daß die eigenen Interessen respektiert werden, während andere ihre Ziele verfolgen. Sind wir z.B. fähig, eine Bitte abzuschlagen, die wir für unvernünftig halten?

„Fällt es Ihnen leicht, „Nein" zu sagen in einer Situation, in der ein „Ja" vorteilhafter wäre? Können Sie sich an eine Gelegenheit erinnern, in der das der Fall war? Wie haben Sie reagiert? Waren Sie mit dem Ergebnis zufrieden? Wenn nicht, wie haben Sie sich gefühlt? Kehren Sie in Gedanken noch einmal zu diesem Moment zurück. Lassen Sie die Szene noch einmal ablaufen und sagen Sie diesmal „Nein". Welche Auswirkungen hat dies auf die andere Person? Und welche auf Sie? Fragen Sie sich einmal, warum Sie zunächst „Ja" gesagt haben. Wie würden Sie in Zukunft mit einer solchen Situation umgehen?" ∎

Eine Beziehung voranzutreiben und dabei ein Gefühl für sich selbst zu behalten, gehört zur sozialen Kompetenz. Dieses Gefühl für uns selbst ist sehr stark mit unserer Selbstachtung verknüpft, also mit der Frage, wie wertvoll wir uns fühlen. Eine niedrige Selbstachtung geht mit geringer Selbstbehauptung einher, eine hohe Selbstachtung mit hoher Selbstbehauptung. Zur Anhebung der Selbstachtung muß eine Person ihre persönlichen Stärken und Qualitäten erkennen.

Bond (1986) veranschaulicht diesen Punkt in ihren Modellen zur geringen und hohen Selbstbehauptung. Im ersten Modell ist die Person in einem negativ zyklischen Verhaltensmuster gefangen, während sie im zweiten in ein positiv zyklisches Verhaltensmuster gelangt ist (Abb. 16.2). Um aus dem ersten Verhaltensmuster auszubrechen und in das zweite zu gelangen, muß sie an irgendeinem Punkt den Teufelskreis durchbrechen. Sie muß hinterfragen, ob sie die passende Rolle spielt und alternative Möglichkeiten erkunden. Dieser Eingriff wird ihr langsam zu mehr Selbstbehauptung verhelfen.

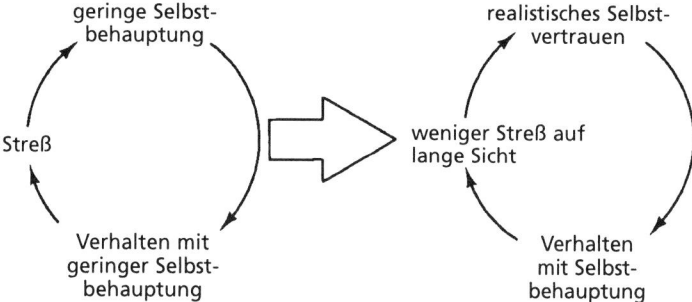

Abb. 16.2 Ausbrechen aus dem Teufelskreis aus Streß und geringer Selbstbehauptung (nach Bond 1986, mit freundlicher Genehmigung von Butterworth-Heinemann Ltd.)

Eine Anleitung zur Beurteilung der eigenen Selbstbehauptungskraft kann wie folgt aussehen:

> „Entspannen Sie sich. Führen Sie eine Entspannungsübung durch, bis Sie sich sehr ruhig und bei sich fühlen. Denken Sie an eine Person, die Sie kennen ... aber Ihnen nicht nahesteht ... jemanden, mit dem Sie Schwierigkeiten hatten, aber den Sie dennoch von Zeit zu Zeit sehen müssen ...
>
> Konzentrieren Sie sich ganz allmählich auf diese Person ... Lassen Sie sie Gestalt annehmen ... Achten Sie darauf, wie sie aussieht: ihr Ausdruck ... Welche Kleidung trägt die Person? ... Nehmen Sie sich etwas Zeit, um sie vor Ihnen erscheinen zu lassen ... Betrachten Sie nun sich selbst, auch Ihren Ausdruck und Ihre Kleidung, wie treten Sie in Ihrer Vorstellung der Person gegenüber.
>
> Achten Sie auf Ihr nonverbales Verhalten ... Trifft es den richtigen Ton? ... Ist das Gespräch ausgeglichen in dem Sinne, daß keiner aggressiv auf unterwürfiges Verhalten des anderen reagiert? ... Falls es nicht ausgeglichen ist, was glauben Sie, dagegen tun zu können? ... Vielleicht empfinden Sie Ihr Verhalten ja als angebracht ... Andererseits, vielleicht möchten Sie es ja ändern, um eine größere Selbstbehauptung zu erlangen ... Sie wissen am besten, was in dieser Situation erforderlich ist ...
>
> Wenn Sie sich entscheiden, Ihr Verhalten zu ändern, betrachten Sie die Möglichkeiten, mit denen Sie beginnen können ... Spielen Sie diese in Ihrer Vorstellung einmal durch ... Achten Sie darauf, wie sich Ihr neues Verhalten anfühlt ... Nehmen Sie sich einige Minuten Zeit, um diese Szene zu erforschen ..."

Vorteile und Komplikationen von Selbstgewahrwerdungsübungen

Derartige Übungen können unsere Erfahrung bereichern, wie wir mit anderen in Beziehung treten. Wir vertiefen dabei auch unsere Selbsterkenntnis.

Gewahrseinsübungen allgemein bringen uns zu einem größeren Verständnis darüber, wer wir selbst sind. Wir lernen, auf das Selbst in allen seinen Aspekten zu hören und uns auf seine Vielfalt einzustellen. Selbstgewahrwerdungsübungen bringen uns durch die Betonung von „erforschen, experimentieren, erfahren" zu einem besseren Verständnis unserer selbst (Stevens 1971).

Folgende sind mögliche Komplikationen im Prozeß der Selbstgewahrwerdung:

1. Regelmäßige Introspektion kann eine Ich-Fixiertheit entstehen lassen.
2. Die intensive Beschäftigung mit dem Selbstverständnis kann dazu führen, daß man sich selbst zu ernst nimmt, bis hin zum Verlust des Humors, was einem Mißbrauch des Selbstgewahrwerdungskonzeptes gleichkäme.
3. Sich selbst kennenzulernen, kann ein schmerzhafter Prozeß sein, weil es schwierig ist, sich selbst zu verändern. Unsere Mühen werden allerdings durch die Entdeckung belohnt, daß wir mehr Kraft zur Kontrolle unseres eigenen Lebens haben als wir glauben. Dieser Gedanke allein erzeugt schon ein Gefühl der Ruhe.

Die Selbstgewahrwerdung als Entspannungstechnik befindet sich am einen Ende einer Skala, an deren anderem Ende die Zerstreuung steht. Beide Strategien sind auf ihre Weise wirksam, aber gemeinsam ergänzen sie sich: Selbstgewahrwerdung schützt uns vor den Gefahren der Verleugnung, während Zerstreuung vor zu viel Introspektion schützt.

Weiterführende Literatur

Bond, M. 1986: Stress and self-awareness: a guide for nurses. Butterworth Heinemann, London.

Burnard, P. 1992: Know yourself: self-awareness activities for nurses. Scutari Press, London.

Tschudin, V. 1991: Beginning with awareness: a learner's handbook. Churchill Livingstone, Edinburgh.

17 Imagination

Imaginationen wurden bereits in den Kapiteln passive Entspannung, Atmung, Alexander-Technik und Selbstgewahrwerdung erwähnt. Hier behandeln wir die Imagination selbst.

Achterberg (1985) definiert Imagination als „Gedankenprozeß, der die Sinne anspricht und nutzt". Sehen, hören, riechen, schmecken und fühlen können in diese Aktivität einbezogen werden, die in Abwesenheit jeglicher äußerer Reize erfolgt. Man könnte sagen, daß Imagination das Denken in Bildern ist, im Gegensatz zum Denken in Worten.

Die Bedeutung der Imagination unterstrich Aristoteles, indem er sagte, daß ohne sie das Denken unmöglich sei. Auch Einstein betrachtete Imagination als grundlegenden Bestandteil des Denkens. Imagination steht besonders mit kreativen Denkfunktionen in Zusammenhang. Allerdings formen wir unabläßlich Imaginationen, z.B. wenn wir Zukunftspläne schmieden oder uns an etwas aus der Vergangenheit erinnern und auch wenn wir uns einer Phantasie hingeben.

Wenngleich der genaue Mechanismus der Imagination unbekannt ist, glaubt man doch, daß die rechte Hirnhälfte maßgeblich beteiligt ist. Folglich wird in diesem Kapitel auch das Konzept der Lateralität besprochen. Danach werden psychologische Aspekte der Imagination betrachtet, wonach sich ein Abschnitt über die therapeutischen Effekte und die Durchführung einer Imaginationssitzung anschließt. Schließlich werden Übungen mit unterschiedlichen Imaginationsformen vorgestellt:

• Erforschung einzelner Sinne
• Symbolhafte Imagination
• Imagination mit Metaphern
• Farbimagination
• Geleitete Imagination

Physiologische und psychologische Aspekte der Imagination

Lateralität

Die Hirnrinde ist in zwei Hälften mit jeweils vier Lappen aufgeteilt: frontal,

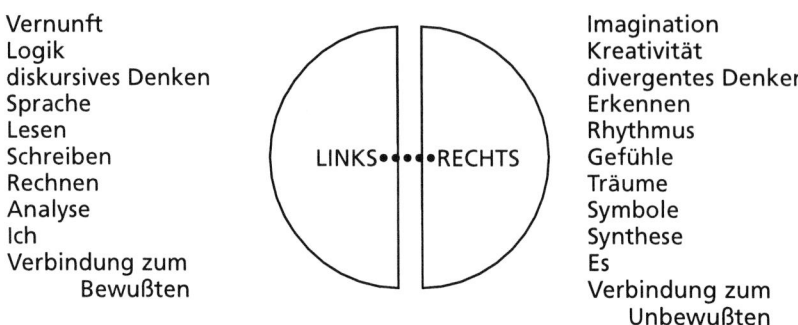

Vernunft	Imagination
Logik	Kreativität
diskursives Denken	divergentes Denken
Sprache	Erkennen
Lesen	Rhythmus
Schreiben	Gefühle
Rechnen	Träume
Analyse	Symbole
Ich	Synthese
Verbindung zum	Es
Bewußten	Verbindung zum
	Unbewußten

Abb. 17.1 Im linken und im rechten Großhirn lokalisierte Aktivitäten (nach Shone 1982)

parietal, temporal und occipital. Untersuchungen zeigen, daß die beiden Hemisphären unterschiedliche Aufgaben haben. Die linke ist normalerweise für logisches Denken und Sprache zuständig und beteiligt sich am linearen, analytischen und rationalen Denken und an Lesen, Schreiben und Rechnen. Der rechten Hirnhälfte schreibt man den Umgang mit Informationen nicht-rationaler Natur, also kreatives Denken, Phantasie, Metaphern, Imagination, Träume, Analogien, Intuition und Gefühle einschließlich Streß, zu. Ebenfalls repräsentiert sind hier die Wahrnehmung von Objekten im Raum, die Mustererkennung und die Interpretation sensorischer Eindrücke (Abb. 17.1).

Lyman et al. (1980) behaupten, eine Verbindung zwischen Imagination und Gefühl entdeckt zu haben, indem sie experimentell belegen, daß emotionsgeladene Situationen eher von Imaginationen begleitet werden als neutrale Situationen. Sie unterstellen eine direkte Verbindung zwischen der rechten Hemisphäre (welche für Imaginationen zuständig ist) und dem vegetativen Nervensystem, das die gefühlsbegleitenden physiologischen Antworten steuert.

Der Zusammenhang zwischen Imagination und körperlichen Vorgängen kann durch die Imagination einer Zitrone demonstriert werden (Barber et al. 1964):

> „Stellen Sie sich Form, Geruch und Oberfläche einer Zitrone vor. Schneiden Sie sie in der Mitte durch und betrachten Sie ihr helles, feucht-glitzerndes Fleisch. Drücken Sie sie leicht und betrachten Sie den heraustropfenden Saft. Nehmen Sie ein Stück an den Mund und lecken Sie daran. Beachten Sie, wie Ihnen das Wasser im Mund zusammenläuft." ■

Elektromyographische Untersuchungen belegen auch eine Verbindung zwischen Visualisierung und physiologischer Aktivität. So senken positive Imaginationen die Muskelspannung, und negative Imaginationen steigern sie (Jacobson 1938, Mc Guigan 1971).

Für die Praxis bedeutet dies, daß eine Methode zu Streßreduktion und Entspannung insbesondere dann hilfreich ist, wenn sie die rechte Hemisphäre anspricht (Davis et al. 1988).

Das Unbewußte

Freud betrachtete das Unbewußte als Anhäufung unterdrückter Ängste und unbewältigter Gefühle (aus: Vorlesungen zur Einführung in die Psychoanalyse). Es repräsentiert somit Teile unseres Selbst, die wir gerne vergessen möchten. Sein Inhalt sei nur unter bestimmten Umständen zugänglich, wie etwa beim Träumen, wenn das Bewußtsein weniger dominiert. Für Jung allerdings war es durch Einsicht, Intuition und Inspiration auch Quelle unendlicher neuer Möglichkeiten (Fordham 1966, Jung 1963). Während Freud also das Unbewußte negativ bewertete, war es für Jung in erster Linie etwas Positives.

Unabhängig von ihrer jeweiligen theoretischen Vorstellung stimmen die meisten Autoren darin überein, daß das Unbewußte nicht in der Sprache der Logik agiert, sondern durch Bilder, Gefühle, Symbole und Imagination, also mittels der rechten Hirnhemisphäre. Verborgen und nur schwer faßbar entzieht sich das Unbewußte der direkten Erforschung durch die Wissenschaft und auch durch eine sich selbst analysierende Person. Dieses unfaßbare Moment veranlaßte Jung, von der Schwierigkeit der Selbstergründung zu sprechen. Seine archetypischen Figuren (große Mutter, weiser Mann, Persona, Schatten, Anima und Animus) sind ein Ausdruck seiner Versuche, neue Wege ins Unbewußte zu finden.

Der innere Anführer

Aus diesen Ideen ist die Vorstellung des „inneren Anführers" entstanden, ein psychisches Modell, welches die Person mit ihrem inneren Selbst verbindet. Der innere Anführer ist zuständig für die Kanalisierung von Informationen aus dem Unbewußten und kann als Personifizierung des intuitiven Selbst angesehen werden. Er kann als eine der archetypischen Figuren, aber auch als jedes andere Wesen in Erscheinung treten, dessen Eigenschaften die Vorstellung des Betreffenden ansprechen.

Typischerweise bildet sich der innere Anführer bei Sitzungen mit tiefer Entspannung heraus, wobei Imaginationen mit reichlich sensorischen Qualitäten verwendet werden. Oyle (1976b) empfiehlt einen Platz voller Ruhe und Schönheit, wie etwa einen Bergsee oder eine natürliche Grotte, während Ferrucci (1982) einen alpinen Gipfel nach beschwerlichem Aufstieg bevorzugt. Eine Figur wird heraufbeschworen und entwickelt sich langsam. Die imaginierende Person erfreut sich an dem entstehenden Bild und achtet auf alle Details: wie sieht es aus, wie ist es ausgestattet und woran erinnert es? Es folgt ein Dialog. Ferrucci warnt davor, daß der innere Anführer nicht mehr als eine selbstgemachte Täuschung ist und empfiehlt einige Kriterien zur Prüfung seiner Authentizität:

- Bringt er Antworten, die dem Selbst entstammen?
- Führt er zu größerem Verständnis?
- Erzeugt er ein Gefühl von Rechtschaffenheit?
- Macht die Botschaft unter vernunftmäßigen und moralischen Gesichtspunkten Sinn?
- Wird sein Rat auch im realen Leben Bestand haben?

Auch der Rat eines authentischen Anführers sollte immer sorgfältig geprüft und nicht blind angenommen werden. Obwohl der Anführer Bestandteil des inneren Selbst ist, arbeitet er nicht automatisch im Interesse der Person. Andererseits läßt eine zu skeptische Einstellung weniger Ideen entstehen als eine aufgeschlossene.

Die Person muß sich auch nicht mit *einem* Anführer begnügen. Vielleicht ist es hilfreich, einen männlichen und einen weiblichen Anführer zu haben, die sich gegenseitig ergänzen. Die Gefahr in der Arbeit mit mehreren Anführern besteht jedoch darin, daß die Persönlichkeit als Ansammlung separater Einheiten erscheint, während das Ziel der Übung gerade in der maximalen Integration besteht.

Nach jeder Konsultation des inneren Anführers sollten sich Worte der Dankbarkeit, des Respektes und der Würdigung anschließen, da dies den Respekt des Einzelnen vor seinem inneren Selbst vergrößert. Auch Kontinuität ist wichtig und kann durch eine Verabredung bei anderer Gelegenheit hergestellt werden.

Bewußtsein

Der normale Wachzustand kann als Gegenpol zum Schlaf angesehen werden. Phänomene wie Träume, medikamenteninduzierte Zustände, Hypnose, Meditation, Tagträume, tiefe Entspannung und geleitete Imagination denkt man sich als irgendwo zwischen diesen beiden Polen befindlich. Ihre Position innerhalb dieses Spektrums ist unbekannt, da die Forschung ihre genaue Natur noch nicht enthüllen konnte. Sie werden als Stufen eines veränderten Bewußtseins angesehen. Während dieser veränderten Zustände sei der linkshirnige Einfluß reduziert, während der rechtshirnige dominiert (S. 262). Normalerweise wird dadurch verborgenes Material zugänglich. Der veränderte Zustand wird also als Möglichkeit angesehen, einen Weg zum inneren Selbst zu finden.

Therapeutische Effekte der Imagination

Imagination kann zu folgenden Zwecken therapeutisch genutzt werden:

1. Selbstentwicklung (self development) und psychologische Veränderung. Diese Effekte werden in Kapitel 18 behandelt;
2. Entspannung. Zahourek (1988), der im pflegerischen Umfeld arbeitet, betrachtet Imagination als therapeutisches Werkzeug zur Verstärkung von Entspannung;
3. Ablenkung. Die Übung kann eingesetzt werden, um die Psyche von streßbeladenen Gedanken abzulenken;
4. Genesung. Dieses Thema wird hier nicht behandelt.

Ablauf einer therapeutischen Imaginationssitzung

Entspannung

Um die Imagination wirksam werden zu lassen, muß der Teilnehmer zunächst entspannt sein. Fanning (1988) betrachtete Entspannung als „absolute Voraussetzung" für wirksame Imaginationen. Der Teilnehmer kann jede Methode wählen, die ihm dabei dienlich ist, doch werden passive Ansätze bevorzugt (Achterberg 1985). Somit ist Entspannung zugleich Bedingung und Ergebnis von therapeutischer Imagination.

Einleitende Worte an die Teilnehmer

Wie auch bei anderen Techniken sind einige einleitende Worte indiziert.

> „Bei der Imagination geht es um die Erzeugung von Bildern im Kopf. Die Bilder können angenehm und unangenehm sein. Im ersten Fall wird ein Gefühl der Ruhe erzeugt, im zweiten Unbehagen.
>
> Der entspannende Effekt angenehmer Imaginationen hängt zum Teil von der Ablenkung von streßbeladenen Gedanken ab. Tagträume sind ein Beispiel für derartige Imaginationen. Allerdings kann Imagination uns auch näher an unser inneres Selbst heranführen. Dieser Aspekt hilft dabei, neue Möglichkeiten in einem selbst zu entdecken und dadurch das Leben zu bereichern. Diese Art der Imagination ist stärker strukturiert als Tagträume.
>
> Sie werden es als hilfreich empfinden, sich zunächst zu entspannen." ■

Beendigung

Eine Imaginationssitzung wird allmählich zu Ende gebracht. Zunächst läßt man die Imagination nach und nach verblassen. Dann richtet der Teilnehmer seine Aufmerksamkeit langsam wieder auf seine Umgebung und öffnet die Augen, wenn es ihm angebracht erscheint. In den folgenden Minuten werden die Glieder vorsichtig gedehnt, und normale Aktivitäten werden wieder aufgenommen.

Erforschung einzelner Sinne

Es scheint, als unterschieden sich Lebhaftigkeit und Klarheit der erzeugten Imagination von Mensch zu Mensch und auch die Fähigkeit, ein einmal erzeugtes Bild zu kontrollieren (Finke 1989). Die Fähigkeit zur Imagination ist somit keine isolierte Fertigkeit. Die Erzeugung von Imaginationen fällt dem einen leichter als dem anderen.

Es gibt Hinweise dafür, daß die Erzeugung von Imaginationen durch Übung zu verbessern ist, wenngleich das Ausmaß solcher Verbesserungen nicht zu bestimmen ist (Kosslyn 1983, Lichstein 1988). Dennoch wird Training oft unter der Vorstellung eingesetzt, daß es bei der Entwicklung schlummernder Potentiale hilft. Probleme bei der Erzeugung von Imaginationen sollten jedoch nicht als Mangel, sondern als einer der vielen Unterschiede zwischen den Menschen begriffen werden. Personen, die über Schwierigkeiten bei der Erzeugung von Imaginationen berichten, beschreiben ein Gefühl, das die gleichen Funktionen in ihrem Denken erfüllt.

Für diejenigen, die ihr Vermögen zur Erzeugung von Imaginationen erkunden möchten, sind im folgenden einige Übungen aufgeführt. Sie richten sich an das Sehen, Hören, Riechen, Schmecken, Fühlen, Temperaturempfinden und Kinästhesie. Für jede Übung können 15 bis 20 Sekunden verwendet werden.

Sehen

Visualisierung:

• einer Form: rund, dreieckig, quadratisch
• einer Eiche
• einer Schnecke
• eines Segelschiffes
• eines Knopfes
• einer Haarsträhne

Hören

Da visuelle Imaginationen dominanter sind als akustische, kann es hilfreich sein, zur Erzeugung letzterer eine neblige oder dunkle Umgebung zu imaginieren, die jede visuelle Vorstellung verschluckt und nur akustische erzeugt. Imagination

• von Wind, der durch Bäume, hohes Gras oder Laken auf einer Wäscheleine rauscht
• von Telefonläuten
• verschiedener Personen, die Ihren Namen rufen
• von Pferdehufen auf diversem Untergrund wie Kopfsteinpflaster, Asphalt, fester Sand, Matsch
• von Tonleitern auf dem Klavier
• von losfahrendem Verkehr
• von Wasser in einem steinigen Bachlauf, an einen Strand brandend oder aus der Höhe herabfallend

Geruch

Rufen Sie nach und nach folgende Gerüche auf:

• ein Thymianfeld

- Benzindämpfe
- frisch gebackenes Brot
- Hyazinthen
- Chlor
- frisch gemähtes Heu
- Vanille

Geschmack

Stellen Sie sich den Geschmack der folgenden Dinge vor:

- Rosenkohl
- Feige
- Banane
- Mayonnaise
- Grapefrucht
- Zahncreme

Fühlen

Lassen Sie alle anderen Sinnneseindrücke fallen, wenn Sie sich dem Fühlen zuwenden. Stellen Sie sich folgende Berührungsreize vor:

- Hände schütteln
- barfuß auf lockerem, trockenem Sand stehen
- mit den Fingern über Seide, Samt, Leinen streichen
- ein Fell streifen
- einen glatten Kieselstein in der Hand haben
- einen Faden in eine Nadel einfädeln

Temperaturempfinden

Stellen Sie sich folgende kalte und warme Empfindungen vor:

- eine heiße Flüssigkeit trinken
- Sonne auf dem Arm
- aus einem warmen Raum in einen kalten Raum hinübergehen
- einen Eiswürfel in der Hand halten
- in ein warmes Bad steigen

Kinästhetisches Empfinden

Dieser Sinn dient der Wahrnehmung von Körperbewegung. Stellen Sie sich die folgenden Aktivitäten vor:

- Schwimmen

- auf einer Wiese laufen
- Holz sägen
- einen Ball werfen
- eine Sanddüne erklimmen
- einen Mantel an den Haken hängen
- eine Flasche Saft aufschütteln

Imagination mit allen Sinnen

Fanning (1988) empfahl eine Übung, bei der alle Sinne beteiligt sind:

„Nehmen Sie eine Frucht, die Ihnen schmeckt, sagen wir eine Orange. Fühlen Sie ihre Oberfläche ... Gewicht ... Größe ... Betrachten Sie ihre Form ... auch Farbe und Oberflächenmerkmale ... Ist sie fest oder weich? ... Riechen Sie sie ... Bohren Sie nun mit einem Nagel die Schale an und beginnen Sie, die Orange zu schälen. Achten Sie auf das leise Geräusch beim Abziehen der Schale. Achten Sie beim Schälen darauf, wie hier und da ein Stück Fleisch zum Vorschein kommt, wobei ein neuer Geruch wahrgenommen wird. Teilen Sie die Stücke und stecken Sie eines in den Mund ... Beißen Sie in das saftige Fruchtfleisch ... Spüren Sie, wie der Saft über Ihre Zunge läuft ... Erkennen Sie den Geschmack der Orange ...“   ■

An der geschilderten Übung erkennt man, daß verschiedene sensorische Einzelheiten dabei helfen, eine lebendige Imagination zu erzeugen. Wenn wir uns eine Szene vorstellen, nehmen wir gewöhnlich mehr als nur eine Sinnesform hinzu. Die Szene wird noch lebendiger, wenn wir weitere Sinneseindrücke hinzuaddieren. Die Imaginationen von Bildern, Geräuschen, Geruch, Geschmack, Strukturen, Temperaturen und Kinästhesien können sämtlich die Vorstellung bereichern. Die Technik der geleiteten Imagination (S. 227) verwendet diese Ideen.

Symbolhafte Imagination

Jung (1963) schreibt, daß Symbole dazu dienen, uns mit dem Unbewußten zu verbinden. Sie sind Schlüssel zu tiefer liegenden Regionen der Psyche. Symbole tauchen auch bei Assagioli auf, der schreibt, daß Menschen dazu neigen, auf Symbole persönlich bedeutsame Vorstellungen zu projizieren. Eines seiner bekanntesten Beispiele ist die Visualisierung einer Rose (1965), die hier frei übertragen wurde:

„Stellen Sie sich einen Rosenbusch vor ... Betrachten Sie seine Wurzeln ... seinen Stamm ... seine Blätter. Oben am Stamm befindet sich eine feste Rosenknospe. ⬇

Sehen Sie, wie sie in die schützende Umhüllung der äußeren Blätter eingefaltet ist. Während Sie sie beobachten, beginnen sich die Schutzblätter zurückzurollen und die geschlossene Blume freizugeben, fest und verwickelt eingepackt. Allmählich entfalten sich die Blütenblätter. Während Sie dabei zusehen, spüren Sie auch eine Blüte in Ihrem Inneren ... Die Rose öffnet sich weiter, und während Sie sie im Blick behalten und ihren Duft riechen, spüren Sie ihren Rhythmus im Einklang mit Ihrem eigenen ... Verweilen Sie bei der Rose ... während sie sich weiter öffnet und ihr Zentrum freigibt, lassen Sie eine Imagination entstehen, die etwas Kreatives und Wertvolles in Ihnen repräsentiert ... Konzentrieren Sie sich auf diese Vorstellung ... und lassen Sie sie zu Ihnen sprechen ...“ ∎

Hier geht es mehr um das Erfahren eines Symbols als um seine Entschlüsselung. Es wird angedeutet, daß die Entschlüsselung des Symbols der Selbstfindung und Genesung einer Person zuträglich sein kann. Diese Vorstellung wurde von Ferrucci, einem Schüler Assagiolis entwickelt. Nachfolgend werden zwei Beispiele für Ferruccis Visualisierung beschrieben (in leicht abgeänderter Form).

Die Quelle

„Stellen Sie sich eine Felsspalte vor, in der eine Quelle sprudelt. Es ist ein warmer Sommertag. Betrachten Sie das in der Sonne sprudelnde Wasser ... Hören Sie auf das Gluckern und Plätschern ... Das Wasser ist rein und klar ... Nehmen Sie eine Handvoll und trinken Sie es ... Spüren Sie, wie die Flüssigkeit durch Ihre Kehle in den Körper fließt ... Steigen Sie in die Quelle und fühlen Sie, wie das Wasser Sie umspült ... Ihre Füße, Beine und den ganzen Körper ... Stellen Sie sich vor, wie es auch Ihre Gedanken umspült ... und Ihre Gefühle ... Spüren Sie, wie das Wasser Sie reinigt ... Lassen Sie seine Reinheit mit Ihrer Reinheit vereinigen ... Lassen Sie seine Energie zu Ihrer werden ... und während sich die Quelle weiterhin selbst erneuert, spüren Sie, wie sich auch das Leben in Ihnen selbst erneuert ...“ ∎

Die Glocke

„Stellen Sie sich eine Wiese an einem warmen Tag vor. Sie liegen in weichem Gras, umgeben von duftenden wilden Blumen. In einer nahen Dorfkirche beginnt eine Glocke zu läuten. Sie hat einen klaren und reinen Klang, und während er zu Ihnen herüberschallt, weckt er in Ihnen eine tiefe, verborgene Freude ... Der Klang verblaßt für einen Moment, als sich der Wind dreht ... Dann ... kehrt er zurück ... zurück zu Ihnen, mit neuer Kraft ... die Luft erfüllend und aus dem Tal wiederhallend ... und während Sie zuhören, scheint der Klang in Ihnen zu vibrieren ... in Ihrer eigenen Melodie widerhallend ... und erweckt neue Möglichkeiten in Ihnen ...“ ∎

Imagination mit Metaphern

Imagination ist die Grundlage von Metaphern. Metaphern beschreiben eine Sache mit den Worten einer anderen und bieten einen frischen Ansatz, eine neue und vielsagende Interpretation.

Es folgen drei Abschnitte, die den Einsatz von Metaphern bei Imaginationsentspannung verdeutlichen.

Die Flickenpuppe

„Sie sitzen in einem Lehnstuhl. Schließen Sie Ihre Augen. Atmen Sie einmal bis tief hinab in die Brust ein. Dann überlassen Sie die Atmung ihrem eigenen Rhythmus ... Horchen Sie darauf ... und während Sie zuhören, stellen Sie sich eine Flickenpuppe vor ... Beachten Sie ihre weichen, biegsamen Arme und Beine ... ihren lose hängenden Kopf ... den unförmigen Körper ... träge ... bewegungslos.

Versuchen Sie jetzt, sich selbst als Flickenpuppe zu betrachten. Erzeugen Sie das Gefühl, selbst unförmig zu sein ... Das Gewicht Ihrer Arme zieht Ihre Schultern herab ... Ihr Kopf fällt zurück auf die Lehne ... Ihr Gesicht ist ausdruckslos ... ihr Kiefer entspannt ... Fühlen Sie die Passivität der Flickenpuppe ... und während Sie so sitzenbleiben ... genießen Sie das Gefühl, ganz passiv zu sein ...“ ∎

Ein Stück Seetang

„Sie liegen an einem ruhigen Ort. Schließen Sie die Augen. Atmen Sie einmal tief ein ... Dann geben Sie sich ganz dem natürlichen Atemrhythmus hin ...

Stellen Sie sich einen Streifen Seetang vor, sattes, dunkelgrünes, laubiges Seetang, das in seichtem Wasser treibt. Lufttaschen halten es auf dem Wasser und lassen es auf und ab treiben. Während es treibt, verändert es seine Form, wird von der darunter fließenden Strömung mal hierhin, mal dorthin gezogen ... gedrückt ... gedreht ... auseinandergezogen ... durcheinandergewirbelt ...

Nun sind Sie selbst das Stück Seetang ... Fühlen Sie, wie schlaff Ihr Körper ist ... Ihre ausgestreckten Arme und Beine gleiten sanft hin und her ... Fühlen Sie die Wellen unter Ihnen vorbeiziehen ... Sie hochheben, wenn sie herankommen, und Sie herabsenken, wenn sie weiterfließen, aber immer Sie tragend ... Spüren Sie, wie sich Ihr Körper ganz der Bewegung des Wassers hingibt ...“ ∎

Der Gelee

„Versetzen Sie sich an einen friedlichen Ort. Schließen Sie Ihre Augen und hören Sie Ihrer Atmung zu ... Hören Sie sie mit jedem Moment ruhiger werden ... Stellen Sie sich einen nicht ganz steifen Gelee vor. Er wurde aus der Form gekippt und hält sich selbst zusammen, aber nicht sehr fest. Jedes Mal, wenn der Tisch berührt wird, wackelt er.

Jetzt sind Sie dieser Gelee. Sie liegen auf einem Teller, und jedesmal, wenn jemand an den Tisch stößt, geht eine kleine Welle durch Ihren Körper. Sie selbst können diese Bewegung nicht auslösen, nur andere vermögen dies, indem sie an dem Tisch oder dem Teller wackeln. Ein Stoß, und Sie wackeln mehrere Male ... Stellen Sie sich vor, zufällig angestoßen worden zu sein ... Fühlen Sie Ihren weichen Körper ... Lassen Sie alle Spannung heraus ... Sie selbst werden zu einem wackligen Gelee ..." ■

Transformationen

Imaginationen können sich transformieren. Schroffe Imaginationen können weich werden. Fanning (1988) zeigt, wie sich negative Gefühle, ausgedrückt in derben Imaginationen, in eine positive Richtung lenken lassen, wenn derbe Imaginationen in weiche transformiert werden.

„Stellen Sie sich unharmonische Musik vor ... Hören Sie auf die schrägen Töne ... und lassen Sie dabei Ihre schmerzlichen Gedanken durch die Disharmonien ausdrücken ... Spüren Sie, welches Gefühl die Schwierigkeit, dieser Melodie zu folgen, in Ihnen auslöst. Dann lassen Sie die Vorstellung sich allmählich transformieren ... Verfolgen Sie die Musik, wie sie sich langsam in Harmonien verwandelt ... und wenn die Harmonien die Luft erfüllen, erfahren Sie die beginnenden Veränderungen Ihrer Gefühle ..." ■

Andere Beispiele einer Verwandlung von negativen in angenehme Imaginationen sind:

• saurer Zitronensaft in süßes Zitronensorbet
• Sandpapier in seidiges Gewebe

Beide stammen von Fanning (1988). Die nächsten beiden gehen auf Davis et al. (1988) zurück:

• eine gellende Sirene in eine Flötenmelodie
• ein greller Suchscheinwerfer in weiches Lampenlicht

In diesen Beispielen werden vier Sinne angesprochen (schmecken, fühlen, hören und sehen). Der fünfte Sinn, das Riechen, wird in der folgenden Transformation dargestellt:

• brennendes Gummi in schwelendes Kiefernholz

Dies sind einfache Beispiele. Die beste Imagination ist jene, die eine Person selbst erzeugt, wenn sie den Kontext auswählt, auf den sie sich am besten beziehen kann.

Distanzierung

Stressende Ereignisse können überwältigend sein. Darüber hinaus kann die Intensität der dadurch entstehenden Gefühle das Urteilsvermögen vernebeln. Um eine objektive Sicht zu erhalten, kann es nützlich sein, sich von einer Szene mental zu entfernen, sich praktisch selbst zu distanzieren. Verschiedene Imaginationen erzeugen das Gefühl, einen größeren Abstand zwischen sich und der Szene zu erzeugen:

• ein stromabwärts treibendes Blatt
• Wolken ziehen am Himmel vorbei
• heliumgefüllte Ballons steigen auf
• Seifenblasen werden weggepustet
• ein Zug zieht auf geraden Gleisen davon

Farbimagination

Warum sagen Menschen, sie hätten Lieblingsfarben? Weil Farben mit angenehmen Ereignissen aus Ihrer Vergangenheit verknüpft sind? Oder nur weil bestimmte Farben ihnen ein gutes Gefühl vermitteln? Man glaubt gemeinhin, daß rot eine stimulierende Farbe ist und blau besänftigt, aber bis zu welchem Grad ist die Vorliebe für die eine mit der momentanen Stimmung verknüpft? Solche Überlegungen können bei der Erklärung helfen, warum eine Person nicht immer die gleiche Farbe wählt. Oder wird man einfach einer Farbe überdrüssig und spürt man das Bedürfnis, sie durch eine andere zu ersetzen (wie bei Dekorationen, Kleidern usw.)? Dies sind psychologische Betrachtungen, wenngleich ästhetische Aspekte der Farbe dem Thema eine weitere Dimension hinzufügen.

Hier geht es jedoch um die psychologischen Aspekte. Natürlich können Farben eine starke Wirkung haben. Einige davon können durch Übungen in Farb-Imagination erforscht werden. Das folgende Beispiel stammt von dem Lehrer für autogenes Training Kai Kermani (1990).

„Lassen Sie mit geschlossenen Augen das Wort Farbe in Ihre Psyche fließen. Das Wort wird zunächst nur eine Farbe hervorrufen, obwohl andere rasch folgen werden. Nehmen Sie die erste Farbe. Halten Sie sie fest. Lassen Sie sie sich entwickeln, wie sie will. Ihr ganzes Blickfeld ausfüllend, als Flicken, kleine Flecken oder irgendeine andere Form. Konzentrieren Sie sich auf die Farbe in einer passiven Weise, lassen Sie sie sprechen. Erinnert Sie sie an irgend etwas? Löst sie irgendwelche bestimmten Gefühle oder Erinnerungen aus? Wenn die Farbe keine Wirkung auf Sie hat, tauchen Sie in sie ein ... ➧

> Nach einigen Minuten oder wenn Sie fertig sind, lassen Sie die Farbe wieder verblassen. Beobachten Sie mit Ihrem geistigen Auge, wie sie wieder ihre ursprüngliche Gestalt annimmt."

Wenn Farben tatsächlich unsere Stimmung beeinflussen können, dann könnte Farb-Visualisierung einen besonderen Wert besitzen. Wir könnten uns selbst mit einzelnen Farben umgeben, um bestimmte Effekte zu erzielen, unsere Gefühle zu beruhigen, wenn wir besorgt sind, und um unsere Stimmung zu heben, wenn wir niedergeschlagen sind. Einzelne Farben werden in den nachfolgenden zwei Übungen behandelt.

> „Stellen Sie sich einen Raum vor, der ausschließlich in der Farbe Ihrer Wahl dekoriert ist. Sie sehen den ganzen Raum in dieser Farbe, Wände, Decke, Anstriche, Teppich, Polster. Wenn es Ihnen Schwierigkeiten bereitet, versuchen Sie einmal, die Bewegungen beim Anstreichen und Aufhängen der Vorhänge zu durchlaufen. Tauchen Sie in diese Farbe ein und achten Sie darauf, welchen Effekt dies auf Sie hat ... Entspannt es Sie oder muntert es Sie auf? ... Warum haben Sie diese Farbe gewählt? ... Welche Assoziationen löst sie bei Ihnen aus? ... Verweilen Sie lange genug, um die volle Wirkung zu erfahren ... Dann lassen Sie sie verblassen.
>
> Versetzen Sie sich jetzt in einen Raum, dessen Farbausstattung Ihnen nicht gefällt. Umgeben Sie sich mit dieser Farbe, lassen Sie sie Ihr ganzes Bewußtsein durchdringen (solange es Sie nicht stört, sonst unterbrechen Sie die Übung). Fragen Sie sich, warum Sie diese Farbe nicht mögen und welchen Effekt sie auf Sie hat. Wenn Sie fertig sind, lassen Sie die Farbe verblassen und ersetzen sie durch die Farbe Ihrer Wahl, bevor Sie die Visualisierung beenden."

(Es empfiehlt sich, eine Farb-Imagination mit der vom Teilnehmer bevorzugten Farbe zu beenden, um ein gutes Gefühl mitzunehmen.)

Ernst & Goodison (1981) stellen eine Sequenz vor, bei der Farbe zum Visualisierenden hin und von ihm weg fließt. Sie wird hier in modifizierter Form dargestellt:

> „Entspannen Sie sich zunächst mit der von Ihnen bevorzugten Technik. Schließen Sie die Augen, sofern das noch nicht der Fall ist. Beruhigen Sie Ihre Psyche so weit wie möglich. Wählen Sie eine Farbe, die Ihnen gefällt. Entscheiden Sie sich spontan, und betrachten Sie sie. Sie können sich die Farbe als Pinselstrich, Kleidung, Rauch oder Luft vorstellen. Lassen Sie die Farbe sich ganz um Sie herum ausbreiten. Achten Sie auf ihre Qualität, den Farbton und jede Assoziation, die bei Ihnen entsteht. Fühlen Sie sich mit der Farbe verbunden, im Einklang und ganz von ihr erfüllt. Stellen Sie sich vor, die Farbe mit jeder Pore Ihrer Haut aufzunehmen, bis Ihr Körper mit ihr gefüllt ist ...
>
> Und jetzt ... lassen Sie die Farbe wieder abstrahlen ... Spüren Sie, wie Sie sie herauslassen.

Lassen Sie sie sich ausdehnen bis allmählich der ganze Raum, in dem Sie sich befinden, ausgefüllt ist. Während Sie weiter Farbe erzeugen, versuchen Sie, ob Sie auch das ganze Gebäude mit Farbe erfüllen können ... Legen Sie eine kurze Pause ein ... Beginnen Sie, die Farbe wieder langsam abzuziehen, zunächst aus dem Gebäude ... dann aus dem Raum ... Beobachten Sie, wie sie sich immer weiter verdichtet, bis sie eine Wolke um Sie herum bildet ... Stellen Sie sich vor, in dieser Farbe zu baden ... und jetzt ... nehmen Sie sie wieder auf ... ganz tief in Ihre Organe ... wieder eine Pause ... Beobachten Sie, wie sie sich selbst vollständig aus Ihnen zurückzieht ... Fühlen Sie sich völlig leer von dieser Farbe. Gehen Sie zurück zu dem Bild, den Kleidern oder dem Rauch, mit dem Sie begannen. Achten Sie auf Ihr Gefühl nach der Übung, registrieren Sie jede Wirkung." ■

Chakras

Im Hatha Yoga stellt man sich vor, daß die Lebensenergie sich auf bestimmte Körperregionen (Chakras) konzentriert, und zwar:

• die Basis der Wirbelsäule
• das untere Abdomen
• der Nabel
• das Herz
• die Kehle
• die Augenbrauen
• die Kopfspitze

Jedes Chakra steht mit einer Farbe des natürlichen Farbspektrums in Verbindung, die Basis der Wirbelsäule mit Rot, das untere Abdomen mit Orange, der Nabel mit Gelb, das Herz mit Grün, die Kehle mit Blau, die Augenbrauen mit Indigo und die Kopfspitze mit Violett.

Kermani (1990) stellt eine Passage zur Heil-Imagination vor, die auf Chakras basiert und die hier in leicht abgewandelter Form wiedergegeben wird:

„Versetzen Sie sich in eine natürliche Umgebung Ihrer Wahl. Die Sonne scheint, und es ist warm und angenehm. Sehen Sie sich um ... Bauen Sie die Szenerie aus. Welche Pflanzen gibt es? Verströmen sie einen Geruch? Welche Geräusche kann man hören? Spüren Sie die Sonne auf Ihrer Haut. Stellen Sie sich vor, wie ihre Strahlen jeden Punkt Ihres Körpers erwärmen. Stellen Sie sich ferner vor, daß das Licht in seine Bestandteile gebrochen wird, so daß es als Farbspektrum Ihren Körper bescheint: warme rote Strahlen fallen auf Hüfte und Beine, entspannen und erwärmen sie, orangefarbene Strahlen werfen ein mildes Licht auf ihren unteren Rumpf, ein weiches gelbes Licht glüht in Ihrem Magen, grüne Strahlen werfen ein beruhigendes Licht auf Ihr Herz, Rachen und unteres Gesicht baden in blauem Licht, ein kühles Indigo fällt auf Ihre Brauen, und Violett erscheint rund um Ihren Kopf.

Stellen Sie sich vor, wie ein blauer Lichtstrahl von jedem Auge ausgeht ... und jede Spannung mit sich nimmt ... Tragen Sie sie in die unermeßliche Weite des Raums ... ⬇

Fühlen Sie sich entspannt, während sie sich entfernen ... Schließlich erscheint ein silbernes Licht ... Lassen Sie es jede Farbe aufnehmen ... und dabei jede verbliebene Spannung in Ihrem Körper mitnehmen, sie auflösen und Sie in einem Zustand großer Ruhe zurücklassen ... Stellen Sie sich vor, daß das Silberlicht sich ausbreitet und einen Kreis um Sie herum bildet ... Lassen Sie auch andere in diesen Kreis hinein, die an der Ruhe teilhaben möchten. Die anderen bleiben für einige Momente. Nachdem die anderen Sie wieder verlassen haben, bemerken Sie, daß sie ein Geschenk für Sie hinterlassen haben ... Es ist ein Geschenk, das Sie kennen ...

Wenn Sie fertig sind, lassen Sie die Szene allmählich abklingen ... Richten Sie Ihre Aufmerksamkeit langsam wieder auf den Raum, der Sie umgibt. Während Sie die Augen öffnen, spüren Sie den Boden unter Ihnen." ∎

Weißlicht

Die während der Renaissance entstandene Bruderschaft der Rosenkreuzer betrachteten Weißlicht als Symbol für Führung, Inspiration und Heilung. Samuels & Samuels (1975) entwickelten diese Idee weiter:

„Versetzen Sie sich an einen Ort, der für Sie allein ist. Stellen Sie sich vor, daß der Ort mit strahlend weißem Licht gefüllt ist ... Lassen Sie das Licht durch Sie hindurchfließen ... lassen Sie es Ihren Körper und Geist ganz ausfüllen ... Sie heilen ... stärken ... und erneuern." ∎

Geleitete Imagination

Die geleitete Imagination kann zu verschiedenen Zwecken von der Entspannung bis hin zur Psychotherapie eingesetzt werden. Hier besteht der Zweck in der Erzeugung von Entspannung. Der Teilnehmer versetzt sich in eine naturalistische Szene seiner Wahl und bewegt sich in ihr, wobei er besonders auf ihre sensorischen Reize achtet. Wiese, Wald, Strand oder Garten sind geeignete Umgebungen. Ein Pfad ist hilfreich, da er ein Ziel impliziert und den Teilnehmer durch die Szene trägt oder dem inneren Anführer den Weg bereitet.

Wird Imagination in einer Gruppe durchgeführt, empfiehlt es sich für den Therapeuten, eine bestimmte Szene mit Grundstrukturen vorzugeben. Wird z.B. eine Wiese gewählt, kann der Therapeut andere Merkmale wie einen Bach oder einen Hintergrund mit Bergen in der Ferne vorschlagen. Jahreszeit und Wetter können die Szene weiter beleben. Der Teilnehmer wird aufgefordert, auf Gerüche und Geräusche ebenso wie auf die Gesamterscheinung der Szene zu achten. Es bleibt dem Lehrer überlassen, wie viele Vorgaben er macht. Die Teilnehmer ergänzen die Details.

Bei einem Wald wird der Teilnehmer z.B. aufgefordert, auf die Bäume zu achten, ihre Größe und wie dicht sie stehen, auf Vogelgesang und fließendes Wasser und auf kühlen Schatten und den Geruch von feuchtem Unterholz.

Bei einem Strand kann sich der Teilnehmer noch einen Küstenstreifen, das Gefühl des Sandes unter seinen Füßen, den Geschmack der salzigen Luft, die heiße Sonne auf der Haut, das Geräusch von Brandung und Seevögeln vorstellen.

In einem Garten kann der Teilnehmer auf die Anordnung von Sträuchern und freien Plätzen, das kühle Gras, den Geruch der Blumen und Kräuter, die warme feuchte Luft oder die Erfahrung, wie sich die Rinde einer Buche oder Birke anfühlt, achten.

Der folgende Abschnitt vermittelt einen Eindruck von der Atmosphäre einer geleiteten Imagination:

„Machen Sie es sich bitte bequem und schließen Sie die Augen. Wenn sich Ihre Psyche beruhigt hat, verliert Ihr Körper auch alle Spannung. Versetzen Sie sich jetzt in eine für Sie angenehme und entspannte Umgebung. Nehmen Sie sich für die Ausgestaltung der Szene etwas Zeit ...

Geben Sie der Szene nun mehr Gestalt ... Entwerfen Sie visuelle Details, machen Sie sie so lebendig wie möglich ... Stellen Sie sich die begleitenden Geräusche vor ... die Gerüche in der Luft ... die Sie umgebende Landschaft ... die Wärme der Sonne auf Ihrer Haut ... Suchen Sie sich Ihren Weg und achten Sie auf Ihre Gefühle beim Bewegen durch die Szenerie ... Spüren Sie, wie die Spannung Sie verläßt und genießen Sie die Ruhe und den Frieden der Szene, die Sie entworfen haben ...“

Diese Art der Imagination ist auf klinischem Gebiet zur Entspannungseinleitung weit verbreitet.

Zusammenfassende Evaluation der Imagination

Imagination ist eine sichere und nicht-invasive Technik, die keiner besonderen Ausstattung bedarf. Sie hat sich als Bewältigungsstrategie bei Angst und Streß bewährt (Donovan 1980, Hamm & O`Flynn 1984, King 1988). Manche Untersucher spekulierten über die zugrundeliegenden Mechanismen. Dossey (1988) weist darauf hin, daß Imagination zu einer Veränderung der Wahrnehmung des Teilnehmers führt.

Komplikationen

Eine Auflistung der möglichen Komplikationen bei Imaginationen finden Sie am Ende von Kapitel 18 (S. 245).

Weiterführende Literatur

Ernst, S., Goodison, L. 1981: In our own hands: a book of self-help therapy. Women`s Press, London.

Ferrucci, P. 1982: What we may be. Mandala, London.

Jung, C.G. (Hrsg.) 1978a: Man and his symbols. Pan Books, London.

Samuels, M., Samuels, N. 1975: Seeing with the mind`s eye: the history, technique and uses of visualization. Random House, Toronto.

Zahourek, R.P. 1988: Relaxation and imagery: tools for therapeutic communication and intervention. W.B. Saunders, Philadelphia.

18 Zielgerichtete Visualisierung

Einführung

In ihrem Buch „Seeing with the Mind`s eye" beschreiben Samuels & Samuels (1975) eine Technik, die Imagination in zwei Phasen einsetzt, und zwar rezeptiv und programmiert. In der passiven rezeptiven Phase hört der Teilnehmer auf sein inneres Selbst, seine eigene Weisheit. In der programmierten Phase durchläuft er einen aktiven und bewußten Denkprozeß, um eine Situation zu verbessern oder um ein Problem zu bewältigen. Samuels Arbeit wurde von Achterberg (1985), Simonton (1986) und anderen aus dem Bereich der Medizin aufgegriffen; auf dem Gebiet der Selbstentwicklung und Entspannung taten dies unter anderem Shone (1984) und Fanning (1988). Da wir uns in diesem Buch mit letzterem befassen, werden hier die Definitionen von Shone und Fanning verwendet. Fanning beschreibt diese Art der Imagination als „bewußte und willentliche Erzeugung von mentalen Sinneseindrücken, um sich zu verändern". Shone spricht von einer mentalen Erfahrung, die hilft, gewünschte Ergebnisse zu erzielen. Beiden Definitionen gemein ist die Vorstellung eines Ziels.

Wie unterscheidet sich eine derartige Imagination von anderen Formen? Ein Punkt ist die größere Deutlichkeit gegenüber Techniken, die auf Metaphern und Symbolen aufbauen. Sie ist auch zweckmäßiger als traumähnliche Zustände wie das Tagträumen. Worin besteht der Unterschied zwischen Imagination und einem Selbstgespräch mit Reflektion und Eigenberatung? Der Unterschied mag nicht sehr groß sein, doch bieten Visualisierungstechniken einen strukturierten und schrittweisen Ansatz.

Dies bietet die folgenden Vorteile:

1. Neue Möglichkeiten können erforscht werden, ohne sich zu etwas zu verpflichten;
2. Aufgaben, die für schwierig gehalten werden, können einen Teil ihrer Bedrohlichkeit verlieren, wenn sie mit einem erfolgreichen Ergebnis visualisiert wurden. Dies ist mentales Training, wobei sich die Person mit der gefürchteten Situation vertraut macht und in ihrer Vorstellung ihr Ziel erreicht. Dies steigert das Vertrauen in die eigenen Kräfte. Als Nebeneffekt fühlt die Person sich zufriedener mit sich selbst.

Diese Methode verwendet verschiedene Techniken wie progressive Relaxation, geleitete Imagination und innerer Dialog, die bereits beschrieben wurden (Kapitel 4, Kapitel 17, Kapitel 1). In diesem Kapitel wird die zielgerichtete Visualisierung beschrieben. Es folgt ein Beispiel, wie die Methode dabei helfen kann, mit dem Rauchen aufzuhören. Andere mögliche Anwendungen werden besprochen. Ein Abschnitt widmet sich schließlich den Komplikationen bei Imagination allgemein.

Die zielgerichtete Visualisierung

Die hier diskutierten Aspekte der zielgerichteten Visualisierung sind:
• Körperhaltung
• vorbereitende Entspannung
• besondere Orte
• rezeptive Visualisierung
• Selbstverstärkung
• programmierte Visualisierung
• Beendigung
• zusätzliche Techniken

Körperhaltung

Der Teilnehmer liegt in angenehmer Haltung bei mattem Licht in einem warmen, stillen und störungsfreien Raum und schließt die Augen.

Vorbereitende Entspannung

Die Imagination wird durch eine kurze Entspannungsphase eingeleitet, weil Entspannung allgemein als Voraussetzung für Visualisierung und auch als ihr Ergebnis angesehen wird. Die Technik kann von dem Teilnehmer gewählt werden, wenngleich Achterberg (1985) passive Formen der Muskelentspannung den Anspannungs- und Entspannungstechniken vorzieht, welche ihrer Meinung nach für Imaginationen unwirksam sind. Auch eine langsame und ruhige Abdominalatmung kann eine tiefe Entspannung einleiten. Der Teilnehmer kann Sätze denken oder murmeln wie „Mein Geist ist klar und ruhig" und „Ich bin offen für Imaginationen, die mir helfen".

Obwohl diese einleitende Entspannung durchaus üblich ist, gibt es kaum Hinweise dafür, daß sie tatsächlich Imaginationen erleichtert (Lichstein 1988). Tatsächlich behaupten einige Autoren, daß im Gegenteil ein vollkommen entspannter Körper von einer imaginationslosen Psyche begleitet wird (Jacobson 1938). Wenn Muskelentspannung Imaginationen vertreibt, wie kann sie sie dann fördern? Für Lichstein (1988) ist diese Frage noch zu klären. Vielleicht liegt die Antwort in einem Entspannungsniveau, das tief genug zur Spannungslösung ist, aber nicht tief genug für Imaginationen.

Besondere Orte

Der Teilnehmer liegt ruhig und stellt sich eine Szene oder einen „besonderen Ort" vor, an den er sich zur Entspannung und für die Dauer der Übung zurückziehen kann (Davis et al. 1988). Die Szenerie ist reich an sensorischen Vorstellungen von Anblicken, Geräuschen, Gerüchen, Geschmäckern, tastbaren Strukturen und Temperaturen und vermittelt ein Gefühl von Ruhe und Frieden. Derartige Möglichkeiten bieten ein Strand, eine Wiese, ein Wald oder ein See. Der Teilnehmer soll sich vorstellen, wie sich der Körper an jenem besonderen Ort fühlen würde, indem er Empfindungen wie das Einsinken auf einer nachgebenden Wiese oder in weichem Sand betont. Zu Beginn wird einige Zeit auf den Ausbau der Szenerie verwandt, so daß sie bei nachfolgenden Visualisierungen leicht wieder erzeugt werden kann. Da Imaginationen eine rechtshirnige Aktivität sind, gelten hier die Gesetze der Logik nicht. Somit kann der Teilnehmer sich all das vorstellen, was er als hilfreich ansieht, wie z.B. ein permanenter Sonnenuntergang im Hintergrund, ein Bildschirm in einer Waldlichtung oder eine Kristallkugel in einer Bergquelle. In solchen Szenerien kann der innere Anführer auftreten (S. 215), und deshalb sollte ein klar definierter Weg hineinführen.

Manche Menschen bevorzugen für den besonderen Ort innere Räumlichkeiten wie einen Dachboden oder eine Gartenlaube. Es gibt dabei kein richtig oder falsch. Richtig ist alles, was hilft.

Rezeptive Visualisierung

Der Teilnehmer versetzt sich an einen besonderen Ort, wo er sich in Einklang mit sich selbst fühlt und wahrscheinlich Einsichten erlangen kann. Er befindet sich in einem Zustand, in dem er in sich selbst hineinhorchen kann. Es ist ein passiver Geisteszustand, der teilweise an Tagträume erinnert, jedoch mit dem Unterschied, daß die Person gezielt Fragen an sich selbst richtet (Samuels & Samuels 1975). Ob es dabei um einen Konflikt, Aufdeckung von Beweggründen oder Denkautomatismen geht - die rezeptive Visualisierung erlaubt die Freisetzung intuitiver Einsichten und bringt innere Weisheiten zum Vorschein.

Dem Teilnehmer wird geraten, beim Auftauchen unbeherrschbarer oder unangenehmer Gefühle, mit denen er nicht umgehen kann, den Ort zu verlassen oder sich auf eine andere Weise zu distanzieren. Er kann die Visualisierung auch beenden. Andernfalls taucht er ruhig in sein Unterbewußtsein ab. Wenn keine Ideen entstehen, kann der innere Anführer gerufen und um Rat gefragt werden (S. 215).

Nachfolgend finden Sie einen Beispieltext zur Anleitung bei rezeptiver Visualisierung (Verwenden Sie dafür 10 bis 15 Minuten).

„Legen Sie sich hin. Machen Sie es sich bequem, und schließen Sie die Augen. Wenden Sie eine Entspannungstechnik an, bis Sie sich ganz ruhig fühlen. Versetzen Sie sich an Ihren besonderen Ort. Erzeugen Sie seine Atmosphäre durch die Vorstellung der Anblicke, Geräusche, Gerüche und tastbaren Oberflächen. ➧

> Fühlen Sie sich geborgen dort. Lenken Sie Ihre Aufmerksamkeit langsam auf das Thema, daß Sie beschäftigt ... Öffnen Sie Ihren Geist ... Horchen Sie auf die Gedanken, die durch Sie hindurch fließen ... Wenn Sie nicht klarkommen, rufen Sie Ihren inneren Anführer ... Hören Sie auf seine Worte ... Machen Sie sich klar, daß es sich dabei um Ihre eigenen Weisheiten handelt, die aus Ihrem tieferen Selbst entspringen ... Hören Sie einige Minuten lang sich selbst zu ...
>
> Wenn Sie fertig sind, beenden Sie Ihre Visualisierung und richten Ihre Aufmerksamkeit allmählich wieder auf Ihre Umgebung.
>
> Schreiben Sie die Ideen, die Ihnen gekommen sind, auf. Betrachten Sie die Ideen. Haben Sie irgendwelche Erkenntnisse gewonnen? Möchten Sie Ihr Verhalten in dieser Situation verändern? Gibt es positivere Ansätze, damit umzugehen?" ∎

Die rezeptive Visualisierung kann so oft angewandt werden, wie sie neue Einsichten liefert.

Selbstverstärkung

Die Selbstverstärkung hilft dem Visualisierenden, sich selbst als fähig zu betrachten, ein Ziel anzustreben und zu erreichen. Die Selbstverstärkung birgt auch den Ausschluß von Selbstzweifeln in sich, wie z.B:

- Ich glaube an mich selbst
- Ich kontrolliere mein Leben
- Ich kann meine Ziele erreichen

Während die obigen Aussagen allgemeiner Natur sind, können weitere, für das jeweilige Thema relevante Aussagen, hinzugefügt werden. So können bei einer Person, die entspannter sein möchte, folgende Aussagen hinzukommen:

- Ich fühle mich ruhig
- Ich lebe in Frieden
- Ich kann mit streßvollen Situationen umgehen

Selbstverstärkungen müssen kurz, in der ersten Person und in der Gegenwartsform gehalten sein. Am besten eignen sich Formulierungen, die von dem Teilnehmer selbst erdacht wurden (Fanning 1988). Bei Wiederholung wirken sie als selbsthypnotische Suggestionen, die das Selbstbild in eine positive Richtung lenken und die positiven Imaginationen der programmierten Visualisierung zusätzlich verstärken (siehe unten).

Programmierte Visualisierung

Allgemeine Bemerkungen

In dieser Phase kann der Teilnehmer an Imaginationen, die während der rezeptiven Phase entstanden sind, arbeiten, sie sich durch den Kopf gehen lassen und sie in seiner Vorstellung auf verschiedene Weise verändern. Wenn er die effektivste Lösung für seine Probleme gefunden hat, nimmt er seine entscheidende Rolle in diesem Prozeß wahr. Er stellt sich Aktionen vor, in denen er die Qualitäten ausspielt, die er gerne besitzen würde. Ziele werden im Geiste erreicht, indem der Teilnehmer als sein eigener erfolgreicher Vertreter fungiert. Bei täglicher Wiederholung beginnt die neue Vorstellung von sich selbst mit dem Selbstbild zu verschmelzen, was zu weiteren positiven inneren Dialogen führt, und, in der Art einer sich selbst erfüllenden Prophezeiung, die Wahrscheinlichkeit für das erwünschte Ergebnis im wirklichen Leben erhöht.

Manchmal bleibt der Teilnehmer in der programmierten Phase hängen. In diesem Fall kann eine Rückkehr in die rezeptive Phase helfen, die Blockade zu lösen.

Bei anderen Gelegenheiten lassen sich die rezeptive und die programmierte Phase vielleicht nicht richtig voneinander trennen. Nicht alle Visualisierungen passen immer genau in eine der Phasen. Der Teilnehmer soll sich nicht gezwungen sehen, sie separat zu erzeugen, wenn ein fließender Übergang angebrachter erscheint. Es existiert kein Schema zur programmierten Visualisierung. Das Thema selbst bestimmt die Weise des Vorgehens.

Durchführung der programmierten Visualisierung

Die Vorbereitungen gleichen denen der rezeptiven Visualisierung, d.h. der Teilnehmer entspannt sich durch stichwortvermittelte Entspannung (S. 111) oder passive Muskelentspannung (Kapitel 7).

Dann ruft er die Szene der Situation auf, die er bewältigen möchte, was immer es auch ist (Es handelt sich dabei um keinen besonderen Ort, sondern um eine Situation aus dem wirklichen Leben). Auch hier ist es wichtig, der Situation durch vielfältige sensorische Vorstellungen Leben zu verleihen. Läßt der Teilnehmer sich mit dem Aufbau der Szene Zeit, kann er sie viel intensiver erfahren. Dann arbeitet er daran und experimentiert so lange, bis er eine gute Lösung findet, die er dann in seiner Vorstellung durchspielt. Er spielt eine erfolgreiche Rolle.

Der Charakter der programmierten Visualisierung wird durch folgende Passage verdeutlicht:

> „Entspannen Sie Ihre Gedanken, und richten Sie die Aufmerksamkeit auf Ihr Ziel. Glauben Sie an Ihre Möglichkeit, es zu erreichen ... Halten Sie sich nicht an Schwierigkeiten auf, denken Sie nur an das Ergebnis. Wenn Probleme auftreten, betrachten Sie sie als Herausforderung ... Seien Sie eifrig ... jemand, der sein Ziel erreicht hat ... Versetzen Sie sich in diese Rolle ... Sehen Sie sich am Ziel angelangt ... Gratulieren Sie sich selbst dazu ... Genießen Sie es ...“ ∎

Beendigung

Wenn die Visualisierung abgeschlossen ist, wird die Prozedur auf folgende Weise zu Ende geführt:

„Wenn Sie so weit sind, lenken Sie Ihre Aufmerksamkeit allmählich wieder auf den Sie umgebenden Raum ... Zählen Sie langsam: eins ... zwei ... drei ... und wenn Sie Ihre Augen öffnen, fühlen Sie sich ausgeruht und erfrischt." ■

Die zielgerichtete Visualisierung besteht also aus der Öffnung des Selbst für eigene Weisheiten (rezeptive Phase) und dem anschließenden Gebrauch in der Imagination, um zu einem erwünschten Ergebnis zu gelangen (programmierte Phase).

Zusätzliche Techniken

„Distanzierung", also der Rückzug von einer Szene, um ihren Lauf zu beobachten, ermöglicht dem Visualisierenden eine objektivere Sicht. Durch eine vorgestellte Kristallkugel oder einen Bildschirm beobachtet er sein Verhalten. Wie geht er mit einer Situation um, und wie verhält er sich gegenüber anderen?

Dieser Ansatz hebt unpassende Reaktionen des Teilnehmers hervor. Er wandelt dieses Verhalten dann ab und durchläuft die Szene erneut mit einem erfolgreichen Ergebnis. Im nächsten Schritt steigt er in die Szene ein, um selbst zu erfahren, wobei er sich durch den Bildschirm beobachtet hat.

Entspannung und zielgerichtete Visualisierung

Man kann sagen, daß Entspannung auf vielfältige Weise mit der zielgerichteten Visualisierung verbunden ist.

- Bevor mit der Visualisierung begonnen wird, sollte zunächst Entspannung erzeugt werden.
- Die anschließende psychische Wiederholung, in der der Teilnehmer sich selbst eine Aktivität erfolgreich bestehen sieht, welche bis dahin mit Streß verbunden war, kann als Nebeneffekt erfahren werden.
- Während das Ziel erreicht wird, können verschiedene Probleme ein Bedürfnis nach Entspannung wecken, beispielsweise die Entwöhnung von Zigaretten oder Tranquilizern.

Zielgerichtete Visualisierung ist somit keine primäre Methode zur Einleitung von Entspannung, doch bestehen einige enge Verbindungen zu solchen Methoden.

Anwendung der zielgerichteten Visualisierung

Im Gegensatz zu den meisten hier beschriebenen Methoden richtet sich die zielgerichtete Visualisierung an die spezifischen Probleme einer Person. Dies gilt sowohl für die rezeptive wie für die programmierte Phase. Somit ist es nicht möglich, die Technik zu beschreiben, ohne den Hintergrund genau zu verstehen.

Entscheidend ist die Motivation des Visualisierenden. Während dies für manche Teilnehmer kein Problem darstellt, benötigen andere Unterstützung. Eine Möglichkeit zur Steigerung der Motivation besteht in der Spezifizierung der Ziele, so hilft z.B. ein Zeitplan bei der Rauchentwöhnung. Die Erzeugung von Unterzielen oder Zwischenstufen ist eine weitere hilfreiche Strategie, da Zwischenstufen als Wegetappen wirken. Dadurch erscheint das Ziel, ebenso wie durch Belohnungen nach einer Etappe, leichter zu erreichen. Jeden Tag eine Zigarette weniger zu rauchen, kann ein Unterziel sein. Gleichermaßen kann es für jemanden, der sich von einer Verletzung erholt, ein kleines Ziel sein, jeden Tag einen Schritt mehr zu gehen. Schwierigkeiten können rechtzeitig erkannt und Lösungsmöglichkeiten können erarbeitet werden (Abb. 18.1).

Samuels & Samuels (1975) raten dem Teilnehmer, seine Visualisierungen nicht jemandem anzuvertrauen, der vielleicht nicht sein Vertrauen in den Sinn des Ziels und in die Fähigkeit, es zu erreichen, teilt. Unerschütterlicher Glaube ist für den Erfolg unerläßlich.

Natürlich werden in manchen Gruppen Teilnehmer zu Beginn entmutigt sein. Vielleicht sehen sie keine Zukunft für sich, sind verärgert oder deprimiert. Dabei handelt es sich um normale Reaktionen, die eine Modifizierung der Methode und vielleicht die Überweisung an einen Spezialisten erfordern. Im allgemeinen kann die Methode jedoch sehr hilfreich sein.

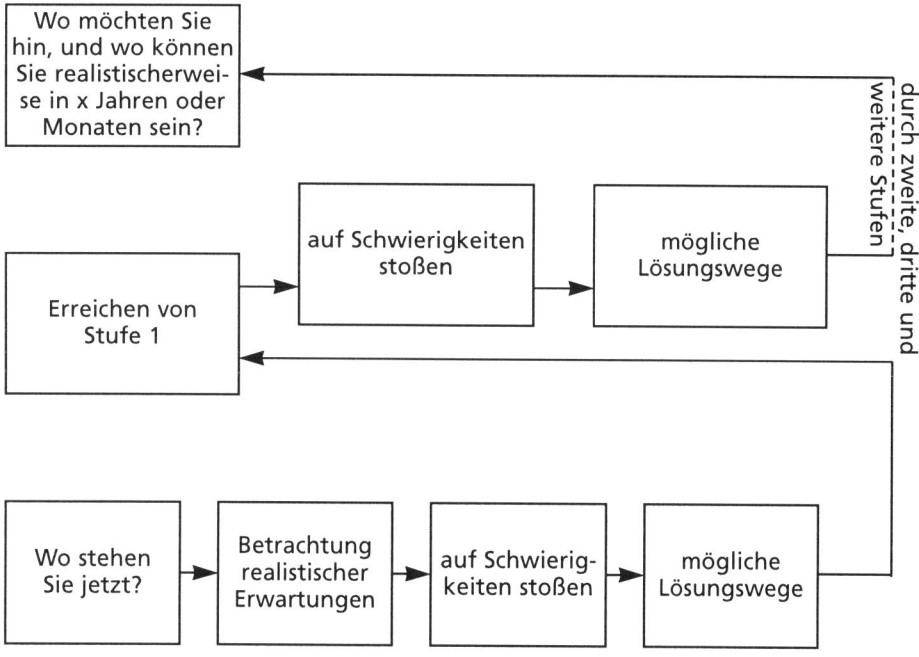

Abb. 18.1 Ziele setzen

Obwohl es schwierig ist, ein beispielhaftes Skript ohne genaue Kenntnis des betreffenden Problems zu entwickeln, wollen wir es an dieser Stelle dennoch einmal versuchen.

Zunächst wiederholen wir noch einmal die Grundelemente:

Rezeptive Visualisierung. Der Teilnehmer setzt seine eigene Weisheit ein.

Selbstverstärkung. Er bestätigt sich selbst durch positive innere Dialoge.

Programmierte Visualisierung. Es wird ein Plan für die Zukunft erarbeitet, bei dem der Teilnehmer sich selbst bei der Überwindung von Hindernissen, der Verwirklichung von Möglichkeiten und dem Erreichen von Zielen sieht. Entscheidend ist dabei, sich selbst als erfolgreich zu erleben.

Visualisierungen für Menschen, die sich das Rauchen abgewöhnen möchten

Man kann argumentieren, daß Rauchen mehr mit Entspannung zu tun hat als Nichtrauchen. Viele Menschen werden zu Rauchern, weil sie Zigaretten als Quelle psychischer Entspannung ansehen. Allerdings möchten viele Menschen wieder damit aufhören. Das Aufhören ist jedoch mit Streß verbunden, was bedeutet, daß die gleichen Menschen eventuell nach Entspannungstechniken suchen. Therapeuten werden zunehmend mit Gruppen von Menschen konfrontiert, die sich bemühen, das Rauchen abzugewöhnen, und denen Entspannungsübungen verordnet wurden. Obwohl manche Methoden in diesem Buch helfen können, bietet eine Methode, die speziell dieses Problem aufgreift, einige besondere Vorteile.

In einer einzelnen Gruppe von Menschen, die ihren Zigarettenkonsum reduzieren möchten, kann es eine Vielzahl von Unterzielen geben. Der eine möchte von 40 Zigaretten pro Tag auf 20 reduzieren, ein anderer möchte es ganz aufgeben. Ebenso werden die Teilnehmer unterschiedliche Vorstellungen über den Weg zum Ziel haben. Der eine möchte täglich eine Zigarette weniger rauchen, der andere möchte sofort aufhören. Andererseits mag es in der Gruppe Personen geben, die einen Rückfall vermeiden möchten, nachdem sie bereits erfolgreich mit dem Rauchen aufgehört haben. Die folgende Visualisierung (nach Fanning 1988) wurde für Personen entwickelt, die alle gemeinsam und gleichzeitig aufhören möchten.

Rezeptive Visualisierung

„Sitzen oder liegen Sie bequem. Schließen Sie die Augen. Entspannen Sie sich (Der Therapeut führt entweder passive Entspannung oder langsame Atmung durch). Wenn Körper und Psyche ruhig geworden sind, versetzen Sie sich an Ihren besonderen Ort. Beachten Sie die Anblicke, Geräusche und Gerüche dieses Ortes. Strecken Sie die Hand aus und berühren Sie die Oberflächen: das Gras, den Teppich, die Kiefernadeln usw ... Fühlen Sie Ihre Anwesenheit dort ... Ruhen Sie friedlich ... in sich selbst.

Richten Sie Ihre Aufmerksamkeit allmählich auf Ihre Rauchgewohnheiten. Untersuchen Sie Ihr Gefühl dazu. Warum rauchen Sie?   ↓

Vielleicht haben Sie zuvor noch nie darüber nachgedacht, vielleicht war es immer selbstverständlich für Sie. Stellen Sie sich vor, Sie nehmen eine Zigarette und zünden Sie an ... Was bewirkt das bei Ihnen? ... Stellen Sie sich verschiedene Situationen am Tage vor, an denen Sie das Bedürfnis nach einer Zigarette haben ... Beginnen Sie beim Frühstück ... Was veranlaßt Sie, zur ersten Zigarette zu greifen? ... Sehen Sie sich selbst bei der Arbeit ... Rauchen in der Freizeit ... bei der Arbeit in der Kaffeepause ... nach dem Mittagessen ... und wieder am Nachmittag ... auf dem Weg nach Hause ... um das Abendessen zu beenden ... die letzte vor dem Schlafen ... Bemerken Sie, daß Sie bei verschiedenen Anlässen rauchen?... Bekommen Sie immer etwas anderes durch das Rauchen? ... Wann haben Sie besonders viel Lust auf eine Zigarette? ...

Führen Sie Ihre Visualisierung zu Ende, wenn Sie fertig sind ...“   ■

Der Teilnehmer stellt vielleicht fest, daß er zu verschiedenen Zeiten aus verschiedenen Anlässen raucht. Einige der Gründe, warum Menschen rauchen, sind:

- sich beruhigen
- der Langeweile entfliehen
- sich besänftigen
- sich entspannen
- etwas in den Händen haben
- sich besser fühlen
- sich belohnen
- das Gewicht niedrig halten

Der Teilnehmer sucht die zutreffendste Aussage aus und wird dann aufgefordert, sich Alternativen für diese Gründe zu überlegen:

- Ist es „sich beruhigen“, sagt er „Ich brauche keine Krücke“;
- Ist es „der Langeweile entfliehen“, löst er statt dessen ein Kreuzworträtsel;
- Ist es „sich besänftigen“, erinnert er sich an die Liebe seines Partners;
- Ist es „sich entspannen“, führt er eine Entspannungstechnik durch;
- Ist es „etwas in den Händen haben“, sucht er einen kleinen, runden Kieselstein, den er in den Händen hält;
- Ist es „sich besser fühlen“, erinnert er sich an die Erfolge des vergangenen Jahres;
- Ist es „sich belohnen“, kauft er beim nächsten Mal Lachs statt Leberwurst;
- Ist es „das Gewicht niedrig halten“, ißt er eine Orange statt einer zweiten Portion Kartoffeln oder macht einen Spaziergang.

Selbstverstärkung

Der Teilnehmer eignet sich durch eine Reihe positiver Selbstanweisungen eine Sicht seiner selbst als gesunder, nichtrauchender Mensch an und sagt sich regelmäßig vor:
- Ich bin gesund
- Ich bin Nichtraucher

• Ich habe die Kraft, meine Gewohnheiten zu kontrollieren
• Ich liebe die Zeit, in der ich nicht rauche

Zusätzlich geht er nicht zu streng mit sich ins Gericht, wenn er einmal schwach wird:

• Ich kann es mir verzeihen, wenn ich gelegentlich meinen Vorsatz breche.

Manche Menschen finden es hilfreich, einen starken Grund für die Änderung ihres Verhaltens zu haben und sich auf diesen Grund zu konzentrieren, wann immer sie befürchten, schwach zu werden.

Programmierte Visualisierung

Mit Hilfe dieser Technik wiederholt man gedanklich bereits angewandte Bewältigungsstrategien.

Zu Beginn der Sitzung kann der Therapeut eine passive Entspannung oder Entspannung durch Bauchatmung anbieten.

Manche Therapeuten benutzen bestimmte Aversionstechniken als Ansporn, das Rauchen aufzugeben, etwa in Form von schmutzigen Aschenbechern, schwarzen

„Legen Sie sich hin und entspannen Sie sich still für einige Minuten. Versetzen Sie sich an den Beginn eines normalen Tages. Verweilen Sie bei jedem Moment, an dem Sie sich eine Zigarette anstecken möchten. Halten Sie für jedes aufkommende Bedürfnis nach einer Zigarette eine Alternative bereit. Beginnen Sie mit dem Moment, an dem Sie sich die erste Zigarette anzünden ... Rufen Sie die Situation herbei, indem Sie die Szene durch die Verwendung sensorischer Details lebendig werden lassen ... Durchleben Sie den Moment in Ihrer Imagination ... Spüren Sie, wie Sie nach einer Zigarette verlangen, und wenden Sie sogleich Ihre alternative Strategie an ... Ermutigen Sie sich während dessen mit Selbstanweisungen ...

Schreiten Sie fort zum nächsten Zeitpunkt, an dem Sie sich eine Zigarette anzünden möchten ... und fahren Sie so fort ... Lassen Sie jeden Moment so lebendig wie möglich werden ... Erleben Sie die alternativen Strategien und ermutigen Sie sich mit positiven Selbstanweisungen ... Machen Sie sich die positiven Effekte des Nichtrauchens klar: Reinigung der Lunge, kein Husten, mehr Geld im Portemonnaie ... und wenn Sie merken, daß Ihre Vorsätze schwinden, erinnern Sie sich daran, weshalb Sie es zum ersten Mal gemacht haben. Setzen Sie den Tag fort und würdigen Sie die Erlebnisse, die Ihnen das Nichtrauchen beschert: den Geschmack des Essens ... die Gerüche im Garten ... den frischen Geruch Ihrer Kleider ... und wieviel leichter Sie jetzt einen Berg besteigen. Betrachten Sie sich als jemand, der nicht raucht ...

Zu einem bestimmten Zeitpunkt verspüren Sie zunehmenden Streß, wenn irgend etwas bei der Arbeit schief geht ... Sie werden schwach und greifen zu einer Zigarette ... Doch nach einigen Zügen drücken Sie sie wieder aus ... Freuen Sie sich über die Entschlossenheit, mit der Sie Ihren kleinen Rückfall bekämpften ... Sehen Sie, wie Sie Ihren Entschluß beibehalten ... Betrachten Sie sich als jemand, der zurechtkommt, ohne zur Zigarette zu greifen ... ⬇

> Wenn Sie fertig sind, führen Sie Ihre Visualisierung durch zählen zu Ende: eins ... zwei ... drei ... öffnen Sie Ihre Augen ... Sehen Sie sich um ... Strecken Sie Ihre Arme und Beine ... und nehmen Sie die Zeit, die Sie benötigen, um Ihre normalen Aktivitäten wieder aufzunehmen." ∎

Lungen, verfärbten Fingern oder verqualmter Luft. Bei manchen Menschen funktionieren solche Abneigungsmaßnahmen recht gut, andere brechen die Imagination jedoch ab, wenn sie zu unangenehm wird.

Der Nutzen der programmierten Visualisierung besteht in ihrer Anwendbarkeit im Alltag. Die konstante Wiederholung des Ablaufs, in dem der Teilnehmer sich bei der erfolgreichen Bewältigung einer Aufgabe beobachtet, die er sich selbst gestellt hat. Das obige Beispiel dient als Richtschnur oder Ausgangspunkt, von dem aus der Therapeut sein eigenes Skript entwickeln kann. Alternativ können die Teilnehmer ermutigt werden, ihre eigenen Visualisierungen zusammenzustellen, da immer die Visualisierungen am wirksamsten sind, die der Einzelne für sich selbst entworfen hat (Fanning 1988).

Wenn zusätzliche Motivation erforderlich ist, kann die folgende Visualisierung hilfreich sein:

> „Werden Sie ruhig. Entspannen Sie sich, und schließen Sie Ihre Augen. Stellen Sie sich die Wohnung vor, in der Sie in zehn/ fünf/ zwei Jahren einmal leben möchten. Treten Sie ein ... Erkunden Sie sie ... Was sagt sie Ihnen über den Bewohner, über Sie selbst? ... Wer lebt noch dort? ... Versuchen Sie, sich mit Ihrem älteren Selbst zu identifizieren ... Achten Sie darauf, wie es sich anfühlt, dieses ältere Selbst zu sein ... bei der Arbeit ... in der Freizeit ... mit der Familie ... Blicken Sie jetzt zurück, wie Sie heute sind ... Möchten Sie sich selbst irgend etwas mitteilen? ...
> Wenn Sie fertig sind, lassen Sie Ihre Visualisierung verschwinden ... Kehren Sie langsam zählend zurück zur Gegenwart ... Eins ... zwei ... drei ... und öffnen Sie die Augen ..." ∎

Bewertung des Nutzens von Imaginationen für die Änderung des Rauchverhaltens

Einige formale Nichtraucher-Programme haben sich als sehr erfolgreich erwiesen (Feldmann & Richard 1986, Schwartz 1987). Erfolge gehen immer auf bestimmte Komponenten des Programms zurück. Anleitung, Streßreduktion, kognitiv-behaviorale Strategien und Entspannungsimaginationen.

Allerdings ist die Rückfallquote ebenfalls hoch (1985). Shiffman (1985) glaubt, daß es zum Rückfall kommt, wenn der Betreffende über keine Strategien zum Umgang mit der Abstinenz verfügt. Zu solchen Strategien gehören:

- Verhaltensstrategien:
  a. Rückzug aus Situationen, in denen andere rauchen,
  b. Entspannung einüben.
- Kognitive Strategien:
  a. Verwendung angenehmer Imaginationen, um sich vom Gedanken an das Rauchen abzulenken,
  b. Imagination einer verbesserten Gesundheit.

Da Entspannungsimaginationen bei der Rauchentwöhnung erfolgreich eingesetzt werden, verwandte Wynd (1992) sie für die Rückfallprävention. Ihre kontrollierte Untersuchung erstreckte sich über einen Entwöhnungszeitraum von 3 Monaten. Gegen Ende dieser Zeit waren 72% der Teilnehmer immer noch abstinent.

Weitere Anwendungsmöglichkeiten der zielgerichteten Visualisierung

Die zielgerichtete Visualisierung kann bei vielfältigen Situationen und Bedingungen, die mit Streß verbunden sind, eingesetzt werden, z.B.:

1. Lampenfieber
2. Wut
3. Problemlösung und Entscheidungsfindung
4. Eßstörungen
5. Platzangst und Panikstörungen
6. Alkohol- und Medikamentenabhängigkeit

Ausgehend von Einsichten, die während der rezeptiven Phase gewonnen wurden, kann eine realistische Lösung erarbeitet werden. Diese kann dann während der programmierten Visualisierung innerlich wiederholt und mit erfolgreichem Ausgang in der Imagination erlebt werden.

Lampenfieber

Die programmierte Visualisierung kann eingesetzt werden, um den Teilnehmer den ganzen Auftritt erleben zu lassen. Die Situation wird ihm vertraut. Er erprobt innerlich alle möglichen Vorkommnisse und Entwicklungen und entwickelt Strategien, mit ihnen umzugehen. Darüber hinaus erlebt er die erfolgreiche Verwirklichung seines Ziels. Dies steigert und festigt seine Zuversicht.

Wut

Für jemand, der gegen seine Neigung angehen möchte, sich schnell aufzuregen, können alternative Aktionsmuster entworfen werden. Die programmierte Visualisierung wird verwendet, um den Teilnehmer mit seiner Fähigkeit vertraut zu machen, auf passende Weise zu reagieren. Entspannung und positiver innerer Dialog spielen dabei eine herausragende Rolle (Fanning 1988).

Problemlösung und Entscheidungsfindung

Die rezeptive Visualisierung kann zur Sammlung von Lösungsansätzen verwendet werden. Nach Abwägung werden die unrealistischen Ideen fallengelassen und die geeigneten festgehalten. Die möglichen Ergebnisse, sowohl kurzfristig als langfristig, werden vorhergesagt. Sie werden dann auf ihre Vor- und Nachteile hin überprüft und bilden gemeinsam die Grundlage der endgültigen Entscheidung des Teilnehmers. Nachdem er sich für die voraussichtlich beste Lösung entschieden hat, spielt er sie innerlich durch und erlebt in der programmierten Visualisierung ihren erfolgreichen Ausgang. Abbildung 18.2 zeigt den Prozeß der Problemlösung für zwei alternative Aktionsmuster.

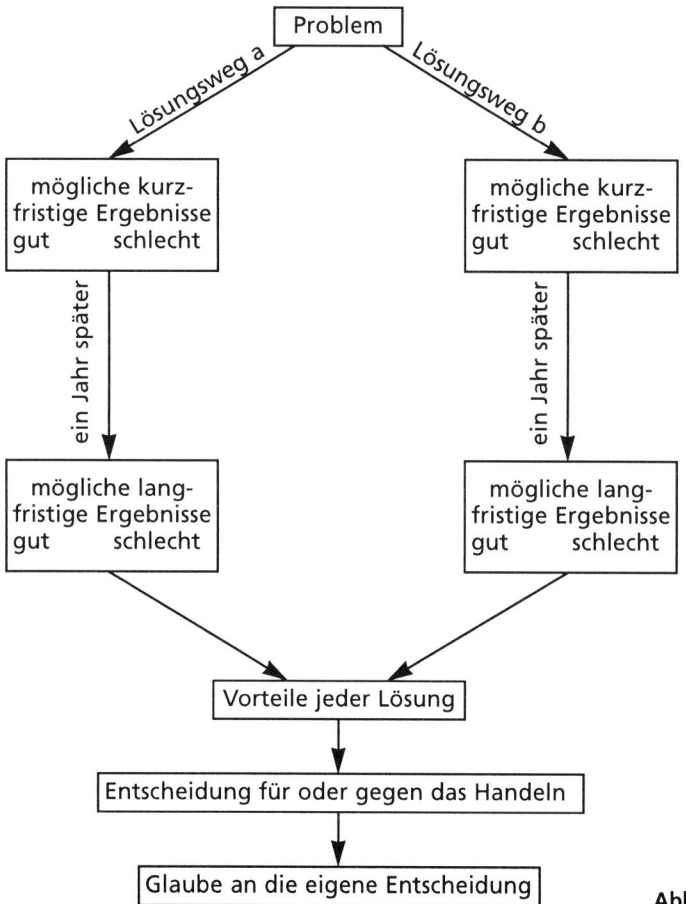

Abb. 18.2 Problemlösung

Vissing & Burke (1984) stellten fest, daß Personen mit regelmäßigen Visualisierungsübungen erfolgreicher mit auftretenden Problemen fertig wurden als andere.

Eßstörungen

Wenn Personen abnehmen möchten, können alternative Strategien das Essen ersetzen. Diese werden in eine täglich stattfindende, programmierte Visualisierung einbezogen, bei der der Teilnehmer sich selbst das Vorhaben erfolgreich verwirklichen sieht (Fanning 1988). Er formt ein Bild von sich als jemand, der bei jedem Gewicht gut aussieht, der sich aber entschieden hat abzunehmen. Jede Diät sollte ärztlicherseits abgesegnet werden.

Eine Anorexie erfordert eine spezielle Behandlung.

Platzangst und Panikstörungen

Die programmierte Visualisierung hat die Form einer inneren Übung und wird häufig hierarchisch verwandt, d.h. es wird eine abgestufte Liste von Bedrohungen angefertigt. Der Teilnehmer beginnt auf der niedrigsten Stufe und schreitet der Reihe nach fort. Er erlebt innerlich die Überwindung der Angst durch Einsatz von langsamer Atmung, Entspannungstechniken und positivem inneren Dialog. Diese Methode wird als Desensibilisierung bezeichnet und wurde von Wolpe (1958) eingeführt.

Alkohol- und Medikamentenabhängigkeit

Bei der programmierten Visualisierung wiederholt der Teilnehmer innerlich das erfolgreiche Erreichen seines Ziels durch positiven inneren Dialog und alternative Strategien. Er findet außerdem Wege zur Entspannung in der Phase der Dosisreduktion und darüber hinaus.

Obwohl nicht bekannt ist, bis zu welchem Grad sich die Effekte dieser Art der Visualisierung auf das wirkliche Leben übertragen lassen, glaubt man, daß die Leistung des Teilnehmers gesteigert werden kann, wenn er sich selbst in einer erfolgreichen Rolle erlebt hat. Eine ähnliche Vorstellung ließ Maltz (1966) den Mechanismus in uns beschreiben, nach dem wir wenig differenzierte Erfolgsziele brauchen, um erfolgreich funktionieren zu können.

Imagination wird bei manchen Schmerzformen unterstützend eingesetzt, sollte jedoch niemals Ersatz für eine medikamentöse Behandlung sein. Sie kann allerdings hilfreich sein bei der Bewältigung leichter Beschwerden wie etwa geringer Schmerzen in wechselnden Regionen des Körpers. Ihr Nutzen als unterstützende Behandlung in manchen Fällen von therapieresistenten Schmerzen (Achterberg 1985, Simonton et al. 1986) ist ein Spezialgebiet, das hier nicht behandelt wird.

Komplikationen von Imagination und zielgerichteter Visualisierung

Für die Imaginationen wird ein behutsames Vorgehen angeraten. Folgende Komplikationen sind möglich:

1. Visualisierung darf niemals an die Stelle einer medikamentösen Behandlung treten. Menschen mit psychischen oder körperlichen Symptomen sollten ihren Arzt aufsuchen. Diejenigen, die bereits Medikamente erhalten, sollten ihren Arzt von der Absicht unterrichten, Entspannungstechniken und Imaginationen anzuwenden.

2. Imaginationen und Visualisierungen eignen sich nicht für Personen mit schweren psychischen Störungen. Imagination ist besonders ungeeignet für Personen mit Schwierigkeiten, Wirklichkeit und Phantasie auseinanderzu-halten, und für Personen mit Halluzinationen.

3. Manche Menschen haben Schwierigkeiten damit, Imaginationen zu erzeu-gen. Für sie ist ein muskulärer Ansatz wahrscheinlich besser geeignet.

4. Ziele, die sich der Teilnehmer selbst setzt, müssen erreichbar sein. Ziele zu setzen, die außerhalb der eigenen Möglichkeiten liegen, erzeugt nur zusätzli-chen Streß.

   Ziele können auch zu nah gesteckt sein, um noch konstruktiv zu sein, wie bei Personen mit verminderter Selbstachtung. Nur eine geringe Selbstachtung kann einem Menschen das Gefühl geben, Erfolg und Freude nicht verdient zu haben. Ein erster Schritt hierbei ist es, das Selbstwertgefühl zu heben.

   Auf ein Ziel hin zu arbeiten, bringt oft die Notwendigkeit von Veränderungen mit sich. Der Betreffende wünscht jedoch vielleicht keine Veränderung, und obwohl er das Ziel erreichen möchte, legt er sich selbst Hindernisse in den Weg.

5. Da sich Imaginationen dazu eignen, eine Person mit tieferen Abschnitten ihres Selbst in Berührung zu bringen, kann es zu starken Gefühlen wie Wut, Ärger, Schuld und Frustration kommen. Es ist dann auch ganz normal zu weinen, und mit den folgenden Worten kann der Therapeut einen traurigen Teilnehmer beruhigen:

> „Es ist in Ordnung, wenn Sie weinen ... Das geschieht oft ... Es zeigt, wie tief ent-spannt Sie sind ... und wie nah bei sich selbst." ■

Sofern der Teilnehmer Themen bearbeitet, die lange Zeit unterdrückt wur-den, kann weinen einen positiven Wert für ihn besitzen. Der Therapeut hat andererseits vielleicht Schwierigkeiten, damit umzugehen. Ein solcher Vorfall wäre Anlaß, das Gespräch mit dem Supervisor zu suchen (S. 38).

Zahourek (1988) möchte die Teilnehmer von Beginn an darauf aufmerk-sam machen, daß während einer Imagination tiefsitzende Gefühle zum Vorschein kommen können. Larkin (1988) schlägt den Teilnehmern vor, nur solche Gefühle zuzulassen, die ihnen angenehm sind. Dies dient nicht dazu, der Verantwortung für seine Gefühle auszuweichen, sondern vielmehr, sich Zeit für ihre Akzeptanz zu nehmen.

Leicht störende Gedanken verlieren ihre Intensität, wenn die Imagination ausgewischt wird, man sie zurückweichen läßt oder sie in weißem Licht auflöst. Bei sehr störenden Gedanken sollte die Imagination abgebrochen und die Visualisierung beendet werden.

In einer Untersuchung zur Beurteilung des Auftretens verschiedener negativer Reaktionen stellte man fest, daß aufdringliche Gedanken am häufigsten vorkamen, gefolgt von störenden sensorischen Einflüssen und der Angst vor Kontrollverlust. Die Häufigkeit dieser Effekte zeigt keinen Zusammenhang mit der Erfahrenheit des Therapeuten (Edinger & Jacobson 1982).

6 Manche Imaginationen sind so attraktiv, daß der Teilnehmer verleitet wird, in dieser Richtung weiterzugehen und das eigentliche Ziel aus den Augen zu verlieren. Dabei handelt es sich um Tagträume, die sich von therapeutischen Formen der Imagination durch fehlende Struktur und eine Tendenz zur Realitätsferne unterscheiden (Das bedeutet nicht, daß Tagträume keinen psychologischen Wert besitzen. Immerhin gehören auch Tagträume zu den das Selbst unterstützenden Strategien) (Singer 1975). Einige Menschen allerdings verfallen Tagträumen so stark, daß sie Schwierigkeiten haben, mit der realen Welt in Beziehung zu treten.

7 Ein Teilnehmer kann so niedergeschlagen sein, daß er Suizidgedanken hegt. Jede Erwähnung einer solchen Absicht muß ernstgenommen werden. Der Therapeut ist hier gefordert, spezialistischen Rat einzuholen.

8 Gelegentlich kann ein Teilnehmer Gefühle von Unwirklichkeit erleben. Dies kann mit einer Grundlagentechnik wie „Fühlen Sie den Boden unter sich" angegangen werden (S. 265). Wenn das Gefühl jedoch intensiv ist, läßt man die Vorstellung verschwinden und bringt die Visualisierung zu Ende.

9 Die Erzeugung einer hypnotischen Trance ist nicht Ziel der Übung. Auch ist ihr Auftreten nicht wahrscheinlich. Da jedoch einige Menschen für hypnotische Einflüsse empfänglicher sind als andere, besteht die Möglichkeit, daß der Therapeut versehentlich eine Trance erzeugt. Befindet sich eine Person in hypnotischer Trance, vergrößert sich die Macht der Suggestion. Der Therapeut muß daher auf das Phänomen der posthypnotischen Suggestion achten.

Eine posthypnotische Suggestion führt dazu, daß der Teilnehmer Befehle, die er während der Trance erhalten hat, nach der Trance blind ausführt. Eine Aussage wie z.B. „Wenn Sie wieder zu Hause sind, werden Sie sich selbst behaupten" wird wahllos angewendet. Dadurch bleibt kein Raum für eine Neubewertung der Situation, die vielleicht durch veränderte Umstände eine angepaßte Antwort erfordert.

Jede Suggestion, die außerhalb der Entspannungssitzung zu einer unangebrachten Anwendung führen könnte, sollte vermieden werden. Im allgemeinen ist die posthypnotische Suggestion allerdings kein Problem, da Menschen dazu neigen, sich jeder Aufforderung zu widersetzen, die ihren persönlichen Zielen und Moralvorstellungen widerspricht (Lynn & Rhue 1977).

Hat der Lehrer jedoch Zweifel an der Wirkung seiner Worte, kann er die Sitzung mit „löschenden" Aussagen etwa wie folgt beenden (Shone 1982):

„Bevor Sie die Visualisierung beenden, löschen Sie jede Vorstellung, die Sie im Wachzustand nicht wirksam werden lassen wollen."

Wie bereits erwähnt, ist das unbeabsichtigte Auftreten einer Hypnose unwahrscheinlich,

10 Als Teil der Visualisierung bildet der Teilnehmer neue Selbstanweisungen. Manchmal kann eine Selbstanweisung auch schädlich sein. Der Teilnehmer muß auf diese Möglichkeit aufmerksam gemacht werden und schädliche Selbstanweisungen auslöschen.

11 Bestimmte Farben können einen unerwartet starken Einfluß haben. Als „Gegenmittel" für eine solche Erfahrung wird die aufwühlende Farbe durch weißes Licht ersetzt, was gleichzeitig mit einer beruhigenden Aussage verknüpft wird. Ist der Farb-Effekt jedoch sehr stark, wird die Visualisierung beendet.

12 Jung glaubte, daß eine zu starke Betonung der inneren Welt eine Abkehr von alltäglichen Ereignissen bewirken könne, und daß es deshalb wichtig sei, eine stabile Grundlage in Form von Familie oder Arbeit zu besitzen.

13 Gelegentlich hat ein Teilnehmer Schwierigkeiten, aus einer Visualisierung zurückzukehren. Eine Wiederholung der abschließenden Schritte löst dieses Problem für gewöhnlich. Eine zusätzliche Möglichkeit wäre, in der Endprozedur einige Anspielungen auf das Wach- und Erfrischtsein zu machen.

Immer, wenn neue Techniken erlernt und angewandt werden, sollte man nicht mit sofortigem Erfolg rechnen. Wie bei jeder anderen neuen Fertigkeit kann man nicht mehr als eine Entwicklung in eine erwünschte Richtung erwarten. Häufige Übung verstärkt jedoch eine solche Entwicklung.

Weiterführende Literatur

Fanning, P. 1988: Visualization for change. New Harbinger, Oakland, California.

Gawain, S. 1978: Creative visualization. Whatever Publishing, Mill Valley, California.

Korn, E.R., Johnson, K. 1983: Visualization: the use of imagery in the health professions. Dow Jones-Irwin, Holmwood, Illinois.

Shone, R. 1984: Creative visualization. Thorsons, Wellingborough.

Zahourek, R.P. (Hrsg.) 1988: Relaxation and imagery: tools for therapeutic communication and intervention. W B Saunders, Philadelphia.

19 Autogenes Training

Einführung: Veränderte Bewußtseinszustände

Ein veränderter Bewußtseinszustand wird häufig als „Trance" bezeichnet. Trance wird als ein Zustand beschrieben, in dem die Kritikfähigkeit ausgeschaltet ist und „die Grenzen des normalen Bezugsrahmens und der Überzeugungen einer Person vorübergehend verändert werden, was sie für andere Assoziationsmuster und Arten mentalen Funktionierens empfänglich macht" (Erickson & Rossi 1979). Die klassische Form der Trance ist die hypnotische, die durch Methoden eingeleitet wird, die ein intensives, auf einen Punkt gerichtetes Bewußtsein erzeugen, wie etwa die Konzentration auf ein schwingendes Pendel. Der Teilnehmer wird hochempfänglich für Suggestion, also „den Prozeß, durch den eine Person eine Aussage einer anderen Person akzeptiert, ohne einen logischen Grund dafür zu benötigen" (Hartland 1971). Nach außen wirkt Trance wie Schläfrigkeit oder Benommenheit. Sie wird von einer allgemeinen Senkung des Muskeltonus und einer Weitstellung der Kapillaren begleitet. Obwohl sie das Bewußtsein für die Umgebung verlieren kann, ist die Person jedoch wach und sehr stark auf einen Punkt konzentriert.

Hypnose kann auch selbst-induziert sein, wobei eine Person ihre Trance selbst lenkt und die Suggestion selbst erzeugt. Obwohl es eine leichte Trance ist, bei der die Person noch ein Bewußtsein für die Umwelt behält und sich ihrer selbst mit allen Sinnen bewußt ist, wird die Aufmerksamkeit auch hierbei nach innen gerichtet (Rosa 1976). Die Person reflektiert jedoch nicht über sich selbst (Rosa 1976), was bedeutet, daß sie nicht zwischen sich selbst als Subjekt (das "Ich") und als Objekt (das "Mich") unterscheidet (Mead 1934).

Da der Mechanismus einer Trance noch nicht vollständig verstanden wird, ist es schwierig, verschiedene Tiefen von Trance zu unterscheiden. Manche Autoren betrachten sie als Bewußtseinszustände, die sich ihrem Wesen nach unterscheiden, andere als Stadien eines Kontinuums zwischen Schlaf und Wachen. In dieser Sichtweise würden verschiedene Zustände verschiedene Abstufungen von Trance repräsentieren, die sich nur graduell voneinander unterscheiden (Barber 1969, 1970).

Der Ansatz des autogenen Trainings leitet sich von der Selbst-Hypnose ab. In den dreißiger Jahren dieses Jahrhunderts entdeckte der Psychiater Johannes Schultz am Berliner Neurobiologischen Institut, daß manche Patienten gelernt hatten, sich durch Konzentration auf Vorstellungen von Schwere und Wärme in eine leichte Trance zu versetzen. Noch interessanter war der Umstand, daß sich

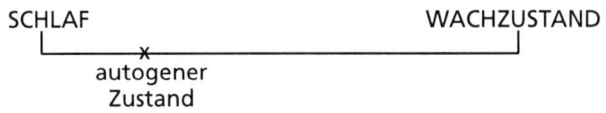

Abb. 19.1 Hypothetische Position des autogenen Zustands innerhalb des Wach-Schlaf-Kontinuums

ihre psychische Gesundheit durch diese Übungen zu verbessern schien. Schultz nannte diesen selbstgenerierten Trancezustand „autogen" und entwickelte anschließend eine darauf basierende Behandlung.

Das Ziel des Vorgehens war die Erlangung dieses autogenen Zustandes durch das Aufsagen vorgegebener Formeln durch die Teilnehmer. Die Formeln erzeugen durch Imagination und Autosuggestion das, was man als Umschaltung bezeichnet, einen Wechsel des Teilnehmers weg vom gestreßten hin zum autogenen Zustand. Was allerdings genau war der autogene Zustand? Und wie ist er im Verhältnis zu anderen Zuständen wie Schlaf und Wachsein einzuordnen?

Ein bekannter Vertreter dieser Methode beschrieb den autogenen Zustand als eine Art Schläfrigkeit (Luthe 1965). Seine Arbeit führte zu der verbreiteten Auffassung, den autogenen Zustand im Wach-Schlaf-Kontinuum in die Nähe des Schlafes zu rücken (Abb. 19.1).

Heute ist das autogene Training eine etablierte Methode, aber da die Teilnehmer ihre eigene Behandlung aktiv betreiben, wird es mehr als Entspannungstechnik denn als Hypnoseform angesehen.

Was aber ist der Unterschied zwischen Hypnose und Entspannung? Zahourek (1985) beantwortet die Frage mit Hinweis darauf, daß Hypnose vorsätzlich das Ziel verfolgt, eine Trance zu erzeugen und die therapeutische Suggestion betont. Im Gegensatz dazu wird bei der Entspannung keine Trance angestrebt, und jede Suggestion unterliegt der Kontrolle des Anwenders selbst, der als menschliches Wesen sich selbst ohnehin ständig etwas suggeriert. Natürlich sind einige der zur Entspannung angewandten Techniken wie passive Konzentration, Autosuggestion und Imagination eng mit der Hypnose verwandt, doch sind sie nicht auf diese Anwendung beschränkt, und ihr wirksamer Einsatz erfordert keine vollständige Kenntnis der formalen Hypnose (Zahourek 1985). Um allerdings sicherzustellen, daß sie verantwortungsvoll eingesetzt werden, muß der Therapeut klare Ziele haben und die Techniken verwenden, die zur Erreichung dieser Ziele entworfen wurden. Auch muß er mögliche Gefahren der eingesetzten Techniken kennen.

Die folgenden Abschnitte liefern nicht die Informationen und die Ausbildung, die man zur Unterrichtung im autogenen Training benötigt. Sie wurden aufgenommen, um den Sinn von Imagination und Autosuggestion zu veranschaulichen, die, wie oben erwähnt, ein Bestandteil der meisten Entspannungstechniken sind (Larkin 1988). Sie sind so sehr Bestandteil von Entspannung, daß Barber (1984) Elemente der Suggestion in allen Methoden zur Streßreduktion findet.

Davis et al. (1988) wandten sich mit ihrem Buch an all jene, die „mit Menschen unter Streß" arbeiten (Ärzte, Krankenpflegepersonal, Therapeuten, Lehrer und Supervisoren) und präsentieren Schritt-für-Schritt-Programme zur Beherrschung verschiedener Methoden, von denen eine die Selbst-Hypnose ist. Sie behaupten, daß ihnen selbst unter den unerfahrendsten Anwendern kein Fall zu Ohren gekommen ist, bei dem es durch Selbst-Hypnose zu einer Schädigung gekommen sei (Davis et al. 1988). Diese Bemerkung ist wichtig, denn obwohl die Methode der Selbst-Hypnose in diesem Buch nicht behandelt wird, ist die Grenze zwischen Selbsthypnose und Entspannung fließend.

Prinzipien des autogenen Trainings

Mit autogenem Training (AT) lernen Körper und Psyche, sich zu entspannen. Zur Durchführung von AT müssen vier Voraussetzungen erfüllt sein:

1. Reduzierte externe Stimuli, d.h. keine lauten Geräusche, kein helles Licht oder andere kräftige Reize.
2. Eine Haltung passiver Konzentration, die in einer Broschüre treffend als „entspannter, nicht strebender und am Endprodukt nicht interessierter Geisteszustand" beschrieben wurde. Dies bedeutet, daß keine Veränderung erzwungen wird, sondern die Übung einfach ihre Wirkung entfaltet (Achterberg 1985). Effekte werden eher „zugelassen" als „erreicht" (Rosa 1976). Wenn während der Beschäftigung mit passiver Konzentration ablenkende Gedanken aufkommen, werden sie ignoriert oder behutsam vertrieben. Gedanken mit verständnisfördernden Imaginationen können allerdings als wertvolle Ergebnisse der Übung angesehen werden. Passive Konzentration tritt auch bei anderen Techniken wie Meditation und einigen Formen der progressiven Relaxation auf.
3. Die Wiederholung von entspannungsinduzierenden Formeln basiert auf sechs zentralen Themen:

   - Schwere in Armen und Beinen
   - Wärme in Armen und Beinen
   - ruhiger und regelmäßiger Herzschlag
   - ruhige Atmung
   - warmer Oberbauch
   - kühle Stirn

   Diese Formeln werden wiederholt, um ihre Wirkung zu betonen. Suggestionen von Schwere können durch Imaginationen von Blei und solche der Wärme durch Imaginationen von Sonnenlicht oder warmem Wasser intensiviert werden (Rosa 1976). Die ersten beiden Themen werden häufig von Klinikern und Forschern gleichermaßen vorgebracht, obwohl nicht bekannt ist, welchen Anteil sie an der Gesamtentspannung besitzen (Lichstein 1988).
4. Psychischer Kontakt zu dem Körperteil, auf den sich der Satz bezieht.

Die autogene Technik

Wesentlich ist bei AT das Prinzip der Eigenverantwortung des Teilnehmers. Der Therapeut beschreibt zwar die Methode, aber der Teilnehmer führt sie aus. Um diese Vorstellungen zu verstärken, werden alle Aussagen in der ersten Person gehalten. Der Therapeut sagt sie vor, und der Teilnehmer wiederholt sie. Schultz & Luthe (1969) arbeiteten sich langsam durch das Schema und komplettierten die Anleitung nach 6 Monaten. Die Notwendigkeit, Zeit und Kosten niedrig zu halten, hat allerdings zu Verkürzungen geführt. Heute wird das gesamte Programm häufig in einer einzigen Sitzung präsentiert. Entscheidend zum Beherrschen der Technik ist die tägliche Übung.

Die Formeln selbst können durch eingestreute relevante Aussagen wie „Ich fühle mich ausgeglichen" oder „Ich bin entspannt" angereichert werden (nach Lichstein 1988, siehe unten).

Einleitende Bemerkungen an die Teilnehmer

Der nachfolgende Abschnitt dient der Vorbereitung der Teilnehmer:

> „Die Methode, die Sie jetzt erlernen werden, besteht aus kurzen Formeln, die Gefühle von Schwere und Wärme in den Gliedmaßen beschreiben. Ich werde sie Ihnen vorgeben und möchte, daß Sie sich der Reihe nach auf jede einzelne konzentrieren und sie still für sich wiederholen.
>
> Ein wesentliches Merkmal unserer Methode ist es, daß Sie passiv und gelassen bleiben, und daß Sie nicht versuchen sollten, irgendein Ergebnis zu erzwingen." ■

Bedingungen

Setting. Der Raum sollte ruhig sein und über gedämpftes Licht verfügen.
Stimme des Therapeuten. Geeignet ist ein langsamer, ruhiger und besänftigender Tonfall (Lichstein 1988).
Körperhaltung der Teilnehmer. Der liegenden Position sollte der Vorzug gegenüber der sitzenden gegeben werden. Wenn der Teilnehmer sitzt, sollte der Kopf unterstützt sein.

Einführung

Der Therapeut schreitet mit der Einführung fort:

> „Schließen Sie bitte Ihre Augen. Versetzen Sie sich an einen Ort, an dem Sie sich entspannt fühlen ... vielleicht eine warme und sonnige Wiese. Stellen Sie sich vor, daß Sie selbst dort liegen." ■

(Pause)

> „Gleich werde ich Sie auffordern, Ihre Aufmerksamkeit auf verschiedene Teile Ihres Körpers zu lenken, doch zunächst möchte ich Sie daran erinnern, wie wichtig es ist, eine passive und gelassene Haltung gegenüber der Prozedur einzunehmen. Dies bedeutet, daß Sie die Gefühle der Schwere und Wärme aufsteigen lassen und keine Energie aufwenden, um sie zu erzeugen. Nehmen Sie sich zur Vorbereitung etwas Zeit ...“ ■

Die Übungen

Die Übung beginnt mit fünf Minuten ruhiger Entspannung. Es folgen 18 Übungen, bei denen jeweils einige Formeln ausgesprochen werden. Jede Formel wird vom Therapeuten vorgesagt und dann innerlich oder laut vom Teilnehmer wiederholt. Für jede Übung werden etwa 30 Sekunden verwandt und weitere 30 bis 45 Sekunden für die Erhaltung der Konzentration des Teilnehmers.

Übung 1

> „Beginnen Sie mit dem dominanten Arm.
>
> Ich fühle mich ausgeglichen.
> Mein rechter Arm ist schwer.
> Mein rechter Arm ist schwer.
> Ich fühle mich ausgeglichen.
> Mein rechter Arm ist schwer.
> Mein rechter Arm ist schwer.
>
> Denken Sie bitte weiter an die Schwere in Ihrem Arm, während Sie auf der sonnigen Wiese liegen.“ ■

Übung 2

> „Ich fühle mich ausgeglichen.
> Mein linker Arm ist schwer.
> Mein linker Arm ist schwer.
> Ich fühle mich ausgeglichen.
> Mein linker Arm ist schwer.
> Mein linker Arm ist schwer.
>
> Denken Sie weiter an Ihren bleischweren linken Arm.“ ■

Übung 3

„Ich fühle mich ausgeglichen.
Beide Arme sind schwer.
Beide Arme sind schwer.
Ich fühle mich ausgeglichen.
Beide Arme sind schwer.
Beide Arme sind schwer.

Stellen Sie sich auf der Wiese liegend vor. Ihre Arme liegen schwer in dem
saftigen Gras." ■

Übung 4

„Ich fühle mich ausgeglichen.
Mein rechtes Bein ist schwer.
Mein rechtes Bein ist schwer.
Ich fühle mich ausgeglichen.
Mein rechtes Bein ist schwer.
Mein rechtes Bein ist schwer.

Denken Sie weiter an Ihr bleischweres Bein." ■

Übung 5

„Ich fühle mich ausgeglichen.
Mein linkes Bein ist schwer.
Mein linkes Bein ist schwer.
Ich fühle mich ausgeglichen.
Mein linkes Bein ist schwer.
Mein linkes Bein ist schwer." ■

Übung 6

„Ich fühle mich ausgeglichen.
Beide Beine sind schwer.
Beide Beine sind schwer.
Ich fühle mich ausgeglichen.
Beide Beine sind schwer.
Beide Beine sind schwer.

Spüren Sie, wie Ihre Beine in den Boden einsinken." ■

Übung 7

„Ich fühle mich ausgeglichen.
Arme und Beine sind schwer.
Arme und Beine sind schwer.
Ich fühle mich ausgeglichen.
Arme und Beine sind schwer.
Arme und Beine sind schwer.

Sie liegen weiterhin mit schweren Armen und Beinen auf der sonnigen Wiese."■

Übungen 8 bis 14

Diese gleichen den Übungen 1 bis 7, wobei Schwere durch Wärme ersetzt wird.
Der Effekt kann durch die Imagination von Sonnenwärme vergrößert werden.

Übung 15

„Ich fühle mich ausgeglichen.
Meine Arme und Beine sind warm und schwer.
Mein Herz schlägt ruhig und gleichmäßig.
Mein Herz schlägt ruhig und gleichmäßig.
Ich fühle mich ausgeglichen.
Mein Herz schlägt ruhig und gleichmäßig.
Mein Herz schlägt ruhig und gleichmäßig." ■

Übung 16

„Ich fühle mich ausgeglichen.
Meine Arme und Beine sind warm und schwer.
Mein Herz schlägt ruhig und gleichmäßig.
Meine Atmung ist ruhig.
Meine Atmung ist ruhig.
Ich fühle mich ausgeglichen.
Meine Atmung ist ruhig.
Meine Atmung ist ruhig." ■

Übung 17

Die Formeln zum Oberbauch werden von Personen mit Magenbeschwerden ausgelassen.

„Ich fühle mich ausgeglichen.
Meine Arme und Beine sind warm und schwer.
Mein Herz schlägt ruhig und gleichmäßig.
Meine Atmung ist ruhig.
Mein Bauch ist warm.
Mein Bauch ist warm.
Ich fühle mich ausgeglichen.
Mein Bauch ist warm.
Mein Bauch ist warm.“

Übung 18

„Ich fühle mich ausgeglichen.
Meine Arme und Beine sind warm und schwer.
Mein Herz schlägt ruhig und gleichmäßig.
Meine Atmung ist ruhig.
Mein Bauch ist warm.
Meine Stirn ist kühl.
Meine Stirn ist kühl.
Ich fühle mich ausgeglichen.
Meine Stirn ist kühl.
Meine Stirn ist kühl.“

Zur Verstärkung des Gefühls einer kühlen Stirn kann die Imagination eines kühlen Luftzugs erzeugt werden (Samuels & Samuels 1975).

Beendigung

Sie erlaubt dem Teilnehmer die allmähliche Rückkehr zur normalen Aktivität.

„Wenn Sie fertig sind, nehmen Sie langsam wieder den Raum wahr, in dem Sie sich befinden. Sagen Sie sich, daß Sie erfrischt und wach sind. Machen Sie einige Male eine leichte Faust. Beugen und strecken Sie Ihre Ellenbogen einige Male, dann Ihre Knie. Dehnen Sie Ihren Körper etwas. Rollen Sie zur Seite und stehen Sie langsam auf.“

Häusliche Übungen

Eine Mitschrift der Übungen ermöglicht es den Teilnehmern, zu Hause zu üben. Die häuslichen Übungen sind entscheidend und erzeugen die Fähigkeit, leichter auf die Formeln zu reagieren. Eventuell reicht eine einzige Formel, um auf totale Entspannung umzuschalten.

Manche vertreten die Auffassung, daß die Grundformeln unverändert bleiben sollten. Die Wahl der Imaginationen allerdings sollte dem Teilnehmer überlassen werden. Ein sonniger Strand, ein warmes Bad oder der Lieblingsstuhl vor dem Kaminfeuer können Alternativen zur sonnigen Wiese sein. Wenn sich der Teilnehmer einmal für eine Szene entschieden hat, sollte er während des Trainings dabei bleiben.

Die Formel „Ich fühle mich ausgeglichen" kann durch die Autosuggestionen „Ich bin entspannt" oder „Ich fühle mich ruhig" ersetzt werden. Solche Formeln sind neben den autogenen Grundformeln Beispiele für das, was Schultz „formelhafte Vorsatzbildungen" nannte: eine persönliche Maxime zur Verbesserung des Lebensgefühls. Weitere Beispiele sind nach Davis et al. (1988):

- Ich glaube an mich selbst (für Personen mit mangelndem Selbstvertrauen)
- Ich entscheide selbst, was ich esse (zwanghafte Esser)
- Rauchen ist eine ungesunde Angewohnheit (für Menschen, die das Rauchen aufgeben möchten)
- Mein Geist ist ruhig und klar (für ängstliche Menschen)

Bestimmte physiologische Probleme können mit „organ-spezifischen Formeln" angegangen werden:

- Mein Rachen ist kühl (gegen einen lästigen Husten)
- Meine Füße sind warm (gegen leichtes Erröten)

Der Teilnehmer wird bestimmte Formeln entsprechend seinen persönlichen Bedürfnissen einbauen. AT sollte jedoch nicht als Ersatz für eine medikamentöse Behandlung angesehen werden.

Andere AT-Übungen

AT beinhaltet auch meditative Übungen mit Farben, Gegenständen, Begriffen und Personen.

Andere „fortgeschrittene" Übungen gehören in den Bereich der Therapie und werden deshalb an dieser Stelle nicht behandelt.

Evaluation des Autogenen Trainings

Die Forschung zeigt, daß AT bei den meisten Menschen Entspannung erzeugen kann. Die meisten der 2.400 sehr detaillierten Fallstudien von Schultz & Luthe (1969) bestätigen die Wirksamkeit von AT. Bis vor kurzem gab es allerdings nur wenige kontrollierte Studien, doch verändert sich dieses Bild allmählich. Spinhoven et al. (1992) zeigten eine signifikante Verminderung von Spannungskopfschmerz in der Gruppe, die AT und Selbst-Hypnose durchführte, im Vergleich zu einer Kontrollgruppe auf einer Warteliste. Das Ergebnis kann nicht auf die größere Effektivität der Selbst-Hypnose zurückgeführt werden, da die gleichen Untersucher AT mit Selbst-Hypnose verglichen und für gleichermaßen effektiv befanden.

Beim Vergleich von AT mit supportiver Gruppenpsychotherapie an Asthma-Patienten konnte in der AT-Gruppe eine signifikante Besserung verzeichnet werden (Henry et al. 1993).

Allerdings sind nicht alle Ergebnisse positiv, viele sind zweifelhaft. Lichstein, der 1988 eine Durchsicht der Untersuchungen vornahm, konnte keine schlüssigen Beweise dafür finden, daß AT-Formeln eine größere entspannende Wirkung besitzen als Formeln anderer Entspannungsmethoden.

Wegen der Konzentration auf Wärme wird angenommen, daß AT einen direkten Einfluß auf das vegetative Nervensystem ausübt, indem das Niveau der physiologischen Erregbarkeit herabgesenkt wird. Henry et al. (1993) versuchen zu erklären, daß AT das Gleichgewicht zwischen Sympathikus und Parasympathikus wieder herstellen kann.

Abschließend läßt sich sagen, daß AT eine echte Entspannungstechnik ist (Lichstein 1988). Manche Untersucher zeigen, daß AT bei bestimmten Erkrankungen auch als Zusatzbehandlung insbesondere dann hilfreich sein kann, wenn Krankheiten zugrunde liegen, die ätiologisch mit psychsozialem Streß verbunden sind (Henry et al. 1993).

Komplikationen des Autogenen Trainings

1. Die Formeln zum Oberbauch sollten von Personen mit Magenbeschwerden ausgelassen werden (Rosa 1976).
2. AT eignet sich nicht für Kinder unter fünf Jahren und nicht für Personen mit fehlender Motivation.
3. Die Teilnehmer werden angehalten, ihre persönlichen Formeln realistisch zu halten. Das Setzen unerreichbarer Ziele kann nur zu Enttäuschungen führen.
4. Im unwahrscheinlichen Fall, daß die Formeln Streß erzeugen, können sie ins Gegenteil verkehrt werden, d.h. die Gliedmaße werden als leicht und kühl imaginiert. Natürlich kann die Übung auch abgebrochen werden.

Die Komplikationen der Visualisierung sind ebenfalls wichtig (S. 245). Insbesondere die Punkte 1, 2 und 9 sind zu beachten.

Weiterführende Literatur

Kermani, K.S. 1990: Autogenic training. Souvenir Press, London.

Lichstein, K.L. 1988: Clinical relaxation strategies. John Wiley, New York.

Rosa, K.R. 1976: Autogenic training. Victor Gollancz, London.

20 Meditation

Einführung

Mit „Meditation" werden oft verschiedene Zustände innerer Ruhe beschrieben. Auch werden verschiedene Wege zur Erreichung dieser Zustände mit diesem Begriff belegt. Überdies nutzen viele Meditations-Schulen ihre eigene Interpretation des Begriffs. In Anbetracht dieser uneinheitlichen Auffassungen scheiterten bisher alle Versuche, den Begriff zu definieren. Allen Definitionen gemein ist das Fallenlassen jeglicher Beschäftigung, die das Denken anregt.

Als generelles Ziel der Meditation könnte man die Nicht-Beschäftigung nennen, obwohl Autoren wie Fontana (1991) glauben, daß die Verfolgung eines Zieles an sich schon das Ergebnis beeinträchtigt, weil jede Form der Zielsetzung eine Denkleistung erfordert.

Deshalb kann Meditation als Öffnung des Selbst zur Offenbarung der inneren Welt angesehen werden, während gleichzeitig keinerlei Bewertungen erfolgen. Bewertungen sind mit dem meditativen Zustand nicht vereinbar.

Menschen verlangen aus unterschiedlichen Gründen nach Meditation:

• um Ruhe zu finden
• um bewußter zu leben
• um Einsichten zu gewinnen
• um sich selbst zu finden
• um ganz leer zu sein
• um die Wirklichkeit zu erfahren

Da Entspannung ein Teil des Weges zu jedem dieser Ziele ist, gehört das Thema Meditation in ein Buch über Entspannung.

Mit seinem östlichen Ursprung ist die Meditation integraler Bestandteil der hinduistischen, taoistischen und buddhistischen Religionen. Im Westen wurden in Anlehnung an Zen und Yoga leichter zu beherrschende Verfahren entwickelt. Das hier dargebotene Material hat keinen religiösen Bezug und orientiert sich an einer Vielzahl moderner Quellen, ganz besonders an der Arbeit von Fontana (1991, 1992).

Es wurde gezeigt, daß es sich bei Meditation um einen Zustand und auch um eine Technik handelt. Als Zustand ist sie still und nach innen gerichtet. Der Meditierende ist entspannt und aufmerksam zugleich.

Als Technik besteht Meditation aus der Konzentration auf einen ausgewählten Stimulus. Diese Konzentration ist gleichmäßig und mühelos. Sie lenkt den Meditierenden von den Ereignissen des realen Lebens und von seiner eigenen psychischen Aktivität ab. Gedanken können auftauchen, doch statt ihren Inhalt zu beleuchten, läßt man sie vorbeiziehen.

Diese Haltung wurde als passive Konzentration beschrieben. Sie setzt die entspannte Einstellung des Meditierenden voraus, während gleichzeitig eine kritiklose und nicht bewertende Aufmerksamkeit besteht. Psychische Funktionen wie Fragen und Wissen sind unangebracht, da sie in der linken Hirnhälfte stattfinden (S. 214). Der Meditierende soll vielmehr das pflegen, was im Zen als „unwissender Geist" bezeichnet wird, nämlich eine offene und empfängliche Psyche mit unbegrenzten Möglichkeiten. Assoziationen mit der Vergangenheit und der Zukunft werden abgeworfen. Die Psyche ist frei von allen Gedanken. Es gibt nur die Konzentration auf den Stimulus.

Zusammen mit Hypnose und Tagträumen stellt die Meditation einen veränderten Bewußtseinszustand dar. Fontana (1991) grenzt sie von anderen veränderten Bewußtseinszuständen ab und sieht sie eher als Wiedererlangung eines normalen Bewußtseins, weil sie den Meditierenden zu seinem inneren Selbst führt.

Der Meditierende fällt nicht in Trance, wird nicht schläfrig und verliert auch nicht die Kontrolle. Im Gegenteil, er befindet sich in einem Zustand von erhöhtem Bewußtsein, Wachheit, Umgebungswahrnehmung und intensiver Konzentration auf den Augenblick.

Passive Konzentration wirkt auch beim autogenen Training und der rezeptiven Visualisierung, allerdings nicht bei der programmierten Visualisierung, die ja eine zielgerichtete und damit linkshirnige Aktivität ist. Die Abwesenheit von analytischem Denken mindert den Wert der Meditation keineswegs. Analytisches Denken ist eine rein menschliche Fähigkeit. Aber durch seine Neigung, die psychische Aktivität zu beherrschen, setzt der Mensch das Gegenstück der Analyse, die Imagination, herab. Meditation ermöglicht die Wiederherstellung des Gleichgewichtes zwischen Analyse und Imagination.

Welcher Mechanismus liegt der Meditation zugrunde?

Es wurden zahlreiche Theorien zur Wirkung der Meditation auf den Menschen entwickelt. Banquets Überlegung (1973) zur Hemisphärendominanz ist weitgehend akzeptiert. Untersuchungen zeigen, daß die linke Hirnhälfte ihre dominante Rolle verliert, was im Gegensatz zum Alltag zu einem größeren Einfluß der rechten Hirnhälfte führt. Dadurch spielt das lineare, verbale Denken eine geringere Rolle und läßt nonverbales Denken als Ausdruck des Selbst zu.

Vorteile der Meditation

Die Anhänger der Meditation behaupten, daß sie sehr von Übung profitieren. Im folgenden sind einige der genannten Vorteile aufgeführt.

- Durch Meditation wird ein besseres Verständnis für das Selbst erlangt, indem ein größeres Bewußtsein für sich selbst und eine größere Empfänglichkeit gegenüber den aus dem Inneren kommenden Einsichten entsteht.
- Durch Meditation kann ein neues Gefühl für Entspannung und inneren Frieden erlangt werden.

- Der Prozeß selbst befördert einen klaren Geist und verbessert die Konzentrationsfähigkeit, was über die Meditationssitzung hinaus wirkt.
- Der Meditierende kann durch die Entdeckung seines inneren Selbst in größerer Harmonie mit sich selbst leben.
- Durch die Entwicklung eines Sinns für Objektivität akzeptiert der Meditierende allmählich, daß viele seiner unangenehmen emotionalen Reaktionen nichts anderes sind als vom Denken erzeugte kurzlebige körperliche Sensationen.
- Die Betonung der Selbstgewahrwerdung hilft dem Betreffenden dabei, in der Gegenwart zu leben und den Wert des Hier und Jetzt zu würdigen. Eine auf die Gegenwart ausgerichtete Psyche wird wach und frisch.

Durchführung der Meditation

Einleitung für den meditierenden Anfänger

Einige Worte zur Beschreibung der Durchführung sind vor Beginn der ersten Sitzung erforderlich.

> „Meditation ist eine alte Methode zur Beruhigung der Psyche. Die Methode, die Sie erlernen werden, ist nicht religiös. Sie besteht aus der Konzentration auf verschiedene Phänomene wie Atmung, ein sichtbares Objekt oder eine wiederholte Formel. Durch den Effekt der Meditation werden Sie sich sehr ausgeglichen fühlen. Sie werden zu keinem Zeitpunkt Ihr Bewußtsein verlieren oder von außen kontrolliert werden. Der Zustand, den Sie erreichen, wird Ihnen ganz allein gehören. Es ist am besten, ohne Erwartungen an die Meditation heranzugehen und lieber eine Haltung einzunehmen, die Sie damit zufrieden sein läßt, ganz bei sich selbst zu sein." ∎

Meditationssitzung

Eine Sitzung besteht aus vier Abschnitten:

1. Einnehmen der Körperhaltung
2. Entspannung
3. Konzentration auf einen ausgewählten Stimulus
4. Rückkehr zur normalen Aktivität

Einnehmen der Haltung

Der Meditierende nimmt in ruhiger und warmer Umgebung eine sitzende oder liegende Position ein. Sitzen ist geeigneter, da die Menschen im Liegen dazu neigen, einzuschlafen. Der Teilnehmer kann in einem Stuhl mit aufrechter Rückenlehne, mit gekreuzten Beinen auf einem Kissen auf dem Boden sitzen oder die Lotus-Position einnehmen (gekreuzte Beine, die Füße liegen jeweils auf dem gegenüberliegenden Oberschenkel). Für Ungeübte kann diese Haltung sehr unbequem sein. Sogar im Osten war sie keine Pflicht, wenn der Anfänger sie unbequem fand.

Unabhängig von der Körperhaltung ruhen die Hände immer auf den Oberschenkeln, wobei die Finger leicht gebeugt sind oder eine der überlieferten symbolischen Haltungen einnehmen. Der Kopf sollte in einer entspannten Position direkt über der Wirbelsäule gehalten werden, um die Nackenmuskulatur nicht anzuspannen, während die Augen geschlossen oder auch leicht geöffnet sein können.

Entspannung

Die Teilnehmer werden aufgefordert, ihre Gedanken nach innen zu richten.

Die Meditation wird mit einem Check auf Muskelspannungen eingeleitet, d.h. jeder Teilnehmer überprüft alle Muskelgruppen, um sich zu vergewissern, daß sie so entspannt wie möglich sind. Diese oft auch als „Scanning" bezeichnete Phase wird auf folgende Weise eingeleitet:

> „Ich fordere Sie nun auf, zu überprüfen, ob alle Ihre Muskeln so entspannt wie möglich sind. Beginnen Sie mit den Füßen und achten Sie auf vorhandene Spannungen ... Schreiten Sie nun zu den Knöcheln fort. Schütteln Sie sie leicht, wenn sie angespannt sind ... Nun zu den Beinen ... und zu den Hüften ... Lassen Sie sie auf dem Stuhl oder dem Boden nieder. Setzen Sie dies nun durch den ganzen Körper bis zu den Schultern fort, und lassen Sie sie ganz fallen. Lassen Sie Ihre Arme auf angenehme Weise fallen, wobei die Finger ganz entspannt bleiben. Und nun zum Kopf ... entspannen Sie Ihren Kiefer, Ihre Zunge ruht weiterhin im Mund ... Lassen Sie die Muskeln Ihres Gesichts ganz weich werden. Entspannen Sie sich ganz und fühlen Sie sich ganz bei sich ... Erfahren Sie, was es heißt, Sie selbst zu sein ... Achten Sie darauf, wie es sich anfühlt, ohne nach Gründen, Erklärungen oder gar Worten zu suchen ..." ∎

Störende Geräusche oder körperliches Unbehagen können zum Abbruch der Meditation führen. Davis et al. (1988) empfehlen darum, sie abzuschwächen, indem ihnen absichtlich für einige Minuten Aufmerksamkeit geschenkt wird, anstatt sich vorzumachen, sie existierten gar nicht.

Konzentration auf einen ausgesuchten Stimulus

„Sämtliche Meditation beruht auf ... Konzentration und Ruhe" (Fontana 1992). Der Teilnehmer richtet seine Aufmerksamkeit auf den gewählten Stimulus in Form einer Atembeobachtung, Beobachtung eines sichtbaren Objektes oder singen eines Mantras. Der Zweck des Stimulus ist es, die Aufmerksamkeit des Teilnehmers aufrecht zu erhalten.

Dies kann zu Beginn Schwierigkeiten bereiten, da die Psyche es gewohnt ist, mit einem konstanten Strom miteinander konkurrierender Eindrücke, Erinnerungen und Assoziationen umzugehen. Es wird dem Teilnehmer nicht helfen, gegen diese Ablenkungen anzukämpfen, doch wenn ihre Anwesenheit akzeptiert werden kann und die Konzentration auf den Stimulus anhält, werden sie schwächer werden. Dieser Ansatz hilft ebenfalls dabei, die passive Haltung, welche die Meditation befördert, zu wahren. Manche Menschen finden es hilfreich, störende Gedanken zu betrachten als vorbeiziehende Wolken oder Blätter, die einen Fluß herabtreiben. Die Aufmerksamkeit wird dann allmählich wieder zurück auf den ursprünglichen Punkt gebracht.

Das Ergebnis der Meditation mag nichts weiter sein als eine kurze Erholung des Teilnehmers vom Streß. Während andererseits die konzentrierte Psyche einen Zustand von Klarheit und Ruhe erreicht, kann ein tieferer Teil des Selbst erreicht werden, wobei neue Einsichten gewonnen werden (Fontana 1991).

Bei Anzeichen für Depersonalisation kann der Teilnehmer durch einen als „Grounding" bezeichneten Prozeß wieder zurück ins Hier und Jetzt befördert werden. Grounding ist die Ermutigung des Meditierenden zur Rückkehr zu einer Form des Körperbewußtseins. Fontana (1991) empfiehlt die Konzentration auf Atmung, während Titlebaum (1988) die Bedeutung der Empfindung des Bodens betont. Die folgende Passage geht auf Titlebaum (1988) zurück:

> „Machen Sie sich den Boden unter Ihnen bewußt. Spüren Sie, wie er das Gewicht Ihres Körpers trägt, wie er Sie unterstützt. Achten Sie darauf, welche Körperteile den Boden oder den Stuhl berühren, falls Sie sitzen. Konzentrieren Sie sich auf die Gefühle, die Sie von diesen Kontaktpunkten empfangen, und fühlen Sie sich an den Boden gebunden." ■

Die Sitzungsdauer sollte sich nach den Erfahrungen des Meditierenden richten. Angemessen sind fünf Minuten für den Anfänger, 15 bis 20 Minuten für den Erfahrenen.

Rückkehr zur normalen Aktivität

Die Rückkehr zur normalen Aktivität, auch bekannt als Erweckung oder Beendigung, ist der letzte Schritt jeder Meditation:

> „Wenn Sie fertig sind, lassen Sie Ihre Meditation zu Ende gehen. Sind Ihre Augen geöffnet, wenden Sie Ihre Aufmerksamkeit von dem Konzentrationsobjekt ab. Sind Ihre Augen geschlossen, lassen Sie das Objekt Ihrer Konzentration allmählich verblassen. Lassen Sie es mit einem Gefühl der Dankbarkeit in seine Richtung verschwinden. Lenken Sie die Aufmerksamkeit nun auf Ihre Atmung und zählen Sie langsam 10 natürliche Atemzüge ab.
> Um Ihrer Muskulatur wieder Spannung zu geben, drehen Sie im Sitzen Ihren Rumpf einige Male nach rechts und links, bevor Sie aufstehen. Einige leichte Dehnungen werden ebenfalls die Muskulatur beleben." ■

Häusliche Übung

Regelmäßige Übung erhöht die positiven Effekte der Meditation. Lichstein (1988) verwies nach Durchsicht der Studien auf eine große Zahl von Untersuchungen, die einen direkten Zusammenhang zwischen der Anzahl der Übungsstunden und den positiven Effekten der Meditation aufzeigen.

Konzentrationsobjekte für Meditationen

Es gibt eine Vielzahl von Objekten, Geräuschen und anderen Phänomenen, auf die sich die Konzentration richten kann. In diesem Kapitel tauchen folgende auf:

- Atmung
- sichtbare Objekte, z.B. Kreis, Mandala, Kerze, Porzellanschale
- Körperregionen, z.B. der Raum zwischen den Augen, die Kopfspitze, Mantras

Die Atmung wird hier aus den folgenden Gründen als erstes genannt (Fontana 1991):

- Sie ist immer verfügbar
- Sie besitzt eine rhythmische Qualität
- Sie ist direkt mit dem vegetativen Nervensystem verbunden
- Sie symbolisiert die Lebenskraft

Atmung

Das Zählen der Atemzüge, wobei nur das Ausatmen gerechnet wird, ist ein verbreiteter Stimulus zur Aufrechterhaltung der Aufmerksamkeit. Bei zehn angelangt, beginnt der Meditierende wieder bei eins und setzt diesen Prozeß fünf Minuten lang fort. Die Atmung sollte natürlich und ohne Eile erfolgen. Andere Formen der Atemmeditation bestehen aus der Konzentration auf Körperregionen, die an der Atmung beteiligt sind, wie die Nasenspitze oder der sich bewegende Bauch.

Die Nasenspitze

In dem folgenden Abschnitt konzentriert sich der Meditierende auf seine Nasenspitze. Es wird davon ausgegangen, daß Entspannung bereits stattgefunden hat (siehe oben). Zwischen den Sätzen sollte viel Zeit gelassen werden.

> „Richten Sie die Aufmerksamkeit auf die Atmung und besonders auf Ihre Nasenspitze, der gewölbte Teil, der Ihre Nasenhöhlen trennt. Wenn Sie möchten, berühren Sie sie mit den Fingerspitzen, um Ihre Aufmerksamkeit für sie zu steigern. ⬇

Konzentrieren Sie sich nun darauf, wie die Luft von außen in Ihre Nasenlöcher strömt ... Beachten Sie, wie kühl die Luft ist. Achten Sie auch darauf, wie warm und feucht die Luft ist, die Ihre Nasenlöcher verläßt. Lassen Sie der Atmung ihren ganz natürlichen Lauf, während Sie sich auf die Nasenspitze konzentrieren. Fühlen Sie das Einsaugen der Luft ... wie sie in Ihre Nasenlöcher strömt und in ihrer eigenen Zeit wieder ausströmt. Wenn Gedanken von außen kommen, kehren Sie langsam wieder zur Nasenspitze zurück. Fahren Sie damit fort, sich auf diesen Punkt zu konzentrieren ... Spüren Sie, wie sich Ihre Sinne auf diesen Punkt konzentrieren." ◼

Bei anderen Gelegenheiten möchte der Meditierende sich vielleicht auf etwas anderes konzentrieren.

Das sich bewegende Abdomen

Hier wird eine Zähltechnik mit Konzentration auf das Abdomen kombiniert.

„Richten Sie Ihre Aufmerksamkeit langsam auf die Atmung. Beginnen Sie damit, sie auf ganz allgemeine Art zu beobachten. Richten Sie Ihre Aufmerksamkeit dann auf die Bauchbewegungen. Belassen Sie Ihre Aufmerksamkeit dort ... Wenn Sie einatmen, schwillt der Bauch an, wenn Sie ausatmen, schwillt er ab. Lassen Sie die Luft ganz natürlich ein- und ausströmen, während Sie sich auf die Bewegung des Bauchs konzentrieren. Versuchen Sie, den Atemrhythmus nicht zu beeinflussen, sondern sich ihm hinzugeben. Wenn Ihre Gedanken auf Wanderschaft gehen, bringen Sie sie behutsam wieder zurück zu dem an- und abschwellenden Bauch. Das Mitzählen der Atemzüge hilft dabei, die Konzentration zu erhalten ... Jede Ausatmung wird gezählt ... Sind Sie bei zehn angelangt oder haben Sie den Faden verloren, beginnen Sie von neuem. Jetzt machen Sie bitte allein weiter." ◼

Sichtbare Objekte

Die visuelle Konzentration auf ein Objekt, die gelegentlich als „Gaze meditation" (gaze (engl.) = starrer Blick) bezeichnet wird, bietet verschiedene Möglichkeiten. Nahezu jedes Objekt kann als Brennpunkt der Aufmerksamkeit wirken, doch wird ein Gegenstand üblicherweise ausgewählt wegen seines Symbolgehaltes oder wegen seiner neutralen Assoziationen. So sind z.B. geometrische Formen, Kerzen oder Blumen geeignet.

Der Kreis

Ein Kreis besitzt folgende symbolische Qualitäten:

- Masse, weil er vielleicht fest ist
- Leere, weil sich eventuell gar nichts mehr in ihm befindet
- Bewegung, weil er rollen und sich drehen kann
- Ruhe, weil er zur Ruhe kommen kann
- Ganzheit, weil er all seine Teile umschließt
- Kontinuität, weil jeder Punkt auf seinem Umfang Anfang und Ende ist

Wenn ein Kreis als Meditationsobjekt ausgewählt wird, sollte der Therapeut einen dickrandigen Ring mit einem Durchmesser von etwa 30 cm an die Wand hängen und sein Zentrum mit einem Punkt markieren. Dieser sollte sich mit den Augen des sitzenden Teilnehmers auf gleicher Höhe befinden. Der Teilnehmer nimmt in einer angenehmen Distanz vom Ring entfernt Platz (Fontana 1991).
    Nun kann der folgende Ablauf stattfinden.

„Richten Sie Ihren Blick auf das Zentrum des Kreises und belassen Sie ihn dort. Betrachten Sie den Kreis lediglich als Form und lassen Sie ihn eher in intuitiven Begriffen als in Worten sprechen. Versuchen Sie, Ihren Blick weiterhin auf das Zentrum gerichtet zu lassen, während Sie gleichzeitig das ganze Bild aufnehmen. Untersuchen Sie es nicht, sondern erleben Sie es. Bleiben Sie bei diesem visuellen Erleben, ohne darauf zu reagieren. Fühlen Sie, wie das Bild sich um Ihren Blickpunkt herum ausdehnt. Achten Sie auf seine Ränder, während Ihre Psyche vom Zentrum zu den Rändern und zurück fließt. Wird Ihre Aufmerksamkeit abgelenkt, bringen Sie sie behutsam wieder zum Zentrum zurück. Verbringen Sie mehrere Minuten bei diesem Bild." ■

Mandala und Yantra

Mandala und Yantra erfüllen im Buddhismus einen religiösen Zweck. Ihre Komplexität, Schönheit und Harmonie vergrößern ihre Symbolkraft und machen sie zu den höchsten Konzentrationsobjekten der visuellen Meditation. Obwohl sie für die Gläubigen entworfen wurden, können Sie der Meditation auf jedem philosophischen Niveau dienen. Beispiele finden Sie in Abbildung 20.1 und 20.2. Das Mandala beinhaltet gewöhnlich Elemente des Lebens, während das Yantra vornehmlich geometrisch ist.
    Beide Symbole bestehen aus konzentrischen Ringen, die um ein klar definiertes Zentrum herum angeordnet sind. Das Zentrum symbolisiert einerseits das innere Selbst und andererseits göttliches Bewußtsein, während die umschließenden Kreise den Kreislauf des Lebens und die Vorstellung von einer sich ständig selbst erneuernden Natur repräsentieren. Somit stehen Mandala und Yantra für das Persönliche und das Überpersönliche, für Veränderung im Dauerhaften, für das Leben in der Gegenwart und der Ewigkeit, während die grundlegende Einheit aller Dinge bestätigt wird.

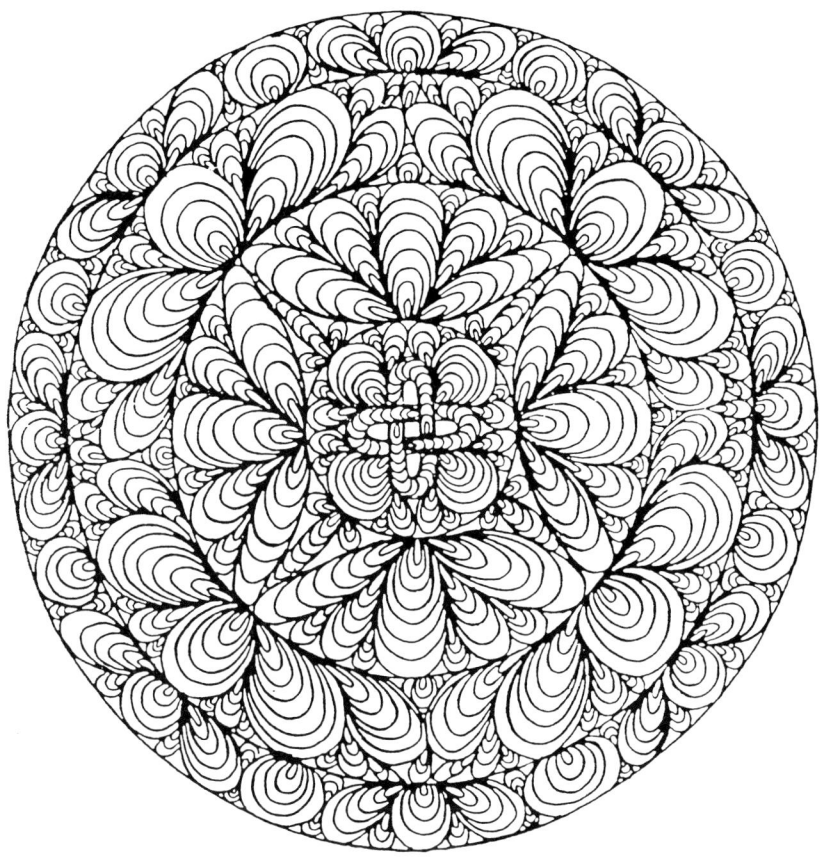

Abb. 20.1 Ein Mandala (aus Pope & Singer 1978: The Stream of Consciousness; mit freundlicher Genehmigung von Plenum Publications)

Kerze

Wie erwähnt, kann das Sichtbare auf verschiedene Arten genutzt werden, um die Psyche von Gedanken zu befreien. Während der Meditierende z.B. ein Objekt anblickt, kann er zwischenzeitlich die Augen schließen und das Bild sich selbst erneuern lassen wie in der folgenden Meditation mit Kerzenlicht in einem dunklen Raum:

„Richten Sie Ihre Aufmerksamkeit auf das Kerzenlicht. Während Sie die Kerze anblicken, sitzen Sie bewegungslos. Konzentrieren Sie sich auf die Flamme, entspannt aber konstant. ⬇

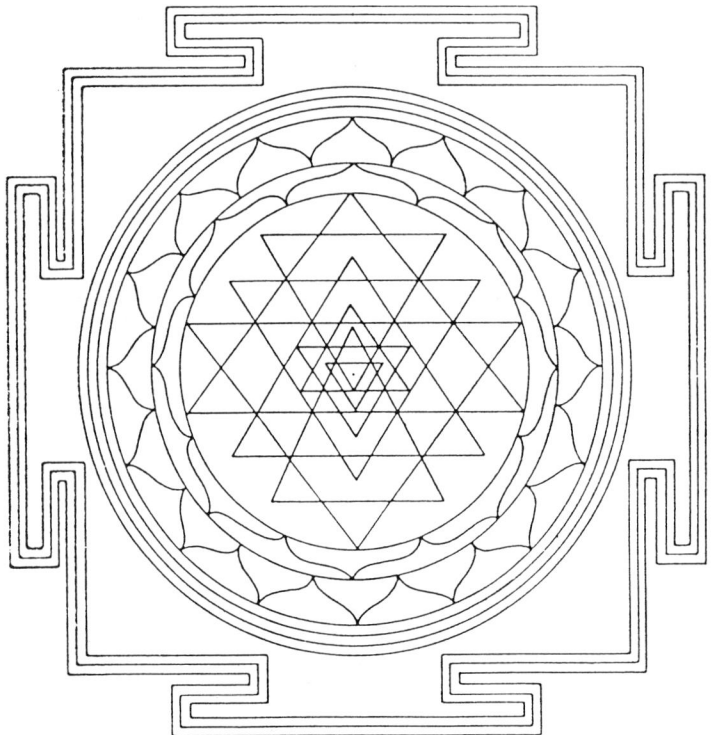

Abb. 20.2 Ein Yantra (aus Fontana 1991: The Elements of
Meditation; mit freundlicher Genehmigung von Element Books)

Lassen Sie das Bild Ihre Seele ganz ausfüllen (Wenn die Flamme zu hell ist, kon-
zentrieren Sie sich auf den Oberrand der Kerze). Bleiben Sie für mindestens eine
Minute dabei. Schließen Sie jetzt abrupt die Augen. Beachten Sie, wie das
Kerzenlicht sich selbst in der Dunkelheit abbildet ... Behalten Sie das Bild vor
Ihrem inneren Auge ... Akzeptieren Sie jede farbliche Veränderung ... Wenn das
Bild sich entfernen will, holen Sie es behutsam zurück ... Konzentrieren Sie
sich weiter darauf, bis es verschwindet ... Dann öffnen Sie Ihre Augen und schau-
en weiterhin auf die Kerze. Wiederholen Sie diese Sequenz einige Minuten in
Stille."   ∎

Das Bild, welches hinter den geschlossenen Augen erscheint, wird als Nachbild
bezeichnet.

Das Nachbild. Wenn der Blick für mehr als eine Minute auf einen bestimmten Punkt gerichtet wird und die Augen anschließend geschlossen werden, kommt es zum Phänomen des Nachbildes. Es handelt sich um ein Negativ des angestarrten Objekts. Es beginnt sofort wieder zu verblassen, und nach etwa 20 Sekunden ist es verschwunden. Es handelt sich um eine physiologische Reaktion, die durch Ermüdung der Netzhautzellen erzeugt wird. Das Erlebnis des Nachbildes ist sehr verschieden von der Wiedererschaffung in der Imagination, eine Technik, die mehr der Visualisierung als der Meditation zuzuordnen ist.

Wenn der Meditierende sich nicht sicher ist, was er nun mit geschlossenen Augen sieht, gibt es zwei Fragen, die er sich stellen kann:

1. Ist das Bild innerhalb von 20 Sekunden verblaßt oder verschwunden? Wenn ja, war es wahrscheinlich ein Nachbild.
2. Läßt sich das Bild untersuchen, d.h. kann man seine Umrisse nachzeichnen? Wenn sich bei jeder Augenbewegung zur Betrachtung der Konturen das Bild mitbewegt, dürfte es sich um ein Nachbild handeln (Samuels & Samuels 1975).

Porzellanschale

Bestimmte Objekte erlauben einen mehr explorativen Ansatz. Zu dieser Kategorie gehören eine Blume oder ein Stück Porzellan. Davis et al. (1988) schlagen eine Porzellanschale vor:

> „Richten Sie Ihren Blick auf das Objekt. Nehmen Sie alles auf ... Nun, nach einigen Momenten, lassen Sie Ihre Augen über das Objekt gleiten, seine Umrisse verfolgen ... die Farben beachten ... die Verzierung ... die Art, wie es glänzt ... Denken Sie nicht darüber nach, von wem oder zu welchem Zweck es hergestellt wurde, sondern betrachten Sie es rein als Form. Erleben Sie seine visuellen Qualitäten, als würden Sie es zum ersten Mal ansehen. Wenn Ihre Gedanken abgleiten, bringen Sie sie behutsam wieder zurück zu dem Objekt."

Körperregionen

Auch andere Körperregionen eignen sich ebenso wie die Atmungsorgane zur Bündelung der Aufmerksamkeit. Diese Art der Meditation ist charakteristisch für Yoga, wobei die Wirbelsäulenbasis, der Unterbauch, der Nabel, das Herz, der Rachen, der Raum zwischen den Augenbrauen und die Kopfspitze die Energiezentren (Chakras) darstellen. In dieser Reihenfolge wird über die Gebiete meditiert, wodurch sich anschließend die körperlichen Energien in spirituelle Energien umgewandelt haben.

Yoga ist ein Thema für sich und wird hier nicht näher behandelt. Allerdings eignen sich die Chakras aufgrund ihrer symbolischen Natur zu Meditationen abseits von Yoga. Hier werden zwei Beispiele gegeben: der Raum zwischen den Augenbrauen und die Kopfspitze.

Auf einem einfacheren Niveau kann jeder Körperteil, z.B. die Großzehe, als Stimulus dienen.

Der Raum zwischen den Augenbrauen

„Wenden Sie Ihre geschlossenen Augen nach oben auf den Raum zwischen Ihren Augenbrauen. Stellen Sie eine Beziehung her ... Erkennen Sie die Nähe zum Gehirn ... Spüren Sie die zentrale Position ... Stellen Sie sich vor, die Stelle von außen zu betrachten ... dann von innen ... Richten Sie Ihre Aufmerksamkeit auf diesen Punkt ... Fühlen Sie sich davon angezogen ... So wie der Raum zwischen den Augenbrauen ein Teil von Ihnen ist, so sind Sie ein Teil dieses Raumes." ■

(Pause)

„Wenn Gedanken von außen Sie bedrängen, vertreiben Sie sie und kehren Sie zu Ihrem Brennpunkt zurück ... zu dem Raum zwischen Ihren Augenbrauen." ■

Die Kopfspitze

„Lenken Sie Ihre Aufmerksamkeit mit geschlossenen Augen auf die Kopfspitze. Konzentrieren Sie sich passiv auf sie. Lassen Sie Ihre Aufmerksamkeit davon anziehen und dort verweilen. Betrachten Sie sie von außen, beachten Sie, wie sie erscheint ... Nun stellen Sie sie sich von innen vor, von unterhalb der Kopfwölbung." ■

(Pause)

„Im wörtlichen und im übertragenen Sinn ist die Kopfspitze der höchste Punkt Ihres Körpers. Wenn Gedanken aufkommen, blasen Sie sie fort ... Lassen Sie sie davontreiben, während Sie behutsam Ihre Aufmerksamkeit wieder der Kopfspitze zuwenden ... Identifizieren Sie sich mit ihr ... Erleben Sie sie ... Fühlen Sie sich mit dem Höchsten in Ihnen vereint." ■

Die Großzehe

„Ihre Augen sind geschlossen, die Beine nicht übereinandergeschlagen und die Muskeln entspannt; lenken Sie Ihre Aufmerksamkeit auf die rechte Großzehe. Stellen Sie sich diese ganz intensiv vor ... Bewegen Sie sie leicht, um ihre Anwesenheit zu spüren ... Achten Sie auf das Gefühl, wenn Sie sie bewegen ... Registrieren Sie das Gefühl, das entsteht, wenn Sie sie beugen und strecken ... ↓

Achten Sie auf das Gefühl durch den Strumpf oder die Strumpfhose, oder auf den Schuh, der ihre Bewegung einschränkt ... Stellen Sie sich vor, sie trage Ihr ganzes Körpergewicht ... Denken Sie an ihre Kraft und Beweglichkeit ... Wenn sich unerwünschte Gedanken einstellen, richten Sie Ihre Aufmerksamkeit wieder behutsam auf die Zehe ... Konzentrieren Sie sich auf sie ..." ∎

Mantras

Ein Mantra ist ein verbaler Stimulus, der zur Konzentration der Aufmerksamkeit verwendet werden kann. In der Tradition verkörpert ein Mantra eine alte, heilige Wahrheit, deren Bedeutung sich dem Meditierenden während der Konzentration offenbart. Ein bekanntes Beispiel ist das Wort „Om" aus dem Sanskrit, das ausgesprochen wird, um einen Urlaut zu repräsentieren. Es wird wie das englische Wort „home" ohne „h" ausgesprochen (Smith & Wilks 1988). Der Klang kann durch Dehnung der Silbe intensiviert werden: a...oo...mmmm (Fontana 1991). Es ist der Klang des Mantras, der für den meditierenden Anfänger einen besonderen Wert besitzt, wenngleich seine Bedeutung auch in einem späteren Stadium betrachtet werden kann. Der folgende Text geht auf Fontana (1991) zurück:

„Atmen Sie langsam ein, und während Sie wieder ausatmen, sprechen Sie das Wort „Om": a...oo...mmmm. Spüren Sie, wie der Klang in Ihrem Körper vibriert, wie das „a" in Ihrem Bauch erschallt, das „o" in Ihrer Brust klangvoll wird und das „mmmm" in Ihrem Schädel widerhallt. Lassen Sie diese Klänge Ihre Konzentration verstärken. Verknüpfen Sie sie mit Ihrem natürlichen Atemrhythmus. Atmen Sie weiter langsam und ruhig und vermeiden Sie jede Neigung, die Atmung zu vertiefen. Nach zehn Atemzügen reduzieren Sie allmählich die Lautstärke, bis Sie das Wort nur noch hauchen. Schwächen Sie es weiter ab. Halten Sie Ihre Aufmerksamkeit weiterhin auf das Mantra gerichtet. Eventuell gelangen Sie an einen Punkt, an dem sich Ihre Lippen nicht mehr bewegen und die Silben ihre Form verlieren, so daß nur noch die Vorstellung übrigbleibt. Spüren Sie, wie das Wort sich an Ihre Psyche schmiegt und sich mit ihr vereinigt. Wenn störende Gedanken auftauchen, verwandeln Sie sie in eine Rauchwolke und beobachten Sie, wie sie weggeblasen wird." ∎

Zahlreiche andere Geräusche oder Worte können als Mantra wirken, z.B. „Frieden", „Harmonie" oder „Ruhe" oder auch Formeln wie „Gott ist Liebe" oder „Hier und jetzt". Es ist gleichgültig, ob das Wort eine Bedeutung hat, weil die ständige Wiederholung den Sinn verschwinden läßt, obwohl das Wort weiterhin seine Aura behält. Es ist jedoch ratsam, ein Wort auszuwählen, das für den Anwender mit keinerlei Emotionen verbunden ist und wahrscheinlich die Gedanken nicht anregt. Während die Hauptaufgabe eines Mantras darin besteht, die Aufmerksamkeit des Anwenders zu binden, besitzt die rhythmische Wiederholung auch einen beruhigenden Effekt.

Andererseits kann ein Wort gerade wegen seiner Bedeutung gewählt werden, wobei es nicht so sehr philosophisch reflektiert, sondern viel mehr erfahren wird.

Man identifiziert sich mit ihm anstatt es zu analysieren.

Lichstein (1988) vergleicht Mantra-Gesang mit dem Verweilen bei der Muskulatur bei progressiver Relaxation (Kapitel 4) und den still rezitierten Formeln beim autogenen Training (Kapitel 19). Er stellt fest, daß neben den ihnen innewohnenden entspannenden Eigenschaften Mantras die Fähigkeit besitzen, die Aufmerksamkeit von stressenden Gedanken abzulenken.

Transzendentale Meditation

Die transzendentale Meditation (TM) arbeitet intensiv mit Mantras. Zentrales Merkmal ist die Betrachtung und Wiederholung eines Sanskrit-Mantras von Maharishi Mahesh Yogi, der die Bewegung 1959 in den Westen brachte. Die TM fand nicht nur viele Anhänger, sondern löste auch einen Forschungsboom aus. In mehreren hundert Untersuchungen zeigte sich, daß TM aufgrund seiner entspannenden Wirkung meßbare physiologische Veränderungen im Körper erzeugt. Der Wert einiger Befunde wird allerdings durch fehlende Kontrollgruppen und die Tatsache, daß es sich oft um nicht nach dem Zufallsprinzip ausgewählte (freiwillige) Versuchspersonen handelte, abgeschwächt.

Anhänger der TM beharren auf den von einem Meister feierlich und geheim ausgewählten Mantras, obwohl sich diese Praktik nicht als effektiver erwies als die einfache Verwendung von Worten (Benson 1976).

Evaluation der Meditation

Zweifellos ist Meditation eine effektive Methode zur Spannungsreduktion, die oft tiefe Zustände von physiologischer und phänomenologischer Entspannung erzeugt (Lichstein 1988). Allerdings ist unklar, um wieviel effektiver sie im Vergleich zu anderen Entspannungstechniken ist. Die Untersuchungsergebnisse sind widersprüchlich. Einige verweisen auf den überlegenen Nutzen von Meditation, während andere, wie z.B. die von Holmes et al. (1983) keinen Hinweis darauf liefern, daß Meditation die physiologische Erregung effektiver senkt als einfache Ruhe.

Lichstein liefert zwei Begründungen für diese widersprüchlichen Ergebnisse. Zum einen gibt es eine unterschiedliche Übungspraxis der Teilnehmer der verschiedenen Studien, zum anderen betrifft es persönliche Faktoren, die es manchen Personen unmöglich machen, von Meditation zu profitieren.

Bei der Abwägung der Ergebnisse vieler Studien, die TM mit progressiver Relaxation verglichen, stellt Lichstein (1988) keinen Vorteil der einen Methode über die andere fest.

Eine Reihe von Untersuchungen widmete sich der Idee, daß Meditation einen einheitlichen Bewußtseinszustand erzeuge, doch gibt es dafür nur schwache Belege.

Komplikationen der Meditation

Diese werden am Ende des folgenden Kapitels aufgeführt.

Weiterführende Literatur

Fontana, D. 1991: The elements of meditation. Element, Shaftesbury.

Fontana, D. 1992: The meditators`s handbook: a comprehensive guide to eastern and western meditation techniques. Element, Shaftesbury.

Smith, E., Wilks, N. 1988: Meditation, Optima, London.

West, M.A. (Hrsg.) 1987: The psychology of meditation. Oxford Science Publications, Oxford.

21 Die Relaxationsreaktion

Ursprung der Relaxationsreaktion

In den siebziger Jahren untersuchte der Physiologe Herbert Benson im Harvard Thorndike Laboratory Aspekte des Bluthochdrucks. Einige Anhänger der transzendentalen Meditation (TM) traten an ihn heran, weil sie glaubten, mit ihrer Meditation den Blutdruck senken zu können. Sie konnten ihn nicht überzeugen, doch änderte er später seine Meinung. Er begann mit seinen Kollegen, eine Untersuchungsreihe durchzuführen, welche zeigte, daß die TM mit einigen deutlichen physiologischen Veränderungen einherging. So wurde eine Senkung der Herzfrequenz, der Atemfrequenz, des Sauerstoffverbrauchs, der Laktatwerte und, was Benson besonders interessierte, des Blutdrucks festgestellt. Diese Veränderungen widerspiegeln die verminderte sympathische Aktivität.

Eine Untersuchung belegte ein Absinken des systolischen und diastolischen Blutdrucks von durchschnittlich 146/93,5 mmHg (grenzwertig erhöhter Blutdruck) auf 137/88,9 mmHg (innerhalb normaler Grenzen) nach einigen Wochen Übung in TM. Der Sauerstoffverbrauch sank während der ersten drei Minuten der Meditation um 10 bis 20% (Interessant wäre es, diese Werte mit dem Schlaf zu vergleichen, in dem der Sauerstoffverbrauch nachweislich lediglich um 8% reduziert wird und das auch erst nach 4 bis 5 Stunden). Dies sind beeindruckende Ergebnisse, besonders angesichts der Tatsache, daß die Ergebnisse nicht während der Meditationsphase erzielt wurden. Bei den Teilnehmern handelte es sich jedoch um Freiwillige, die bereits einen Kurs in TM zur Senkung des Blutdrucks hinter sich gebracht hatten. Dies läßt vermuten, daß die Motivation der Teilnehmer sehr hoch war.

Eine ausgedehnte Untersuchung anderer Meditationstechniken führte Benson zu der Ansicht, daß die erwähnten Effekte nicht auf die TM beschränkt sind, sondern das Ergebnis bestimmter, allen Meditationstechniken gemeinsamer Schlüsselelemente seien. Er begab sich auf die Suche nach diesen Elementen und machte sie für das Entstehen des von ihm „Relaxationsreaktion" genannten Effektes verantwortlich (ein Zustand verminderter Stoffwechselaktivität). Für Benson (1976) handelte es sich dabei um einen „natürlichen und angeborenen Schutzmechanismus", der den Effekten der Streßreaktion entgegenwirkt. Physiologisch gesehen entspricht die Entspannungsantwort also der parasympathischen Aktivität.

Die von Benson identifizierten Kernelemente sind:

• eine ruhige Umgebung

- eine angenehme Haltung
- ein „mentales Vehikel" in Form eines Wortes oder Objektes als Brennpunkt der Konzentration
- eine passive Grundhaltung

Bensons Methode

Grundelemente

Ruhige Umgebung. In der idealen Umgebung fehlen jegliche Hintergrundgeräusche, ganz gleich ob angenehmer oder unangenehmer Natur.

Angenehme Körperhaltung. Benson beharrte nicht auf einer bestimmten Haltung, da er glaubte, daß Unbequemlichkeit die Psyche ablenkt. Der Meditierende sollte seine Haltung selbst wählen dürfen. Die Körperhaltung kann jedoch auch zu bequem sein. Der orthodoxe Lotussitz (S. 264) wurde, so wird angenommen, eingeführt, um den Meditierenden am Einschlafen zu hindern. Aus dem gleichen Grund, riet Benson von einer liegenden Position ab.

„Mentales Vehikel". Da seine Untersuchungen ergeben hatten, daß TM nicht die einzige Methode ist, die physiologische Erregung zu senken, folgerte Benson, daß sich jeder repetitive, monotone Stimulus als Brennpunkt der Konzentration eignet und die Funktion des Sanskrit-Mantras erfüllen kann, solange es ein emotional neutrales Objekt, Geräusch oder anderes Phänomen ist. Benson wählte das (englische) Wort „one", welches ähnliche Resonanzqualitäten wie der Urlaut „Om" besitzt. Doch er meinte auch, daß das Wort oder die Worte am besten vom Meditierenden selbst gewählt würden. Er widerlegte die Vorstellung, daß die Bedeutung des Mantras einen zusätzlichen Effekt habe.

Passive Einstellung. Passive Akzeptanz ist ein Kennzeichen dieses Ansatzes. Es sollte eine Haltung des „Geschehenlassens" eingenommen werden. Benson betrachtete die passive Haltung als „vielleicht wichtigstes Element zur Erzeugung der Relaxationsreaktion". Beim Auftauchen ablenkender Gedanken sollten diese ignoriert und die Aufmerksamkeit des Meditierenden wieder auf das gesprochene Mantra gelenkt werden.

Einleitende Worte an die Teilnehmer

Den Anfängern wird die Methode mit einigen Worten erläutert.

> „Die Entspannungstechnik, die Sie erlernen werden, ist eine nichtreligiöse Form der Meditation. Ihre Durchführung ist sehr einfach. Alles, was sie erfordert, ist, daß Sie an einem ruhigen Ort sitzen, Ihre Aufmerksamkeit auf das Wort „one" richten und daß Sie eine akzeptierende und gelassene Haltung einnehmen.
> Diese Bedingungen helfen Ihnen, die Relaxationsreaktion zu erfahren, ⬇

ein Zustand, der, wie Untersuchungen zeigen, mit verminderter physiologischer Erregung verbunden ist. Das bedeutet, der Herzschlag wird verlangsamt, und der Blutdruck sinkt. Sie werden bemerken, daß Sie sich ruhiger als sonst fühlen und das ganze als angenehm erleben.

Sie werden zu keinem Zeitpunkt Ihr Bewußtsein verlieren, und Sie werden auch nicht von außen kontrolliert. Der Zustand, den Sie erreichen werden, wird von Ihnen selbst erzeugt."

Einleitung

Wenn die Teilnehmer bereit sind, wird die einleitende Sequenz durchgeführt. Die folgende Fassung geht auf Benson (1976) zurück. Die erwähnten „10 Minuten" können bei erfahrenen Meditierenden auf 20 Minuten ausgedehnt werden.

„Machen Sie es sich in der von Ihnen gewählten Position bequem, und schließen Sie die Augen. Entspannen Sie alle Muskeln. Beginnen Sie bei den Füßen und enden Sie mit dem Gesicht. Seien Sie tief entspannt.

Achten Sie auf den Rhythmus Ihrer Atmung. Lassen Sie die Luft durch Ihre Nase einströmen und überlassen Sie die Atmung ihrem natürlichen Lauf. Jedes Mal, wenn Sie ausatmen, formen Sie ein stimmloses „one". Wiederholen Sie dies langsam bei jeder Ausatmung. Wenn Gedanken auftauchen, versuchen Sie, diese zu ignorieren und setzen Sie die Wiederholung des Wortes „one" fort.

Vermeiden Sie es, darüber nachzudenken, ob Sie alles richtig machen. Behalten Sie Ihre passive Haltung und lassen Sie der Entspannung die Zeit, die sie benötigt. Führen Sie dies für 10 Minuten fort ...

Wenn Sie fertig sind, beenden Sie Ihre Meditation. Bleiben Sie noch einige Minuten mit geschlossenen Augen und dann einige Minuten mit offenen Augen ruhig sitzen."

Kennzeichen der Relaxationsreaktion

Wie oben gezeigt, ist die Einführung kurz und einfach. Benson schrieb, daß seine Methode einige Ausschmückungen vertragen würde. Vielleicht machte er sie zu schlicht. Indem er sich nur auf das Wesentliche beschränkte, übersah er vielleicht den Wert von Feierlichkeiten und Ritualen, die für manche Personen einen wichtigen Faktor darstellen (Carrington 1984, Lichstein 1988).

Die Betonung der passiven Haltung erinnert an die passive Konzentration des autogenen Trainings (Kapitel 19). Sie ist ebenfalls nicht weit von der für die progressive Relaxation charakteristischen stillen Beobachtung entfernt. Es hat den Anschein, als würden diese Methoden, abgesehen von den Unterschieden in der Durchführung, das gleiche aussagen (Lichstein 1988).

Auch Benson betont die Bedeutung regelmäßiger Übungen (ein- bis zweimal täglich). Bei häuslichen Übungen sollten die Teilnehmer keinen Wecker benutzen, sondern selbst entscheiden, wann die Meditation beendet wird.

Mit der Identifizierung der Grundelemente wollte Benson einen Standard schaffen, der es erlaubte, vergleichbare wissenschaftliche Untersuchungen vorzunehmen. In mancher Hinsicht gleicht seine Technik der TM, nur daß anstelle des Sanskrit-Mantra das Wort „one" benutzt wird. Außerdem ist die Methode vollständig entspiritualisiert (Lichstein 1988).

Evaluation der Relaxationsreaktion

Bislang war es nicht möglich, die von Benson in seinen frühen Untersuchungen erwähnten Entspannungseffekte zu bestätigen (Lichstein 1988). Allerdings wurden auch im Vergleich zur TM nur wenige Untersuchungen zur Relaxationsreaktion durchgeführt. Die verfügbaren Ergebnisse sind widersprüchlich. Wurde die Entspannungsreaktion jedoch mit einfacher Ruhe verglichen, stellte sie sich im großen und ganzen als gleichwertig oder überlegen heraus (Lichstein 1988). Bensons Ansatz ist auf klinischem Gebiet weit verbreitet.

Lichstein ist überzeugt, daß Benson in seinem Begriff der Grundelemente tatsächlich eine Wahrheit entdeckt hat, aber eine, deren Mechanismus weit davon entfernt ist, verstanden zu werden.

Komplikationen der Meditation

1 Meditation eignet sich nicht für Personen mit akuter Psychose. Personen mit milderen psychischen Erkrankungen sollten den Wunsch nach Meditation mit dem Arzt bzw. Psychologen besprechen.

2 Meditation darf nicht als Ersatz für eine medikamentöse Behandlung angesehen werden. Personen, die bereits Medikamente erhalten, sollten ihren Arzt über den Wunsch in Kenntnis setzen, an Meditationen teilzunehmen, da sich die Wirkungen gegenseitig beeinflussen können (McCormack 1992).

3 Obwohl der zentrale Gedanke der Meditation daraus besteht, die Psyche konzentriert und wach zu halten, kommt es vor, daß eine Person den Sinn dafür verliert, wer sie ist und wo sie sich befindet, oder das Gefühl entwickelt, neben ihrem Körper zu stehen. Dabei handelt es sich um Tranceähnliche Zustände von Desorientierung und Depersonalisation. In diesem Fall kann eine Grounding-Strategie, ähnlich der in Kapitel 20 (S. 265) beschriebenen, hilfreich sein. Veränderte Zustände, die mit einem Geräusch verbunden sind, wie z.B. einem Mantra, können eher zur Trance führen als solche, die mit anderen Stimuli wie der Atmung, verknüpft sind. Der Therapeut kann die Teilnehmer vor Desorientierung und Depersonalisation schützen, indem er sie regelmäßig daran erinnert, die Konzentration auf den Stimulus zu richten (Fontana 1991).

4 Meditation erzeugt einen veränderten Bewußtseinszustand. Der Anfänger

wird zu Beginn nicht wissen, wie er reagiert. Deshalb wird empfohlen, mit kurzen Sitzungen von etwa 5 Minuten Dauer zu beginnen. Sie kann bei Erfahrenen auf 15 oder 20 Minuten gesteigert werden. Länger soll es jedoch nicht dauern, weil Meditation auch übertrieben werden kann mit dem Risiko, den Bezug zum täglichen Leben zu verlieren. Benson (1976) berichtet, daß keiner der Teilnehmer seiner Untersuchungen durch zweimal täglich 20 Minuten Meditation Schaden genommen hätte.

5 Die Atemmeditation in Kapitel 20 versucht nicht, die natürliche Atemfrequenz oder den normalen Atemrhythmus zu stören. Allerdings kann die bloße Aufforderung, die Atmung zu beachten, zu einer leichten Veränderung des Rhythmus führen. Deswegen wird empfohlen, sich vor Einsatz der Atemmeditation mit dem Abschnitt zur Hyperventilation vertraut zu machen (Kapitel 15).

6 Benson (1976) meinte, daß Meditation besser vor dem Essen als gleich danach durchgeführt würde. Der Verdauungsprozeß, bei dem das Blut in die Eingeweide verlagert wird, und die physiologischen Veränderungen während der Meditation könnten sich gegenseitig negativ beeinflussen. Deshalb empfahl er, nach dem Essen wenigstens zwei Stunden zu warten. Neuere Untersuchungen zur Blutverteilung unter Meditation stützen Bensons Sichtweise. Bricklin (1990) stellte fest, daß die Blutzufuhr zum Gehirn bei Meditation dramatisch zunahm und durchschnittliche Werte von 65% über normal erreichte. Aus diesem Grunde erscheint es nicht sinnvoll, zu meditieren, wenn gleichzeitig andere Anforderungen an den Kreislauf bestehen.

7 Der Lotus-Sitz ist die im Osten traditionelle Haltung. Sie war jedoch auch in ihren Ursprungsländern nie obligatorisch. Im Westen ist Anfängern wegen der damit verbundenen exzessiven Dehnung der beteiligten Gelenke selbst von einem Versuch abzuraten. Das Sitzen mit gekreuzten Beinen auf einem Kissen ist der Meditation nicht weniger zuträglich, und viele Menschen meditieren auch ausgezeichnet in einem Stuhl.

8 Manche Meditation kann beunruhigend sein, wenn der Stimulus mit unangenehmen Assoziationen verbunden ist. In diesem Fall ist eine Änderung des Stimulus erforderlich.

9 Das Ergebnis sollte nicht in Begriffen von Erfolg oder Nutzen beurteilt werden, weil dies rationale Dimensionen sind. Der Fortschritt wird besser in Begriffen der Selbsterkenntnis denn als Leistung ausgedrückt (Fontana 1988).

10 Wer die Meditation als einfaches Hilfsmittel bei Lebensproblemen betrachtet, wird rasch enttäuscht werden. Meditation sollte als Lebensweise und nicht als Allheilmittel angesehen werden.

11 Es ist möglich, daß jemand euphorische Zustände erlebt, in denen er glaubt, grundlegende spirituelle Einsichten gewonnen zu haben. Fontana (1992) rät zu einem vorsichtigen Umgang mit Erkenntnissen, die aus dem inneren Selbst kommen.

12 Wer Erfahrungen mit Psychoanalyse hat, wird die Vorstellung, aufkommende Gedanken zu ignorieren, als unnatürlich empfinden. Benson (1976) erinnert daran, daß die Psychoanalyse Personen darin übt, ihre Gedanken als lebendiges Bindeglied zur inneren Welt anzusehen. Wer diese Form der Therapie mitgemacht hat, kann anfänglich durchaus Schwierigkeiten beim Erlernen der Meditation haben.

13 Aufgrund der individuellen Unterschiede gibt es immer wieder Personen, die praktisch gar nicht von Meditation profitieren können.

Bei dem Wunsch nach fortgeschrittenen Meditationsformen sollte bei einem erfahrenen Therapeut Rat gesucht werden, da diese im Rahmen dieses Buches nicht besprochen werden können.

Weiterführende Literatur

Benson, H. 1976: The relaxation response. Collins, London.

Vierter Teil: Verschiedenes

22 Situativentspannung

Einführung

Das Ziel der meisten bisher beschriebenen Methoden ist die Einleitung einer tiefen Entspannung, ein allmählich herbeigeführter Zustand, der es dem Teilnehmer ermöglicht, alle Spannungen fallen zu lassen. Um dies zu erreichen, muß der Anwender sich selbst von den Umgebungsreizen abkoppeln und seine ganze Aufmerksamkeit auf die Technik verwenden. Dieser Ansatz eignet sich, wenn totale Entspannung gewünscht ist und die Umgebung keine Anforderung an den Anwender stellt.

Vielleicht sucht man auch eine eher oberflächliche Technik, die rasch wirkt, eine Strategie zur Abschwächung eines plötzlich auftretenden Stressors. Das Ziel ist dann nicht das Abbauen aller, sondern nur der überflüssigen Spannungen. Ohne sich von der Umwelt zu entfernen, will man wach und klar sein, um den Anforderungen gewachsen zu sein. Statt der Elimination der Stressoren soll die Widerstandskraft ihnen gegenüber gestärkt werden. Es wird eine Technik benötigt, die augenblicklich durchgeführt werden kann und es immer noch ermöglicht, die wie auch immer geartete Aufgabe fortzusetzen.

Ein solcher Ansatz für Entspannung hat viele Namen: sofortige Entspannung, Akutentspannung, unmittelbare oder prompte Entspannung. Alle Bezeichnungen liefern einen deutlichen Hinweis auf die Dringlichkeit. Manche praktischen Ärzte nennen diese Form der Entspannung „kurz", was etwas neutraler klingt. Hier wurde der Begriff „situativ" gewählt, da er die Notwendigkeit eines Einsatzes in einer bestimmten Situation hervorhebt.

Geraffte Entspannungsformen wurden bereits beschrieben. Ein Beispiel ist die schnelle Entspannung nach Öst (1987) (S. 114), bei der der Anwender mit dem Ausatmen ein Stichwort ausspricht, während er seinen Körper auf Spannung hin durchforscht. Mitchells „Schlüsselbewegungen" (1987), die den Körper von verspannten Haltungen befreien können (S. 139), sind ein weiteres Beispiel.

Obwohl das Ziel der Situativtechniken im Abbau überschüssiger Spannungen unter Erhaltung einer minimal erforderlichen Spannung besteht, sind diese Techniken anders als die differentielle Entspannung. Diese wird grundsätzlich unabhängig von der Aktivität den ganzen Tag über verwandt. Im Gegenteil, Situativtechniken sollen angesichts einer plötzlichen Bedrohung einen unmittelbaren Einfluß ausüben.

In diesem Kapitel werden einige Methoden zur kurzfristigen Entspannungseinleitung präsentiert. Sie stellen meist Kompaktformen bereits beschriebener

Techniken dar und sind am wirksamsten immer dann, wenn bereits zahlreiche Stunden mit der Einübung der „Muttertechnik" verbracht wurden. Übung versetzt den Anwender in die Lage, die volle Wirkung in kurzer Zeit zu erzielen. Somit sind Situativtechniken Kurzfassungen bereits bekannter Methoden.

Kennzeichen von Situativtechniken

Lichstein (1988) listete die wesentlichen Anforderungen an eine solche Technik auf:

- Praktikabel: kurz und einfach, um in den meisten Situationen anwendbar zu sein.
- Unaufdringlich: zieht nicht die Aufmerksamkeit auf sich und unterbricht nicht die augenblickliche Beschäftigung.
- In der Lage, mittlere Entspannungsniveaus zu erzeugen. Die Technik soll den Anwender nicht in tiefe Entspannung versetzen, sondern in die Lage, seine Arbeit so entspannt wie möglich fortzusetzen.

Faktoren, die den Erfolg einer Situativtechnik beeinflussen

Nicht jede Technik gelingt jedesmal. Zahlreiche Faktoren können das Ergebnis beeinflussen.

1 *Situation.* Der Grad der Bedrohung kann von Situation zu Situation variieren. Sehr bedohliche Situationen beeinflussen eher die Wirksamkeit einer Technik.

2 *Sensitivität gegenüber inneren Stichworten.* Die Fähigkeit einer Person, ihre körperlichen und meditativen Stichworte zu erkennen, ist wichtig. Während der Streß zunimmt, werden die Stichworte immer stärker betont. Je früher sie angewandt werden können, desto effektiver ist die gewählte Entspannungstechnik.

3 *Fertigkeitsniveau durch vorangegangene Übung.* Die Fähigkeit, zu jedem Zeitpunkt auf Entspannung umschalten zu können, hängt größtenteils von der Beherrschung der Technik ab, was wiederum das Ergebnis der häuslichen Übungen ist.

4 *Persönliche Vorlieben bei der Technikauswahl.* Es gibt in Bezug auf die gewählte Technik individuelle Vorlieben (Woodfolk & Lehrer 1984, Payne 1989). Die Methode, die einer Person am meisten zusagt, wird wahrscheinlich auch die tiefste Entspannung erzeugen.

5 *Ablenkungsvermögen der gewählten Technik.* Ablenkung, wie das Sprechen eines Mantras, trägt zur Wirkung einer Entspannungstechnik bei. Je stärker das Ablenkungselement, um so wirkungsvoller ist die Technik (Lichstein 1988). Dies ist eine nützliche Funktion der Technik, so lange lediglich eine Reduktion des Streßniveaus erforderlich ist (z.B. bei Panikattacken). Wo eine erfolgreiche Bewältigung jedoch von intellektuellen und verbalen Fähigkeiten abhängt, ist Ablenkung weniger hilfreich. Hier wählt man besser eine Technik, die es der Psyche erlaubt, sich frei auf die Aufgabe zu konzentrieren.

Die Übungen

Aus den folgenden Ansätzen kann eine Technik ausgewählt werden:

• körperliche Aktionen
• Scanning
• Atmung
• kognitive Strategien

Körperliche Aktionen

Unter Streß neigt man dazu, sich körperlich zu verschließen. Es handelt sich dabei um eine unbewußte Reaktion auf eine Bedrohung, die dazu führt, daß man sich weniger verletzlich fühlt. Obwohl es sich eventuell um keine erkennbare Aktion handelt, sind die betroffenen Muskeln doch minutenlang kontrahiert. Um diese Spannungen zu lösen, kann eines der folgenden Manöver durchgeführt werden:

1. Schlüsselbewegungen
2. Körperhaltung
3. einen Ärmel ausschütteln
4. Dehnungen

Schlüsselbewegungen

Bestimmte körperliche Aktionen können bei der Lösung von Spannungsmustern im Körper als Schlüssel wirken (Mitchell 1987) (S. 139). Der Anwender kann seinen persönlichen Schlüssel durch eine der folgenden Übungen finden:

1. Fingerspreizen.

> „Machen Sie Finger und Daumen lang ... Halten Sie sie einen Moment so ... Stoppen Sie dann ... Lassen Sie die Finger zu einer leicht gebogenen Form zurückkehren." ■

2. Zahnreihen öffnen.

> „Lassen Sie Ihren Unterkiefer fallen ... Spüren Sie, wie er an Ihrem Mund hängt ... Stoppen Sie dann ... Spüren Sie Ihren schlaffen Rachen, Ihre gelöste Zunge und Ihre sich leicht berührenden Lippen." ■

3 Die Schultern zu den Füßen ziehen.

„Spüren Sie die zunehmende Distanz zwischen Schultern und Ohren ... Beenden Sie das Herabziehen ... Lassen Sie Ihre Schultern dort, wo sie sind." ■

4 Den Kopf nach hinten drücken.

„Heben Sie Ihren Kopf bei nach unten gezogenen Schultern. Halten Sie ihn nach vorn und oben. Das Kinn weist dabei weiterhin in Richtung der Zehen. Stop. Die erreichte Position sollte sich angenehm anfühlen." ■

Körperhaltung

Die Vorstellung, sich zur vollen Größe entfaltet zu haben, fördert ein Gefühl von Ruhe und Vertrauen. Zur Erinnerung kann man folgende Formeln verwenden:

• Denke „groß"
• Denke „hoch"

Der zweite Begriff entstammt der Alexander-Technik (S. 149).

Einen Ärmel ausschütteln

Diese Aktion lockert die Muskulatur in Arm und Schulter und bietet überdies den Vorteil, wie eine alltägliche Bewegung zu wirken.

Dehnungen

Dehnungen sind von Vorteil für das muskuloskelettale System (Kapitel 13). Im Zusammenhang mit Situativtechniken zielen sie auf Strukturen ab, die für einige Zeit in einer unveränderten Position gehalten wurden wie die Wirbelgelenke bei langen Autofahrten. Es folgen einige Beispiele:

• Rumpf seitwärts drehen (Abb. 13.4)
• Rumpf nach hinten beugen (Abb. 13.15)
• Hocken (Abb. 13.16)

Weitere Dehnungsübungen finden Sie in Kapitel 13.

Scanning

Unter Scannen versteht man eine Kurzfassung der passiven Relaxation. Es besteht aus einer kurzen Reise durch den Körper, bei der der Anwender die Muskulatur auf unnötige Spannungen hin durchsucht. Es werden vier Ansätze beschrieben:

1   Entspannung auf Abruf mit Zählen
2   Checkliste zum behavioralen Entspannungstraining
3   Körper streichen
4   Die Entspannungswelle

Entspannung auf Abruf mit Zählen

Bernstein & Borkovec (1973) faßten ihr Programm zur progressiven Relaxation zu einem Schema mit reiner Entspannung für vier Muskelgruppen zusammen: Arme, Kopf und Nacken, Rumpf und Beine. In der am stärksten komprimierten Form besteht sie aus einem Zählverfahren. Jeder Region werden zwei Zahlen zugeteilt, während der Anwender sich auf diese Region konzentriert und die dort befindlichen Spannungen löst.

> „Eins ... zwei (Arme entspannen) ... drei ... vier (Kopf und Nacken entspannen) ... fünf ... sechs (Rumpf entspannen) ... sieben ... acht (Beine entspannen) ... neun ... zehn (der ganze Körper ist entspannt) ...“

Checkliste zum behavioralen Entspannungstraining

Diese beruht auf der Annahme, daß eine entspannt aussehende Person sich auch in gewissem Maße entspannt fühlt. Eine Liste, die man auswendig lernen sollte (Tabelle 9.1) beschreibt zehn Körperhaltungen, die für Entspannung charakteristisch sind (Poppen 1988):

> „Füße ... ruhen mit freien Zehen
> Hände ... Finger leicht gewölbt
> Körper ... bewegungslos
> Schultern ... gleichmäßig herabhängend
> Kopf ... still und nach vorn gerichtet
> Mund ... Zähne auseinander, Lippen nicht geschürzt
> Rachen ... locker
> Atmung ... langsam und sanft
> Stimme ... kein Geräusch
> Augen ... leicht geschlossen hinter glatten Lidern“

Körper streichen

Kermani (1990) beschreibt ein Schema zur Lösung körperlicher Spannungen. Es besteht aus der Vorstellung eines großen, weichen Pinsels, der über die Oberfläche des Körpers streicht (S. 103).

> „Beginnen Sie an den Füßen und streichen Sie mit dem gedachten Pinsel über die Beine und die Körpervorderseite bis hinauf zu den Schultern ... dann an den Armen hinunter bis zu den Fingerspitzen ... dann mit einem langen Strich über Ihren Rücken ... weiter bis in den Nacken und zur Kopfhaut ... über die Brauen ... und herunter zu Gesicht und Kiefer."

Die Entspannungswelle

Dabei handelt es sich um eine einzelne Entspannungswelle, die auf dem Kopf beginnt und über den ganzen Körper bis zu den Füßen hinabläuft (Priest & Schott 1991) (S. 99):

> „Beginnen Sie auf dem Kopf. Spüren Sie, wie die Entspannung in einer einzigen Welle an Ihrem Körper hinunterwandert ... Fühlen Sie die Spannungslösung, während Sie herabsteigt ... Nach und nach entspannen sich die Regionen ... bis sie an den Zehenspitzen angelangt ist. Versuchen Sie, die Welle mit einem leichten Ausatmen zu synchronisieren."

Atmung

Streß hängt mit physiologischer Erregung zusammen. Die Erregung entsteht durch die Aktivität des sympathischen Nervensystems und führt zu einer Erhöhung der Atemfrequenz. Eine verlangsamte Atmung ist mit parasympathischer Aktivität verknüpft. Somit kann es möglich sein, durch bewußt langsame Atmung die Wirkung des sympathischen Nervensystems aufzuheben und die Symptome der Erregung im allgemeinen zu kontrollieren.

Es wurden drei Techniken beschrieben, die allesamt eine größere Wirkung erzielen, wenn sie vor Erreichen des Streßzustandes eingeleitet werden.

1. Abdominalatmung
2. Einsatz von Stichworten
3. Atemzyklus

Abdominalatmung

Weil plötzlicher Streß mit Bewegungen der Lungenspitzen (an den oberen Rippen) und Entspannung mit abdominalen Atembewegungen verbunden ist, besitzt eine Atmung, die sich auf die Bewegung des Bauchs konzentriert, einen beruhigenden Effekt (S. 192).

> „Richten Sie Ihre Aufmerksamkeit auf den Bauch. Spüren Sie, wie der Bauch anschwillt, wenn Sie einatmen, und abschwillt, wenn Sie ausatmen. Halten Sie Ihre Atmung so ruhig und sanft wie möglich." ■

Einsatz von Stichworten (stichwortvermittelte Entspannung)

Die wiederholte Verknüpfung eines Wortes wie „Entspannen" mit dem Entspannungszustand verleiht dem Begriff den Rang eines Schlüsselwortes. Wird dieses Wort beim Ausatmen gesprochen, kann es Entspannung erzeugen (Öst 1987) (S. 111).

> „Atmen Sie so natürlich wie möglich ... Denken Sie das Wort „entspannen" kurz bevor Sie ausatmen ... Lassen Sie die Luft langsam hinaus, während Sie sich auf das Wort konzentrieren ... Atmen Sie ein ... und wiederholen Sie diesen Teil ... Halten Sie den Rhythmus so ruhig wie möglich ... Vermeiden Sie es, die Atmung absichtlich zu vertiefen ... Fahren Sie so einige Momente fort ..." ■

Eine kürzere Fassung lautet wie folgt:

> „Ein ... entspannen und langsam aus ... ein ... entspannen und langsam aus ..." ■

Oder einfach:

> „Entspannen" ■

Atemzyklus

Lichstein (1988) bietet eine Atemtechnik an, die Personen bei der Linderung von Streß in Krisensituationen unterstützen kann. Sie besteht aus einem übernormal tiefen Atemzug, der einige Sekunden angehalten wird, bevor er langsam wieder entweicht. Lichstein schildert die Bedeutung eines jeden Moments der Übung: Das Einatmen lenkt die Aufmerksamkeit von den stressenden Gedanken ab. Das Luftanhalten erhöht den pCO_2, was eine leichte Lethargie erzeugt, und das langsame Ausatmen hilft bei der Spannungslösung. Der Zyklus beginnt nachfolgend mit dem Ausatmen:

> „Atmen Sie ein bißchen tiefer als üblich aus. Lassen Sie die Luft nun Ihre Lungen füllen. Halten Sie sie für 5 Sekunden fest. Dann atmen Sie langsam aus. Während Sie die Luft hinauslassen, spüren Sie, wie sie Ihre Spannung mit sich nimmt. Dann lassen Sie die Atmung wieder ihren natürlichen Rhythmus aufnehmen." ∎

Da tiefes Atmen das Risiko einer Hyperventilation erhöht, wird die sofortige Wiederholung der Übung nicht empfohlen.

Kognitive Strategien

Diese Methoden bewältigen den Streß durch die Veränderung des Denkens. Sie umfassen folgende Ansätze:

1 innerer Dialog
2 autogene Formeln
3 Imagination
4 ein gedachtes Lächeln
5 weitere Strategien
6 Signalpunkttechnik

Innerer Dialog

Da das Denken das Fühlen beeinflußt, können positive Gedanken positive Gefühle erzeugen (Beck 1976, Ellis 1962). Formeln zur Stärkung des Selbstwertes werden oft wiederholt und lenken den Blick auf uns selbst in eine positive Richtung (S. 24). Das Gefühl von Kontrolle und Entspannung kann die Bewältigungskräfte unabhängig von der Art des Stresses verstärken.

Formeln, die ein Gefühl der Kontrolle über eine Situation fördern können, sind etwa:

- Ich bin kompetent
- Ich kann damit umgehen
- Ich habe Kontrolle
- Meine Bewältigungskräfte sind gut

Formeln, die eine entspannte Psyche erzeugen können, sind:

- Ich bin ausgeglichen
- Ich bin entspannt
- Ich bin still und ruhig
- Meine Gedanken sind friedlich

Die genannten Formeln sind Beispiele für einen positiven inneren Dialog. Die effektivsten Formeln jedoch sind die, welche von einem selbst zusammengestellt werden.

Autogene Formeln

Autogenes Training (Kapitel 19) kann nach dem Sprechen einer einzigen Formel zur Entspannung führen. Es kann sich dabei um eine Formel über Schwere, Wärme oder eine mit Bezug auf friedvolle Gefühle handeln. Das Aufsagen kann als Schalter für autogene Effekte wirken.

Imagination

Sowohl einzelne Imaginationen als auch Transformationen können Entspannung auslösen. Die beiden bereits erwähnte Beispiele sind (S. 222):

• die Flickenpuppe
• ein Stück Seetang

Die Identifikation mit den Charakteristiken einer solchen trägen Imagination kann helfen, Streßgefühle zu lindern. Wut, Panik und Frustration können von solchen Imaginationen beeinflußt werden.

Transformationen sind Veränderungen der Eigenschaften einer Substanz (S. 223). Die erste Substanz ist rauh, schrill oder sauer, die zweite glatt, hell oder süß. Beide sind jeweils durch einige sensorische Qualitäten miteinander verbunden (Fanning 1988):

• Sandpapier ... in ... Seide
• quietschende Kreide auf einer Tafel ... in ... helle Musik
• der Geruch von verbranntem Toast ... in ... den gebackenen Brotes
• ein grelles Orange ... in ... weiches, pfirsichfarbenes Orange
• saure Stachelbeeren ... in ... süße Himbeeren

Der Anwender konzentriert sich z.B. auf die rauhe Imagination, welche er dann in eine glatte verwandelt. Die Transformation wird zu einer Metapher für die eigenen Gefühle, welche sich dadurch von negativ in positiv verwandeln können.

Ein gedachtes Lächeln

Wie man festgestellt hat, beeinflussen Gesichtsausdrücke die Gefühle. Ein positiver Gesichtsausdruck kann auch beim Betreffenden ein positives Gefühl erzeugen. Somit werden bei einer lächelnden Person die Streßgefühle abgeschwächt. Weil es allerdings nicht immer angebracht ist, zu lächeln, ist es auch möglich, einfach daran zu denken und sich das Lächeln vorzustellen.

Weitere Strategien

Weil Ablenkung das Streßempfinden verringern kann (S. 286), können auf Ablenkung gerichtete Techniken manchmal hilfreich sein. Vorgeschlagen werden Imaginationen von hellem Licht oder erfundene Telefonnummern:

Helles Licht

„Stellen Sie sich ein intensives helles Licht vor, wie von einer kräftigen Fackel. Es strahlt aus einer Entfernung von 45 cm in Ihre Augen. Lassen Sie es alle Imaginationen auslöschen." ■

Telefonnummer

„Denken Sie sich eine Telefonnummer aus. Machen Sie sie lang, so daß Sie sich sehr konzentrieren müssen. Behalten Sie sie je nach Situation für eine bis drei Minuten." ■

Signalpunkttechnik

Verschiedene Autoren schlagen Markierungen an potentiellen Streßquellen vor (Öst 1987, Mitchell 1987) (Kapitel 8, Kapitel 10). Farbige Aufkleber, z.B. auf dem Telefon, der Armbanduhr oder dem Lenkrad dienen dazu, den Anwender daran zu erinnern, ein niedriges Spannungsniveau zu behalten. Öst regt an, regelmäßig die Farbe der Aufkleber zu ändern, da ihre Wirkung schwindet, wenn sich das Auge an den Aufkleber gewöhnt hat.

23 Entspannung bei Schwangerschaft und Geburt

In diesem Kapitel wird nicht so sehr auf die Beschreibung einer bestimmten Technik eingegangen, sondern wir konzentrieren uns auf eine Indikation. Die Fähigkeit zur Entspannung ist während Schwangerschaft und Geburt von großem Nutzen. Das Ziel besteht darin, durch die richtige Technik eine veränderte Reaktion auf körperliche Schmerzen zu erreichen (Culverwell & McKenna 1988).

Entspannung in der Geburtshilfe wird seit den 30er Jahren gelehrt, als Dick-Read die Möglichkeit sah, den Teufelskreis aus Schmerz-Angst-Spannung-Schmerz bei der Geburt zu durchbrechen. Sein besonderes Interesse galt der Reduktion der Angst vor den Wehen, die viele Frauen haben (Dick-Read 1942). Es folgten andere, die eine Vielzahl von Methoden lehrten, wovon sich die meisten mit den Möglichkeiten der Atmungskontrolle befaßten. Man wollte eine Ablenkung von den Beschwerden bei Uteruskontraktionen erreichen (Noble 1988) und gleichzeitig sicherstellen, daß der Fötus austeichend mit Sauerstoff versorgt wird.

Atmung und Entspannungstraining zur Geburtsvorbereitung

Atmung unter Verwendung unnatürlicher Techniken hat im Laufe der Jahre an Glaubwürdigkeit verloren. Untersuchungen haben gezeigt, daß eine schwangere oder kreißende Mutter, deren natürliche Atmung künstlich vertieft wurde, wahrscheinlich eher unter den Effekten eines zu niedrigen pCO_2 leidet als von dem höheren O_2-Spiegel zu profitieren (Buxton 1973). Buxtons Untersuchung erfolgte an einer Gruppe, die in kontrollierter Atmung unterrichtet worden war. Es stellte sich heraus, daß diese Gruppe im Vergleich zu Personen, die eine andere Form der Geburtsvorbereitung durchlaufen hatten, eine auffallende Hyperventilation mit allen resultierenden Nebenwirkungen aufwies (S. 194). Stradling (1983) hat die Gefahren der Hyperventilation bei Wehen bestätigt.

Gelegentlich kann es bei Wehentätigkeit physiologischerweise zu Hyperventilation kommen, ohne daß der Fötus dadurch geschädigt würde. Es ist jedoch für den Fötus nicht gut, das Ausmaß der Hyperventilation zu steigern, da der niedrige pCO_2 theoretisch sowohl zur Vasokonstriktion der uterinen Gefäße als auch zu einer Störung des Sauerstofftransports zum Gewebe und zum Fötus führt (S. 195). Darüber hinaus kann der Hyperventilation eine Apnoe (vorübergehendes Aussetzen der Atmung) folgen, die ebenfalls die Verfügbarkeit von Sauerstoff reduziert. Ein vorgeschädigter Fötus reagiert auf diese Effekte empfindlicher als ein gesunder (Polden & Mantle 1990).

In Anbetracht dieser Ergebnisse sollten bei geburtsvorbereitenden Kursen keine Übungen zur kontrollierten Atmung durchgeführt werden. Statt dessen sollten die Frauen ermuntert werden, frei, natürlich und leicht zu atmen, da eine physiologische mütterliche Atmung am ehesten den Bedürfnissen des Fötus entspricht (Stradling 1983, Noble 1988). Atemübungen, sofern überhaupt durchgeführt, sollen in erster Linie vor Hyperventilation schützen. Die Wahrnehmung der Atmung wird allerdings häufig geschult, da die Mutter dadurch ihren Körper besser verstehen soll.

Gewahrsein der Atmung

Während man das mühelose Atmen betont, wird die Mutter aufgefordert, die verschiedenen Aspekte des sich ausdehnenden Brustkorbs zu untersuchen (Priest & Schott 1991) (Für diese Übung wird viel Zeit verwendet).

„Sitzen Sie ruhig. Lassen Sie Ihre Atmung ruhig werden. Legen Sie Ihre Hände auf die unteren Rippen (die Finger berühren sich fast). Achten Sie auf die Bewegung unter ihnen. Denken Sie an die leicht einströmende Luft, die ihren Weg in Richtung auf Ihre Hände fortsetzt ... und wieder über den gleichen Weg ausströmt ... Achten Sie darauf, daß Ihre Atmung natürlich ist und Sie nicht hyperventilieren. Hören Sie zum Ein- und Ausatmen auf Ihren Körper ... Bewegen Sie Ihre Hände ein bißchen weiter nach unten, und fühlen Sie, wie sich der ganze Bauch synchron zu ihrer Atmung leicht hebt und senkt.

Machen Sie eine kleine Pause, beugen Sie sich nun vornüber und legen Sie die Arme auf einen Tisch. Diese Haltung ermöglicht die volle Ausdehnung des Brustraums nach hinten. Keine Eile dabei, es ist wichtig, die Atmung natürlich zu lassen ...

Setzen Sie sich schließlich zurück und legen Sie eine Hand auf Ihren Oberbauch und die andere auf Ihre Brust gleich unterhalb des Schlüsselbeins. Nehmen Sie sich Zeit. Achten Sie auf die Bewegungen unter Ihren Händen. Vielleicht bemerken Sie auch, daß sich die Hand auf dem Bauch mehr bewegt, wenn Sie entspannt sind. Umgekehrt kann eine langsame Bauchatmung bei der Erzeugung von Entspannung helfen. Dies sollten Sie sich in stressenden Situationen vor Augen führen, da eine ruhige Atmung auch die Gefühle beruhigen kann. Andererseits kümmert sich Ihr Körper um die Atmung, indem er Ihnen mehr Luft zur Verfügung stellt, wenn Sie sie brauchen, und die Luftzufuhr wieder drosselt, wenn Sie sie nicht brauchen." ■

Der Zusammenhang zwischen der Atmung einerseits und Anstrengungen, Schmerzen und Emotionen andererseits wird deutlich, wenn die Frauen aufgefordert werden, sich ihre Atmung vorzustellen, wenn sie hinter einem Bus herlaufen, sich auf die Haut schlagen oder wütend werden. Die Frauen werden verstehen, wie Anstrengungen, Schmerzen und Emotionen das Atemmuster vorübergehend verändern können (Priest & Schott 1991). Da eine unterbrochene Atmung wie gesteigerte Ventilation aussehen kann, ist dies eine Gelegenheit, die Hyperventilation zu besprechen, und zwar ihre Ursachen, wie man sie erkennt und wie man ihre Symptome lindern kann.

Atemübungen zur Entspannungseinleitung

Viele Frauen empfinden Atemübungen als entspannend. Es folgen zwei Beispiele:

„Sitzen, liegen oder stehen Sie bequem. Lenken Sie Ihre Gedanken auf die Atmung und achten Sie darauf, wie sie ruhiger wird. Beachten Sie die Bewegung in Ihrem Oberbauch und im unteren Brustkorb. Ohne den Rhythmus zu verändern, konzentrieren Sie sich auf diese Gebiete. Vielleicht verlangsamt sich Ihre Atmung auch. Vor allem aber ist sie sanft. Achten Sie darauf, wie ruhig Sie sich fühlen, wenn Sie auf diese Weise atmen. Spüren Sie die Ruhe, die von dieser Atmung ausgeht.

Machen Sie es sich so bequem wie möglich. Überlassen Sie Ihrem Körper die Entscheidung darüber, wann Sie ein- und ausatmen. Genießen Sie das Gefühl, im Einklang mit den Bedürfnissen Ihres Körpers zu sein. Beachten Sie, wie sich die Frequenz als Reaktion auf die Ruhe verlangsamt. Achten Sie auch auf den leichten Rhythmus. Beim nächsten Ausatmen lassen Sie alle Ihre Spannungen von der Atmung mitnehmen. Beim nächsten Einatmen bringt die Atmung Ruhe herein ... Spannung ausatmen ... Ruhe einatmen ...“   ∎

Andere Entspannungsmethoden

Andere Entspannungsmethoden werden ebenso wie das bewußte Atmen häufig in der Schwangerschaft gelehrt, um die Mutter bei dem Geburtserlebnis zu unterstützen.

Muskelentspannung

Die bekannteste dieser Methoden ist Muskelentspannung. Die frühere An- und Entspannung hat seit 1963 Mitchells Methode (Kapitel 10) Platz gemacht, denn:

1. Mitchells Methode aktiviert nicht die typischen mit Spannungen assoziierten Muskeln, also zusammenführende und krümmende Muskeln. Statt dessen wird durch eine einfache Änderung der Gelenkstellung ein wohltuender und lindernder reziproker Zustand erreicht.
2. Veränderungen der Gelenkstellung können den ganzen Körper in Sekundenschnelle zur Entspannung bringen, sofern sie bei einer trainierten Person auf Schlüsselregionen angewendet werden. Somit kann Mitchells Methode einen allgemeinen und ganz unmittelbaren Effekt haben.
3. Mitchell lehnt jede Störung des normalen Atemrhythmus ab.

Entspannung kann in verschiedenen Haltungen vermittelt werden: liegend, sitzend, auf allen Vieren, kniend mit den Armen auf einem Stuhlsitz, stehend mit an einer Wand abgestützten Armen oder in jeder anderen Position, die für die Frau angenehm ist. Dadurch besitzt sie ein großes Repertoir an möglichen Körperhaltungen, über die sie während Schwangerschaft und Wehen verfügen kann.

Massage

Kitzinger (1987) sprach von einer Massage, die in Form leichter, streichender Bewegungen aus der Mitte in Richtung Körperperipherie ausgeführt wird. Während die Hand entlang der Extremitäten herunterwandert, stellt sich die Frau vor, daß alle Spannungen sie verlassen.

Visualisierung

Imaginationen können Entspannung in Schwangerschaft und bei Wehentätigkeit verstärken.

In Kontakt zu dem Baby treten

Die folgende Anleitung geht auf Priest & Schott (1991) zurück.

„Konzentrieren Sie sich auf das Baby, das in Ihrem Uterus wächst. Stellen Sie sich vor, wie sicher, warm und angenehm das Baby es dort hat, beruhigt von Ihrem Herzschlag und durch Ihre Bewegungen geschaukelt. Das Baby kann seine Glieder bewegen, schlucken und Geräusche hören. Ihm ist Ihre Stimme und die des Vaters vertraut, und es wird sie nach der Geburt wiedererkennen. Denken Sie an das in Ihnen wachsende Baby, wie es sich für die Geburt bereit macht, während Sie auf seine Ankunft warten ...

Richten Sie Ihre Aufmerksamkeit in Ihrem eigenen Tempo wieder auf den Raum, aber lassen Sie sich zum Aufstehen Zeit." ∎

Manche Frauen möchten zu ihrem ungeborenen Baby singen, es beruhigen und ihm die Familie vorstellen.

Vergleich der Wehen mit dem Meer

Polden & Mantle (1990) liefern verschiedene Imaginationsbeispiele für die erste Wehenphase. Meereswellen und Bergspitzen werden als Metaphern eingesetzt, um den Frauen zu helfen, die Intensität der Kontraktionen auszuhalten. Der folgende Abschnitt geht auf die Vorschläge einer Teilnehmerin zurück:

„Stellen Sie sich einen wunderschönen Tag auf dem Meer vor ... mit blauem Himmel, stiller Luft und ruhigem Wasser. Während der Tag so dahingeht, zeigen sich auf der Wasseroberfläche einzelne Kräuselungen. Sie sind klein, und Sie bemerken sie kaum. Allmählich wird aus den Kräuselungen eine kleine Welle, auf der Sie leicht reiten können. Nach einiger Zeit werden die Wellen größer und rücken dabei mehr und mehr zusammen. Sie reiten immer noch auf ihnen. Noch höher und noch enger zusammen ... Die Wellen scheinen Sie beinahe zu überwältigen, doch wenn sie sich wieder senken, bemerken Sie, daß sie Sie näher an den Strand heranbringen ... näher an den Strand, an dem Sie Ihr Kind zur Welt bringen werden." ■

Entspannung bei Beschwerden

Manche Therapeuten bereiten die Frauen durch Simulation der Wehenschmerzen auf die Geburt vor. Dabei werden die Partner oder ein anderes Mitglied der Gruppe aufgefordert, die Teilnehmerin unangenehm in den Arm oder den Oberschenkel zu kneifen oder zu quetschen. Die Frau wird angehalten, sich gegenüber dem Druck zu entspannen, um die Empfindung abzuschwächen. Ziel dabei ist es, der Frau bei der Erhöhung ihrer Schmerzschwelle zu helfen. Das Kneifen sollte etwa eine Minute dauern. Es beginnt mit einer leichten Berührung und steigert allmählich über die ersten 30 Sekunden die Intensität. In der zweiten halben Minute wird der Druck langsam wieder gelöst. Die Übung sollte von einer langsamen und leichten Atmung begleitet sein (Williams & Booth 1985, Polden & Mantle 1990).

Bevor die in diesem Kapitel beschriebenen Techniken angewendet werden, sollten die jeweils möglichen Komplikationen in den entsprechenden Kapiteln nachgeschlagen werden (Atmung, Kapitel 15; Visualisierung, Kapitel 18).

Zum Thema Entspannungstechniken für Frauen mit Wehentätigkeit gibt es zahlreiche spezielle Literatur. Wir empfehlen allen Interessierten, sich zur weiteren Vertiefung an den Fachbuchhandel zu wenden.

24 Beurteilung von Entspannung, Forschungsarbeiten

Dieses Kapitel widmet sich der Frage, wie Entspannung möglichst objektiv beurteilt werden kann. Anschließend wird kurz auf die Schwierigkeiten beim Finden des richtigen Forschungsansatzes und auf die Grenzen bei der Interpretation von Forschungsergebnissen eingegangen.

Objektive Beurteilung

Beurteilung meint „Bewertung" oder „Einschätzung" (Kirkpatrick 1983) und hier insbesondere die Beurteilung des Streß- oder Entspannungsgrades einer Person. Im Hinblick auf Entspannungsübungen ist eine Beurteilung aus folgenden Gründen erforderlich:

1. Um ein Profil der Probleme des Einzelnen zu bekommen. Meist sind Entspannungsübungen Bestandteil eines größeren Programms zur Angstbewältigung, in das die Aktivitäten der beteiligten Therapeuten eingebettet sind.
2. Um vorhandene Spannungsniveaus zu bestimmen. Eine Messung bietet Vergleichswerte, an denen spätere Fortschritte festgemacht werden können. Sie sollte nach einer kurzen Ruhepause durchgeführt werden, um vor der Anwendung einer Entspannungstechnik einen Eichwert zu erhalten (Lichstein et al. 1981).
3. Um die am besten geeignete Entspannungstechnik zu ermitteln. Die Ergebnisse der ersten Beurteilung können zeigen, ob eine spezielle Methode indiziert ist.
4. Um den Erfolg des Entspannungstrainings am reduzierten Spannungsniveau ablesen zu können. Alternativ kann sich die Beurteilung auch auf Symptome konzentrieren wie Spannungskopfschmerz, Hypertonie und das Ausmaß, in dem sich diese Symptome durch die Entspannungsübungen bessern.
5. Um dem Teilnehmer ein Feedback zu geben. Ein positives Feedback wirkt verstärkend, negatives Feedback befördert hilfreiche korrektive Informationen.
6. Um quantifizierbare Daten zu Forschungszwecken zu erhalten. Die Therapie kann so gestaltet werden, daß sie sich zur Entwicklung eines Forschungsprojektes eignet. Forschungsmethoden selbst werden in diesem Buch allerdings nicht besprochen.

Somit behandelt eine Beurteilung Fragen wie diese:

• Was ist das Problem?
• Welcher Ansatz ist der beste, d.h. welche Entspannungstechnik(en) ist (sind) indiziert?
• Wie angespannt ist der Teilnehmer vor den Übungen?
• Wie entspannt ist der Teilnehmer nach den Übungen?
• Haben sich Spannungskopfschmerz oder Hypertonus gebessert?
• Ist sich der Teilnehmer eines Fortschrittes bewußt?
• Kann diese Arbeit der Forschung dienen?

Obwohl eine Beurteilung zeitaufwendig ist, liegen die Vorteile auf der Hand, und es sollten alle Anstrengungen unternommen werden, zu einer echten Erfolgsbewertung zu kommen.

Möglichkeiten zur Messung von Entspannung

Entspannung besitzt psychologische, physiologische und behaviorale Elemente, so daß ein Test, der sich nur auf eines dieser Elemente bezieht, nicht als umfassend bezeichnet werden kann. Um eine zuverlässige Bestimmung des aktuellen Entspannungsniveaus zu erreichen, müssen alle drei Komponenten abgedeckt sein. Nur eine Beurteilung, die diese verschiedenen Dimensionen miteinbezieht, kann die Komplexität eines Entspannungszustandes widerspiegeln.

Da es keinen Test gibt, der diese Voraussetzung erfüllt, müssen die drei Komponenten einzeln bestimmt werden. Zu den möglichen Meßmethoden gehören:

1 Fragebogen
2 Selbsteinschätzung
3 physiologische Messungen
4 Beobachtung
5 Anzahl der Übungsstunden

Fragebogen

Ein Fragebogen ist eine Liste von Fragen, die mit „Ja" oder „Nein" zu beantworten sind und die sich zahlenmäßig auswerten lassen. Ein standardisierter Fragebogen ist Mittel der Wahl, vorausgesetzt, er wurde an verschiedenen Gruppen getestet und Durchschnittswerte wurden ermittelt, mit denen die Werte jedes Teilnehmers verglichen werden können. Nur ein solcher Fragebogen kann zur quantitativen Beurteilung und Forschung verwendet werden. Bei der Entspannung könnte ein solcher Bogen sowohl zu Beginn als auch am Ende eines Behandlungskurses Informationen liefern, die einen Fortschritt erkennen lassen. Die Ergebnisse lassen sich dann z.B. mit Ergebnissen vergleichen, die als „ängstlich" oder „normal" bewertet werden.

Vorteile eines Fragebogens sind seine schnelle, billige und leicht zu vervollständigende Bearbeitung. Außerdem ist es einfach, die Ergebnisse zuzuordnen. Nachteile sind mögliche Ungenauigkeiten, wenn die Fragen falsch verstanden wurden oder Angaben ausgelassen wurden, weil die verlangte Einteilung in Ja/Nein-Kategorien der Meinung einer Person nicht gerecht wird.

Interview

Genauer ist die Verwendung eines Interviews. Hierbei begleitet der Interviewer die Person durch eine Fragenliste und versichert sich, daß die Fragen verstanden wurden. Ferner erhält er komplexere Antworten als dies ein Fragebogen erlaubt. Somit liefert ein Interview detailliertere und vollständigere Informationen als ein Fragebogen. Allerdings ist die Quantifizierung der Ergebnisse schwieriger. Außerdem unterliegt ein Interview den Einflüssen verschiedener Untersucher, weil jeder seine eigene Art hat, Personen zu interviewen.

Beispiele für Fragebögen

Es gibt eine goße Anzahl standardisierter Fragebögen. Jeder wurde im Hinblick auf einen bestimmten Aspekt psychischen Stresses hin entworfen, so z.B.:
Hospital Anxiety and Depression Scale (HAD) (Zigmond & Snaith 1983). Diese besteht aus 14 Fragen, 7 zur Angst und 7 zur Depression. Das Ergebnis bietet einen Anhaltspunkt dafür, in welchem Ausmaß eine Person unter Angst oder Depression leidet. Die Skala läßt auch Veränderungen in der Zeit sichtbar werden (Abb. 24.1).
General Hospital Questionnaire (Goldberg & Williams 1988). Besteht aus 12 Fragen, die depressive Gefühle bei einer Person aufdecken sollen. Als einfacher Screening-Test wird er bei den meisten Gelegenheiten eingesetzt, für die auch der HAD in Frage kommt.
Beck Depression Inventory (Beck et al. 1961). Dieser Fragebogen erlaubt eine Messung des Ausmaßes einer Depression. Er wird zu verschiedenen Zeitpunkten von Krankheit und Genesung eingesetzt.
Cognitive Anxiety Questionnaire (Lindsay & Hood 1982). Besteht aus 12 Fragen und spiegelt einige der häufigsten mit Angst verbundenen Gedanken wider. Die Skala bestimmt die Neigung einer Person zu solchen Gedanken.
Alle genannten Tests sind einfache Screening-Tests für den Einsatz bei Einzelpersonen. Werden die Ergebnisse zu Beginn und am Ende eines Kurses ausgewertet, bekommt man einen Eindruck von der Veränderung des Teilnehmers während dieser Zeit.
Die Ergebnisse lassen sich auch zur Wirksamkeitsprüfung von Entspannungstraining bei Gruppen einsetzen. In diesem Fall werden Mittelwerte und Standardabweichungen berechnet, so daß die Daten einer statistischen Auswertung zugänglich gemacht werden können, um z.B. Forschungsgelder zu beantragen.
Die Hospital Anxiety and Depression Scale (HAD) wird in Abbildung 24.1 dargestellt. Sie wurde wegen ihrer weiten Verbreitung und allgemeinen Anwendbarkeit hervorgehoben. Die Fragen 1, 4, 5, 8, 9, 12 und 13 beziehen sich auf Angst, 2, 3, 6, 7, 10, 11 und 14 auf Depression. Es existiert eine Anleitung zur Auswertung, die hier jedoch nicht aufgeführt ist. Ein Ergebnis zwischen 8 und 10 Punkten in einer der Kategorien weist auf eine milde Form des jeweiligen Zustandes hin, während 11 Punkte oder mehr die Überweisung an einen Spezialisten ratsam erscheinen lassen. Obwohl die Skala als Screening-Test angesehen wird, dient sie hier hauptsächlich der Bestimmung von Tendenzen zu

TEIL 1

NAME: DATUM: ALTER:

Dieser Teil hilft Ihnen zu bestimmen, wie Sie sich fühlen. Lesen Sie jede Frage und markieren Sie die Aussage, die am ehesten Ihrem Gefühl in den letzten Wochen entspricht. Denken Sie nicht zu lange über Ihre Antwort nach. Ihre spontane Antwort ist meist die beste.

Kreuzen Sie pro Frage nur eine Antwort an.

1. Ich fühle mich angespannt/ rege mich auf:
   - meistens.............................
   - häufig.................................
   - gelegentlich........................
   - überhaupt nicht....................

2. Ich fühle mich verlangsamt:
   - fast immer...........................
   - sehr oft...............................
   - manchmal............................
   - überhaupt nicht....................

3. Ich habe immer noch Freude an den Dingen, die mir immer schon gefielen:
   - genau so viel.......................
   - nicht ganz so viel..................
   - nur wenig............................
   - fast gar nicht.......................

4. Ich verspüre so ein ängstliches Gefühl, als hätte ich „Schmetterlinge im Bauch":
   - überhaupt nicht....................
   - gelegentlich........................
   - ziemlich oft.........................
   - sehr oft...............................

5. Ich verspüre so ein ängstliches Gefühl, als stünde etwas Schreckliches bevor:
   - genau so und ziemlich schlimm......
   - ja, aber nicht so stark...................
   - ein wenig, aber es beunruhigt mich nicht weiter............................
   - überhaupt nicht............................

6. Ich kümmere mich nicht mehr um mein Erscheinungsbild:
   - stimmt....................................
   - nicht so sehr, wie ich sollte............
   - ich kümmere mich nicht ganz so sehr
   - ich kümmere mich so sehr wie immer......................................

7. Ich kann lachen und auch die lustigen Seiten sehen:
   - wie auch früher schon..............
   - nicht ganz so wie früher.............
   - nicht mehr so wie früher.............
   - überhaupt nicht mehr.................

8. Ich fühle mich ruhelos, als müsse ich ständig in Bewegung sein:
   - wirklich sehr viel.....................
   - ziemlich viel.........................
   - nicht sehr viel.......................
   - überhaupt nicht....................

9. Sorgenvolle Gedanken gehen mir durch den Kopf
   - die meiste Zeit......................
   - häufig.................................
   - von Zeit zu Zeit, aber nicht zu oft..
   - nur gelegentlich....................

10. Ich bin zuversichtlich und erfreue mich an den Dingen:
    - wie eh und je........................
    - eher weniger als früher.............
    - deutlich weniger als früher...........
    - fast gar nicht.......................

11. Ich bin vergnügt:
    - überhaupt nicht....................
    - nicht oft..............................
    - manchmal............................
    - meistens..............................

12. Ich habe plötzliche Panikgefühle:
    - wirklich sehr oft....................
    - ziemlich oft.........................
    - nicht sehr oft.......................
    - überhaupt nicht....................

13. Ich kann bequem sitzen und mich entspannen:
    - stimmt.................................
    - gewöhnlich...........................
    - nicht oft..............................
    - überhaupt nicht....................

14. Ich kann mich an einem guten Buch, dem Radio- oder Fernsehprogramm erfreuen:
    - oft......................................
    - manchmal............................
    - nicht oft..............................
    - sehr selten..........................

Abb. 24.1 HAD (Hospital Anxiety and Depression Scale) (nicht-validierte Übersetzung nach Zigmond & Snaith (1983): Acta Psychiatrica Scandinavica 67: 361-370, mit freundlicher Genehmigung von Munksgaard, Kopenhagen, aus Anxiety and Stress Management von Powell & Enright (1990), mit freundlicher Genehmigung von Routledge, London)

mentalem Streß, die sich in der Zeit, in der Entspannungstechniken praktiziert werden, verändern können. Es sollte jedoch nicht jede resultierende Veränderung den Entspannungsübungen zugeschrieben werden, da auch andere Umstände wie z.B. veränderte Umgebungsfaktoren eine Veränderung der Punktezahl bewirken können.

Spezielle Fragen an die Teilnehmer

Um die Beurteilung eines Gruppenergebnisses zu verbessern, können zusätzliche, gruppenspezifische Fragen an die Teilnehmer gerichtet werden, z.B.:

• bei einer Rauchentwöhnungsgruppe: „Wieviele Zigaretten rauchen Sie jetzt täglich?"
• bei Personen mit Agoraphobie: „Wie oft haben Sie in der vergangenen Woche das Haus verlassen?"

Jeder Teilnehmer kann sich zwei oder drei persönlich bedeutsame Ziele auswählen und ihre Entwicklung aufzeichnen. Meßbare Ziele wie die genannten sind vagen Bewertungen wie „Ich glaube, ich fühle mich besser" vorzuziehen.

Selbsteinschätzung

Die Methode der Selbsteinschätzung ist mit dem Fragebogen verwandt. Selbsteinschätzungen haben oft die Form einer visuellen Analogskala. Obwohl die Einschätzung höchst subjektiv ist, wird sie dennoch als wertvoll angesehen, da Entspannung als innerer Zustand mit stark subjektiver Komponente begriffen wird. Die Selbsteinschätzung kann verschiedene Formen haben, je nach Verwendung vor, während oder nach der Sitzung oder bei häuslichen Übungen.

Vor der Sitzung. Als Messung vor der Behandlung eignet sich eine der folgenden:

• Selbsteinschätzungsskala in Form einer Linie, die in 10 Abschnitte unterteilt und beschriftet wird, von 0 (totale Entspannung) bis 10 (totale Anspannung). Die anderen Werte entsprechen Zwischenzuständen. Der Teilnehmer markiert die auf ihn zutreffende Zahl.
• Eine Skala aus numerierten Beschreibungen, die die Unterscheidung von verschiedenen Anspannungs- und Entspannungsstufen erlauben wie bei Poppens (1988) Selbsteinschätzungsskala (S. 126). Auch hier markiert der Teilnehmer die für ihn zutreffende Zahl.

Bei beiden Meßmethoden erfolgt die Messung nach einer kurzen Ruhepause.

Während der Sitzung. Mit den Teilnehmern wird verabredet, daß sie zum Zeichen ihrer völligen Entspannung einen Finger heben.

Nach der Sitzung. Hier wird die gleiche Skala wie vor der Sitzung verwendet.

Solche Skalen, die vor und nach der Sitzung ausgefüllt werden, dienen als Maß für den Effekt der Behandlung.

Während häuslicher Übungen. Es kann ein Fragebogen verwendet werden, wie in Abbildung 8.3 (S. 110) dargestellt. Dadurch läßt sich feststellen, ob praktisch geübt wurde, und man erhält einen Hinweis darauf, in welchem Ausmaß der Teilnehmer von den Übungen profitiert.

Ein Tagebuch, in dem Fälle von großem Streß aufgezeichnet werden, ist eine andere Form von Selbstbericht, wie auch das Aufzeichnungsblatt (Abb. 8.2), in welches Vorkommen und Intensität von Angstgefühlen auf einer Zahlenskala zusammen mit den Details der angewendeten Bewältigungsstrategie eingetragen werden (S. 107). Der Selbstbericht hat den Vorteil, daß er schnell, einfach und billig ist und für den Teilnehmer keine Bedrohung darstellt. Er hat allerdings seine Grenzen:

1. Die Antworten, und damit das Urteil des Teilnehmers, können durch gesellschaftliche Faktoren beeinflußt werden, z.B.:
   - Personen sagen das, wovon sie glauben, daß es von ihnen erwartet wird;
   - Manche sagen vielleicht Dinge, von denen sie glauben, daß der Therapeut sie hören möchte;
   - Manche äußern vielleicht eine Ansicht, die sie in einem günstigen Licht erscheinen lassen.
2. Auch können Placebo-Effekte auftreten. Der Glaube an die Methode mag manche Menschen dazu veranlassen, von mehr günstigen Effekten zu berichten als tatsächlich aufgetreten sind (siehe auch S. 308).

Faktoren wie diese können ein Ergebnis übermäßig positiv erscheinen lassen.

Poppen (1988) schlägt in seiner Diskussion der verbalen Aspekte der multimodalen Beurteilung ein Gegenmittel gegen diese Tendenz vor. Die Teilnehmer können darauf aufmerksam gemacht werden, daß man dazu neigt, Fragen unterschiedlich zu beantworten, je nachdem ob ein Freund, ein Reporter oder ein Arzt fragt. Dadurch wird deutlich, daß es viele Möglichkeiten gibt, eine Frage zu beantworten. Der Teilnehmer kann dann zwischen der Antwort, von der er glaubt, daß sie von ihm erwartet wird, und der, die seinen tatsächlichen Empfindungen entspricht, unterscheiden. Natürlich ist letztere die verlangte Antwort.

Ein Selbstbericht kann nur einen groben Eindruck von der Wirksamkeit einer Entspannungsmethode vermitteln. Ihr Wert liegt vor allem auf intrapersonellem Niveau, d.h. die Messung erfolgt vor und nach den Sitzungen an der gleichen Person. Für interpersonelle Vergleiche, also Vergleiche zwischen zwei Personen, ist der Selbstbericht weniger geeignet, da hier die Einflüsse durch verschiedene Untersucher wirksam werden (Lichstein 1988).

Physiologische Messungen

Die Beurteilung der Wirkung von Entspannungsübungen auf den Körper ermöglicht objektive Messungen. Hierbei kommen eine Vielzahl von Parametern zum Einsatz, z.B. Herzfrequenz, Blutdruck, Atemfrequenz, Muskelspannung, Blutfluß, Hautwiderstand und elektrische Hirnaktivität. Einige Meßmethoden sind invasiver als andere. Die Ergebnisse stehen für das Erregungsniveau einer Person, die Tests werden vor und nach der Sitzung durchgeführt. Vor Übungsbeginn wird die Null-Linie festgelegt. Außerdem sollte vor dem Beginn der Übungen, nach einer kurzen Ruhepause, eine Eichmessung vorgenommen werden (siehe oben).

Man könnte glauben, daß Messungen von körperlichen Parametern optimal sind. Die Ergebnisse physiologischer Untersuchungen sind jedoch nicht so eindeutig wie es scheint. Keable (1989) bemerkt dazu folgendes:

• Physiologische Untersuchungen können auf unterschiedliche Weise gestört werden. Der Teilnehmer hat vielleicht vor der Sitzung gegessen, was zu niedigeren Werten bezüglich des Erregungsniveaus führt, vielleicht auch Sport getrieben, was höhere Werte verursacht. Auch emotionale Belastungen erhöhen die Werte, und Medikamente können das Bild völlig verzerren. Entsprechende Tests müssen demnach unter kontrollierten Bedingungen erfolgen.
• Da die physiologischen Reaktionen der Menschen in gewissem Maße überempfindlich sind, hat eine einzige Messung keine große Aussagekraft. Um ein zuverlässiges Bild zu erhalten, muß also ein System verwendet werden, das Mehrfachmessungen erlaubt.

Poppen (1988) fügt hinzu:

• Sogar bei ganz spezifischen Symptomen ist es nicht immer eindeutig, welche Meßmethode geeignet ist. So läßt sich z.B. vermuten, daß bei Spannungskopfschmerz eine elektromyographische Untersuchung der umgebenden Muskulatur indiziert ist, doch welche Muskeln genau das sind, ist unklar. Statt der Bestimmung der elektrischen Aktivität kann die Messung des Blutflusses der umgebenden Muskulatur besser geeignet sein (Olton & Noonberg 1980). Die Untersucher vertreten unterschiedliche Auffassungen.

Während die Bestimmung von Herz- und Atemfrequenz ziemlich einfach ist, erfordern die meisten anderen physiologischen Messungen teilweise aufwendige technische Ausstattungen und entsprechende Erfahrung des Untersuchers. Beides mag nicht vorhanden sein. Trotz solcher Schwierigkeiten sind physiologische Messungen ein wichtiger Bestandteil jeder allgemeinen Beurteilung.

Beobachtung

Von den meisten Therapeuten wird die ungeordnete und unstrukturierte Beobachtung angewandt, die der Bestätigung anderweitig erlangter Informationen dient. Eine strukturierte Beobachtungsform wie etwa ein Rollenspiel kann auch verwendet werden. Da jedoch die Anwesenheit des Beobachters das Ergebnis beeinflußt, erfolgt sie manchmal in Abwesenheit des Therapeuten durch Einsatz von Video- oder Tonbandaufzeichnungen oder eines Einwegspiegels (zuvor ist die Zustimmung des Teilnehmers einzuholen).

Ein Versuch, den Beobachtungsprozeß zu strukturieren, ist die Behavioural Relaxation Scale von Schilling & Poppen (1983) (S. 124). Wie in Kapitel 9 erwähnt, ermöglicht diese Skala eine Quantifizierung der motorischen Komponente der Entspannung (Poppen 1988).

Anzahl der Übungsstunden

Wegen des Fehlens einer einfachen und zuverlässigen Meßmethode der Effekte von Entspannungsübungen haben sich manche Kliniker darauf verlegt, die Anzahl der Sitzungen zu zählen in der Annahme, daß damit ein vorhersehbares Niveau an Entspannungsfertigkeiten erlangt wird. Dadurch kann nie mehr als ein grober Eindruck des Fortschritts erlangt werden, da bekannt ist, daß ein Mißverhältnis zwischen der Zahl der Übungsstunden und dem vermittelten Lehrinhalt in jeder Stunde besteht (Poppen 1988).

Praktikable Beurteilung

Da keine der erwähnten Meßmethoden allein die optimale Lösung bietet und Entspannung ein komplexer Zustand ist, beinhaltet die Beurteilung idealerweise eine Vielzahl von Messungen, wobei jede eine andere Dimension der Entspannung widerspiegelt. So zeitaufwendig dies auch erscheint, eine sorgfältige Beurteilung ist wichtig. Ihre Bedeutung kann nicht genug betont werden, wenn der klinische Einsatz glaubwürdig sein soll.

Allerdings ist bekannt, daß es überarbeiteten Medizinern oft schwer fällt, die genannten Anforderungen zu erfüllen, insbesondere wenn es sich um große Gruppen handelt. In diesem Fall kann das folgende Prozedere aufgestellt werden:

• Die Teilnehmer werden gebeten, ihre Erwartungen an den Kurs in wörtlicher oder schriftlicher Form zu äußern. Sie können aufgefordert werden, wie erwähnt, drei Ziele zu formulieren.

Im Verlauf des Kurses:

• Es wird regelmäßig ein Selbstbericht erstellt.
• Zur Beurteilung werden regelmäßig physiologische Untersuchungen durchgeführt.
• Die Anwesenheit wird kontrolliert.
• Häusliche Übungen werden protokolliert (Abb. 8.3).

Am Ende des Kurses:

• Die Teilnehmer werden gefragt, ob sie mit dem Kurs ihre drei zu Beginn formulierten Ziele erreichen konnten.

Man sollte sich klar darüber sein, daß dies eine minimale Beurteilung ist. Ein System mit reichhaltigeren Informationen ist für klinische Zwecke wünschenswert und für Forschungszwecke notwendig.

Der Placebo-Effekt

Jede Messung von Entspannung wird in gewissem Ausmaß durch den Placebo-Effekt gestört. Dabei handelt es sich um den Vorteil, den eine Person durch den Glauben an die Wirksamkeit der Anwendung erlangt. Der Placebo-Effekt unterscheidet sich von der Wirksamkeit der Anwendung selbst. Der einfache Glaube an die Behandlung erzeugt positive Effekte und verstärkt den Gesamteffekt. Der Placebo-Effekt sollte bei klinischer Arbeit nicht vergessen werden, in der Forschung muß er kontrolliert werden.

Entspannungsforschung

Allgemeines

Während eine Beurteilung die Entspannung des Einzelnen bestimmt, bewertet die Forschung den allgemeinen Wert einer Entspannungstechnik. Zu den Fragen eines Untersuchers gehören unter anderem:

- Ist Methode x brauchbar?
- Ist sie effektiver als Methode y?
- Bietet Bedingung A mehr Vorteile als Bedingung B?

Klinische Ergebnisse belegen die Wirksamkeit unterschiedlicher Formen von Entspannungstraining. Experimentelle Arbeiten von Einzelfallstudien bis zu Gruppenuntersuchungen zeigten wiederholt günstige Resultate. Im Hinblick auf die verschiedenen Ansätze erwies sich jedoch keine Methode gegenüber einer anderen als überlegen. Lichstein (1988) legte nach Durchsicht von Untersuchungen zu progressiver Relaxation, autogenem Training und Meditation dar, daß diese Aussage aus verschiedenen Gründen nicht den wahren Gegebenheiten entspricht. Untersuchungen auf diesem Gebiet sind aus verschiedenen Gründen schwierig:

1. fehlende Standardisierung der Prozedur
2. verschiedene Darbietungsformen
3. Unterschiede in der Häufigkeit häuslicher Übungen

1. Fehlende Standardisierung der Prozedur. Die gleiche Technik kann auf verschiedene Weise vorgebracht werden, z.B. kann progressive Relaxation in Jacobsons Originalform, modifiziert nach Wolpe, Bernstein & Borkovec oder in einer beliebigen anderen Form vermittelt werden. Dies führt zu Problemen beim Vergleich.

2. Verschiedene Darbietungsformen. Die Prozedur kann „live" oder vom Band kommen. Untersuchungen belegen die Auffassung, daß eine live-Darbietung für die Erzeugung von Entspannung wirksamer ist als eine Aufzeichnung (Hillenberg & Collins 1982). Die aufgezeichnete Form bietet allerdings den Vorteil einer standardisierten Prozedur und somit einer erhöhten Vergleichbarkeit.

3. Unterschiede in der Häufigkeit häuslicher Übungen. Man glaubt, daß die häuslichen Übungen zu wenig Berücksichtigung finden (Hillenberg & Collins 1982). Viele Faktoren sprechen für unzureichende häusliche Übungen: Versagen des Therapeuten oder Untersuchers bei der Vermittlung ihrer Bedeutung, Mißverständnisse über das Wesen der häuslichen Übungen, Abneigung des Teilnehmers, diese durchzuführen. Die meisten Autoren empfehlen, die häuslichen Übungen zweimal täglich jeweils 15 bis 20 Minuten lang durchzuführen, wobei auch ein System zur Selbstkontrolle vorhanden sein sollte, um die Effekte zu ermitteln und sicherzustellen, daß die Übungen auch durchgeführt wurden.

Auch wenn alle Forschungsansätze in ihrer Aussagekraft begrenzt sind, ändert dies nichts an der Notwendigkeit von Erfolgsmessungen. Es bestätigt höchstens den Bedarf an mehr und besserer Forschung. Die Probleme sind benannt, so daß der Therapeut auf sie achten kann. Wer sich weiter mit Forschung befassen möchte, sei auf andere Arbeiten verwiesen, da eine intensivere Beschäftigung mit dem

Thema den Rahmen dieses Buches sprengen würde (siehe Weiterführende Literatur).

Entspannungsübungen bei bestimmten Erkrankungen

Die Wirkung einer Entspannungstherapie wurde für viele Erkrankungen untersucht. Zu denen, die signifikant davon profitieren, gehören nach Lichstein (1988):

- essentielle Hypertonie
- Schlaflosigkeit
- Spannungskopfschmerz
- Angst
- Nebenwirkungen einer Chemotherapie
- Phobien

Die geringsten Erfolge erzielt man bei:

- Erkrankungen im Kindesalter
- Hämophilie
- Drogenmißbrauch

Gegenwärtig richtet sich ein Großteil des Interesses auf die Immunologie, da man zeigen konnte, daß Teile des Immunsystems durch Entspannung positiv beeinflußt werden (Kiecolt-Glaser et al. 1986). Unter Verwendung einer Kombination aus progressiver Relaxation nach Bernstein & Borkovec und Imagination stellten Antoni et al. (1991) eine positive Korrelation zwischen der Häufigkeit der Durchführung eines Entspannungsverfahrens und den Immunparametern bei Personen fest, die zuvor erfahren hatten, daß sie HIV-positiv waren.

Die Forschung geht aber auch in eine andere Richtung. Ein Weg ist die Isolierung der Streßbewältigungskomponenten und die Beurteilung ihres relativen Wertes. Eine Isolierung der Entspannungskomponenten wurde versucht, konnte jedoch bisher kein überzeugendes Ergebnis liefern.

Weiterführende Literatur

Forschung

French, S. 1993: Practical research: a guide for therapists. Butterworth Heinemann, Oxford.

Hicks, C. 1995: Research for physiotherapists, 2. Aufl., Churchill Livingstone, Edinburgh.

25 Schluß

Dieses Kapitel behandelt einige Themen, die bisher noch nicht besprochen wurden. Gemeinsamkeiten der Methoden werden betrachtet und führen zu einer allgemeinen Theorie der Entspannung. Es folgt eine Beschreibung der Möglichkeiten, in denen sich Techniken miteinander kombinieren lassen. Außerdem werden einige zusätzliche Techniken erwähnt.

Ähnlichkeiten zwischen den Entspannungstechniken

Bei einem Unterfangen wie dem Entspannungstraining, bei dem mehrere Ansätze zum gleichen Ziel führen, sind große Überschneidungen wahrscheinlich. Einige davon wurden bereits herausgearbeitet. Lichstein (1988) identifizierte Gemeinsamkeiten von Meditation, autogenem Training und progressiver Relaxation. Er sieht in dem Verweilen bei der Atmung (wie bei der Meditation), dem Vorsagen von Formeln (wie beim autogenen Training) und der Konzentration auf die Muskulatur (wie bei der progressiven Relaxation) verwandte Aktivitäten. Benson (1976) vertritt die gleiche Auffassung, wenn er diese Aktivitäten als monotone und repetitive Reize mit einem Mantra gleichsetzt. Somit seien die Unterschiede zwischen den Methoden mehr Schein als Wirklichkeit. Ihre Ähnlichkeit verberge sich hinter der Terminologie.

Kokoszkas allgemeine Entspannungstheorie

Die zugrunde liegenden Ähnlichkeiten der genannten drei Ansätze widerspiegeln sich in dem von ihnen erzeugten Bewußtseinszustand.

Sie alle erzeugen veränderte Zustände, die sich allerdings nur leicht vom Wachzustand unterscheiden. Andererseits rufen östliche Meditation und halluzinogene Drogen stark veränderte Zustände hervor.

Kokoszka (1987/88) unternahm den Versuch, die wesentlichen Bewußtseinszustände im Kontext der Entspannung zu integrieren und sie in einem einheitlichen Modell abzubilden. Dieses Modell (Abb. 25.1) positioniert die progressive Relaxation und das autogene Training zwischen Wachzustand und Non-REM-Schlaf (REM = rapid eye movement), die beide durch ihren psychischen Kontakt

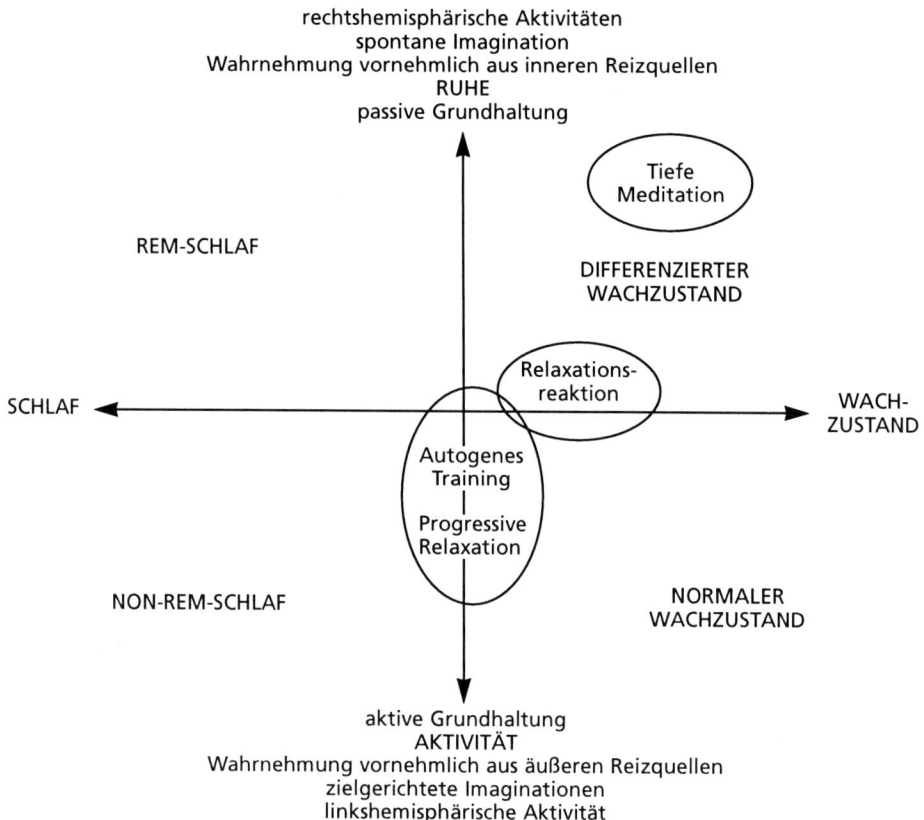

Abb. 25.1 Integratives Modell der wesentlichen Bewußtseinszustände (nach Kokoszka A. 1987-88: Imagination, Cognition and Personality; 7, 292; mit freundlicher Genehmigung von Baywood, Amityville, New York und dem Autor)

mit dem Körper charakterisiert sind. Wachzustand und Non-REM-Schlaf haben beide ihren Ursprung in physiologischen, zielorientierten, linkshemisphärischen Funktionen wie der Lösung muskulärer Spannung, wenngleich besonders das autogene Training auf sensorische Imaginationen baut und somit in die rechte Hemisphäre hineinreicht. Bensons Relaxationsreaktion hat Berührungspunkte mit progressiver Relaxation und autogenem Training, liegt aber ganz in den beiden Quadranten des Wachzustandes. Dieser passive Ansatz führt zu einer Positionierung überwiegend im rechtshemisphärischen Quadranten. Der nur geringe imaginative Inhalt schließt eine vollständige Positionierung dort aus.

Die tiefe Meditation, die profunde spirituelle Niveaus erreicht, wird von Bensons Meditationsansatz unterschieden. Kokoszka nennt es einen ultrabewußten

Zustand (ultra consciousness state), den er deutlich in der rechten Hemisphäre positioniert, weit entfernt von rationalen Vorstellungen und zielgerichtetem Denken.

In den Schlaf-Quadranten befindet sich der REM-Schlaf, der durch Träume gekennzeichnet ist und somit starke rechtshemisphärische Verbindungen besitzt, die ihn deutlich von körperlichen und rationalen Funktionen trennen. Non-REM-Schlaf ist weit von Imaginationen entfernt. Die Person ist sich natürlich ihrer Umgebung nicht bewußt, doch wird der Zustand von, wenn auch schwacher, muskulärer Aktivität begleitet.

Kombinierte Ansätze

Es ist nicht vorgesehen, daß die Methoden in diesem Buch der Reihe nach in der Praxis angewandt werden. Der Therapeut kann jede Methode auswählen, die ihm passend erscheint. Vielleicht möchte er aber auch mehr als eine Methode verwenden und sie in einer bestimmten Phase des Unterrichts behandeln, was durchaus Vorteile haben kann.

1. Die Kombination von differentieller Entspannung und Streßreduktionstechniken scheint effektiver zu sein als einzelne Techniken (Lehrer et al. 1983, Woolfolk & Lehrer 1984, Davis et al. 1988, Poppen 1988, Titlebaum 1988). Lehrer & Wollfolk (1983) stellten bei der Kombination dieser Techniken einen größeren Effekt fest als beim Einsatz jeder einzelnen der beiden Techniken.
2. Die Menschen haben Vorlieben für bestimmte Techniken. Obwohl sich diese Vorlieben nicht vorhersagen lassen, ist ihre Existenz klar (Fanning 1988, Kutner & Zahourek 1988, Lichstein 1988, Payne 1989). Werden mehrere Techniken angeboten, ist die Wahrscheinlichkeit höher, daß dem Teilnehmer eine davon zusagt.

Mögliche Kombinationen lassen sich bei Davis et al. (1988; *The Relaxation and Stress Reduction Workbook*) nachschlagen, von denen auch die folgenden beiden Kombinationen stammen. Die erste eignet sich für psychischen Streß, die zweite für körperliche Spannung.

1. „Umschalten"
   - Aufmerksamkeits-Switching (S. 317)
   - Geleitete Imagination (Kapitel 17, S. 227)
   - Bewältigungsmantra, z.B. „Ich bin ausgeglichen" (Kapitel 20, S. 273)
2. „Dehnen und entspannen"
   - Dehnübungen (Kapitel 13)
   - Abdominalatmung (Kapitel 15, S. 192)
   - Mitchell-Technik (Kapitel 10)

Für unterschiedliche Streßformen innerhalb einer Gruppe können mehr allgemeine Kombinationen erstellt werden. Es folgen einige Beispiele:

1. Abdominalatmung (Kapitel 15, S. 192), An- und Entspannung (Kapitel 6) und geleitete Imagination (Kapitel 17, S. 227).

2. Passive Muskelentspannung (Kapitel 7), zielgerichtete Visualisierung unter Verwendung rezeptiver und programmierter Komponenten (Kapitel 18) und Selbstverstärkung (Kapitel 18, S. 234).

3. Abdominalatmung (Kapitel 15, S. 192), autogenes Training (Kapitel 19) und differentielle Relaxation (Kapitel 12).

4. Passive Muskelentspannung (Kapitel 7), Bensons Methode (Kapitel 21) und selbstunterstützende Übungen (Kapitel 16).

5. Behaviorales Entspannungstraining (Kapitel 9, S. 117), Atemmeditation (Kapitel 15, S. 193) und geleitete Imagination (Kapitel 17, S. 227).

6. Atemtasche (Kapitel 15, S. 193), Arbeit mit der Augen- und Zungenmuskulatur (Kapitel 4, S. 63) und Meditation auf ein sichtbares Objekt (Kapitel 20, S. 267).

Diese Muster werden sich nicht für jeden eignen, da die Bedürfnisse und Vorlieben jedes Menschen unterschiedlich sind. Davis et al. (1988) fordern die Teilnehmer auf, ihre eigene Kombination von Techniken zu erstellen.

Beispiel-Skript für vermischte Ansätze

Eben so, wie verschiedene Techniken zusammengeführt werden können, lassen sie sich auch in einer Passage bearbeiten.

„Legen Sie sich bitte hin und machen Sie es sich bequem. Ihre Augenlider werden schwer und schließen sich vielleicht.

Spüren Sie, wie auch der Rest Ihres Körpers schwer wird ... Spüren Sie, wie er in die Decke oder das Polster einsinkt ... jede Faser komprimierend ... weiter einsinken, so daß ein größerer Teil Ihres Körpers damit in Kontakt kommt ... Lassen Sie Ihr Gewicht hinausfließen ... Spüren Sie Ihren Körper völlig befreit von der Last, Sie tragen zu müssen ...

Wenden Sie sich nun der Atmung zu ... Ohne zu versuchen, ihren Rhythmus zu ändern, achten Sie auf die Bewegungen von Brust und Bauch ... Beachten Sie das Einströmen der Luft ... die kühle Luft in Ihrer Nase ... weiter durch die Nase und entlang der Rückseite Ihres Rachens ... Achten Sie auch auf die warme und feuchte Ausatemluft ... Beim nächsten Ausatmen denken Sie an das Wort „entspannen" ... Fahren Sie langsam fort ...

Jetzt möchte ich, daß Sie Ihre Muskelgruppen nacheinander auf Spannungen hin durchforsten ... Korrigieren Sie Ihre Haltung, wenn Sie nicht bequem liegen ... Beginnen Sie an den Füßen. Achten Sie darauf, wie schwer sie auf dem Boden liegen ... schwer wie Blei ... nun zu Ihren Beinen: stellen Sie sie sich so schwer vor, daß Sie sie nicht anheben können ... Auch Ihre Hüften liegen schwer auf der Unterlage ... und Ihre Schultern, spüren Sie, wie sie herabgefallen sind ... und Ihre Arme schwer an Ihren Seiten liegen ...

Nun zu Ihrem Kopf: lassen Sie ihn zurücksinken, sein ganzes Gewicht in das Kissen drücken, so daß eine Mulde entsteht ... Spüren Sie Ihre weiche Stirn und den entspannten Kiefer ... Spüren Sie Ihren ganzen Körper als schwer, warm und entspannt ... Wenn Spannung zurückkehrt, lassen Sie sie einfach los ... Lassen Sie sie durch Ihre Fingerspitzen und Zehen abfließen ...

Versetzen Sie sich an einen sandigen Strand ... Stellen Sie sich vor, in dem weichen Sand zu liegen ... Fahren Sie mit den Fingern durch die trockenen Sandkörner ... Riechen Sie die Meeresluft ... Spüren Sie die heiße Sonne auf Ihrer Haut ... Hören Sie, wie die Wellen ans Ufer spülen ... Genießen Sie den Frieden ... Wenn sich störende Gedanken einstellen, akzeptieren Sie deren Existenz ... und lassen sie dann wie Wolken am Himmel vorüberziehen ... Sie werden sich später mit ihnen beschäftigen ...

Wenn Sie fertig sind, lassen Sie die Szene verblassen ... Lenken Sie Ihre Aufmerksamkeit allmählich wieder dem Raum zu, in dem Sie liegen ... Zählen Sie: eins ... zwei ... drei ... und öffnen Sie langsam Ihre Augen ... Dehnen Sie sanft Ihre Arme und Beine ..."

Andere Wege der Entspannung

Es gibt zahllose andere Wege, durch die ein Mensch Entspannung findet: Massage, Aromatherapie, Reflexologie, Tai Chi Chuan, Yoga, Hypnose, Shiatsu, Biofeedback, Tanztherapie, Musiktherapie, um nur einige zu nennen. Zwei weitere sind die Hobbys und der Humor. Hobbys stellen eine Hauptquelle von Entspannung dar, da Beschäftigung zum reinen Vergnügen ein unbestreitbares Gefühl von Wohlbehagen und Erfüllung hervorruft. Bei einem Hobby drückt sich der Mensch spontan aus. Diese Erfahrung gibt ihm ein Gefühl dafür, eins mit sich selbst zu sein. Friedliche und entspannte Gefühle sind die normale Konsequenz. Auch Humor entspannt den Menschen.

Lächeln und Lachtherapie

William James (1890-1950) bemerkte schon vor einem Jahrhundert, daß Vergnügen dadurch erreicht werden kann, daß man spricht und sich verhält als wäre man bereits vergnügt. Mit anderen Worten: durch Lächeln fühlen wir uns glücklich. Diese Vorstellung führte zu den Gesichts- und Haltungsfeedback-Hypothesen, wonach das Feedback von Gesichtsausdruck und Haltung das mit dem Ausdruck und der Haltung verbundene Gefühl erzeugt (Izard 1977, Duclos et al. 1989, Hatfield et al. 1992).

Humor und Lachen sind mit positiven Stimmungen verbunden, und wohl kaum jemand wird bestreiten, daß Lachen Spannungen löst. Ekman (1984) stellte sich die Existenz von neuralen Verbindungen zwischen Gesichtsmuskulatur und vegetativem Nervensystem vor, eine Vorstellung, die von der Forschung unterstützt wird. Man konnte zeigen, daß der Blutspiegel von Hormonen, die mit sympathischer Aktivität zusammenhängen, durch Humor und Lachen reduziert werden kann, somit liegt eine Verbindung zwischen Lachen und parasympathischer

Aktivität nahe (Berk et al. 1988). In diesem Licht erscheint Lachen als natürliches Beruhigungsmittel (Hodgkinson 1987).

Lächeln und Lachen überschneiden sich zwar, stammen jedoch aus unterschiedlichen Bereichen, nämlich Freundlichkeit einerseits und Vergnügen andererseits (Van Hoff 1972). Beides lindert Streß auf wirksame Weise.

Zusammenfassung

Dieses Kapitel hat einige zusätzliche Fragen berührt, die ein Buch wie dieses aufwirft: Wie verhalten sich die beschriebenen Methoden zueinander, wie lassen sich die Techniken miteinander verknüpfen und welche anderen Entspannungsformen existieren darüber hinaus?

Dieses Buch beschreibt ausgewählte Entspannungstechniken. Wir haben versucht, das Wesentliche jeder Technik zu vermitteln und für die meisten Ansätze genügend praktische Details bereitzustellen, damit sie auch von Personen angewandt werden können, die bis dahin mit diesen Techniken nicht vertraut waren.

Wenn möglich, wurde der Beschreibung eine Beurteilung auf Grundlage von Forschungsergebnissen angehängt. Manche Methoden wie die progressive Relaxation, autogenes Training und Meditation haben die Aufmerksamkeit der Forscher stark auf sich gezogen, während andere, wie z.B. Mitchells Technik oder die Alexander-Technik kaum untersucht wurden.

Trotz der bereits durchgeführten Untersuchungen, ist es nicht leicht, Schlußfolgerungen zu ziehen, da die wissenschaftliche Forschung auf diesem Gebiet methodologisch an Grenzen stößt. Ein größerer Forschungsrahmen ist erforderlich. Diese Forschung entwickelt sich allmählich, und es bleibt zu hoffen, daß die Ergebnisse zukünftiger Untersuchungen eindeutige Schlußfolgerungen erlauben.

Weiterführende Literatur

Zur Kombination von Techniken

Davis, M., Eshelman, E., McKay, M. 1988: The relaxation and stress reduction workbook, 3. Aufl. New Harbinger, Oakland, California.

Zu weiteren Entspannungstechniken

Sutcliffe, J. 1991: The complete book of relaxation techniques, Headline, London.

Anhang

Aufmerksamkeits-Switching

Hierbei handelt es sich um eine kognitive Strategie für Personen, die von aufkommenden Gedanken gestört werden. Die Technik besteht darin, die Aufmerksamkeit während einer festgelegten Zeit auf bestimmte Themen zu lenken. Der Teilnehmer konzentriert sich für 15 bis 20 Sekunden ausschließlich auf ein bestimmtes Thema und wechselt dann abrupt für die gleiche Zeit zu einem anderen festgelegten Thema. Wenn keine Stoppuhr zur Verfügung steht, wird die Zeit geschätzt. Die Themen reichen von angenehm bis neutral. In einem nächsten Schritt werden die störenden Gedanken absichtlich eingebracht und erhalten Kontur, worauf sie sogleich durch einen angenehmen oder neutralen Gedanken ersetzt werden. Diese Methode kann den Teilnehmern folgendermaßen vermittelt werden:

> „Erstellen Sie eine Liste mit für Sie angenehmen oder neutralen Themen, wie z.B. Hobby, Ferien, glückliche Erlebnisse bzw. Wetter, Telefonnummern oder geometrische Figuren, etwa 10 für jeden Bereich. Konzentrieren Sie sich 20 Sekunden lang auf den ersten Punkt der Liste. Konzentrieren Sie sich danach abrupt auf den nächsten Punkt - ebenfalls 20 Sekunden lang - und durchlaufen Sie auf diese Weise die gesamte Liste. Es geht darum, sich so stark auf eine Sache zu konzentrieren, daß alle anderen Gedanken außen vor bleiben. Hilfreich ist es, das Thema in der Vorstellung so lebendig wie möglich zu gestalten. Dies erreichen Sie durch die Ausgestaltung seiner sensorischen Reize (Anblicke, Geräusche, Gerüche, Oberflächen usw.).
>
> Durchlaufen Sie die Liste jeden Tag. Wenn Sie das Gefühl haben, die Fertigkeit zu beherrschen, versuchen Sie, den störenden Gedanken vorsätzlich abzurufen. Lassen Sie ihn einen Moment lang Form annehmen, und ersetzen Sie ihn dann abrupt durch den nächsten Punkt auf Ihrer Liste.
>
> Auf diese Weise fördern Sie die Fähigkeit, Ihre Gedanken zu kontrollieren. Sie können vielleicht nicht verhindern, daß Ihnen störende Gedanken kommen, aber Sie können entscheiden, wieviel Aufmerksamkeit Sie ihnen schenken." ∎

Die Fähigkeit, Gedanken zu kontrollieren, ist in jedem Menschen vorhanden. Aufmerksamkeits-Switching dient nur dazu, diese Fähigkeit zu stärken. Die Technik ist weit verbreitet. Allerdings bietet sie den größten Erfolg für Menschen, denen die Erzeugung visueller Imaginationen leichtfällt.

Literatur

Abromowitz S I, Wieselberg N 1978 Reaction to relaxation and desensitization outcome: five angry treatment failures. American Journal of Psychiatry 135: 1418-1419

Achterberg J 1985 Imagery in healing: shamanism and modern medicine. New Science Library, Boston

Adams M A, Hutton W C 1985 The effect of posture on the lumbar spine. Journal of Bone and Joint Surgery 67B: 625-629

Adams M A, McNally D S, Chinn H, Dolan P 1994 Posture and the compressive strength of the lumbar spine. Clinical Biomechanics 9: 5-14

Alberti R, Emmons M 1982 Your perfect right: a guide to assertive living, 4th edn. Impact, San Luis Obispo, California

Alexander C J 1989 Relationship between the utilization profile of individual joints and their susceptibility to primary osteoarthritis. Skeletal Radiology 18: 199-205

Alexander F M 1932 The use of the self. Dutton, New York

Allied Dunbar National Fitness Survey 1992 Activity and health research: a report on activity patterns and fitness levels. Sports Council and Health Education Authority, London

American College of Sports Medicine 1991 Guidelines for exercise testing and prescription, 4th edn. Lea and Febiger, Philadelphia

Antoni M H, Baggett L, Ironson G, LaPerriere A, August S, Klimas N, Schneiderman N, Fletcher M A 1991 Cognitivebehavioural stress management intervention buffers distress responses and immunologic changes following notification of HIV-1 seropositivity. Journal of Consulting and Clinical Psychology 59: 906-915

Argyle M 1978 The psychology of interpersonal behaviour, 3rd edn. Pelican, Harmondsworth, Middlesex

Assagioli R 1965 Psychosynthesis. Turnstone Books, London

Assagioli R 1973 Act of will. Wildwood House, Aldershot, Hants

Astrand P O, Rodahl 1986 Textbook of work physiology. McGraw-Hill, New York

Bakal D A 1979 Psychology and medicine: psychobiological dimensions to health and sickness. Tavistock Publications, London

Banquet J 1973 Spectral analysis of the EEG in meditation. Electroencephalography and Clinical Neurophysiology 35: 143-151

Barber T X 1961 Psychological aspects of hypnosis. Psychological Bulletin 58: 390-419

Barber T X 1969 Hypnosis: a scientific approach. Van Nostrand-Reinhold, New York

Barber T X 1970 LSD, marijuana, yoga and hypnosis. Aldine, Chicago

Barber T X 1984 Hypnosis, deep relaxation and active relaxation: data, theory and clinical applications. In: Woolfolk R L, Lehrer P M (eds) Principles and practice of stress management. Guilford, New York

Barber T X, Chauncey H M, Winer R A 1964 The effect of hypnotic and non-hypnotic suggestion on parotid gland response to gustatory stimuli. Psychosomatic Medicine 26: 374-380

Barlow W 1975 The Alexander principle. Arrow, London

Beck A T 1976 Cognitive therapy and the emotional disorders. International Universities Press, New York

Beck A T 1984 Cognitive approaches to stress management. In: Woolfolk R L, Lehrer P M (eds) Principles and practice of stress management. Guilford, New York

Beck A T, Ward C H, Mendelson M, Mock J E, Erbaugh J K 1961 An inventory for measuring depression. Archives of General Psychiatry 4: 53-63

Beck A T, Rush A J, Shaw B F, Emery G 1979 Cognitive theory of depression. John Wiley, New York

Beiman I, Israel E, Johnson S J 1978 During-training and post-training effects of live and taped extended progressive relaxation, self-relaxation and electromyogram biofeedback. Journal of Consulting and Clinical Psychology 46: 314-321

Benson H 1976 The relaxation response. Collins, London

Benson H, Beary J F, Carol M P 1974 The relaxation response. Psychiatry 37: 37-46

Berenson S 1988 The cancer patient. In: Zahourek R P (ed) Relaxation and imagery: tools for therapeutic communication and intervention. W B Saunders, Philadelphia

Berk L S, Tan S A, Nehlsen-Cannarella S L, Napier B J, Lee J W, Lewis J E, Hubbard R W, Eby W C 1988 Mirth modulates adrenocortic-medullary activity: suppression of cortisol and epinephrine. Clinical Research 36: 121A

Bernstein D A, Borkovec T D 1973 Progressive relaxation training: a manual for the helping professions. Research Press, Champaign, Illinois

Bernstein D A, Given B A 1984 Progressive relaxation: abbreviated methods. In: Woolfolk R L, Lehrer P M (eds) Principles and practice of stress management. Guilford Press, New York.

Beverley M C, Rider T A, Evans M J, Smith R 1989 Local bone mineral response to brief exercise that stresses the skeleton. British Medical Journal 299: 233-235

Blackburn I, Davidson K M 1990 Cognitive therapy for depression and anxiety: a practitioner's guide. Blackwell Scientific, Oxford

Blair S N, Kohl H W, Paffenbarger R S, Clark D G, Cooper K H, Gibbons L W 1989 Physical fitness and all-cause mortality: a prospective study of healthy men and women. Journal of the American Medical Association 17: 2395-2401

Blair S N, Kohl H W, Gordon N F, Paffenbarger R S Jr 1992 How much physical activity is good for health? Annual Review of Public Health 13: 99-126

Blanchard E B, Young L D, 1973 Self-control of cardiac functioning: a promise as yet unfulfilled. Psychological Bulletin 79: 145-163

Bloom L J, Gonzales A M 1981 Anxiety management with schizophrenic outpatients. Journal of Clinical Psychology 38: 280-285

Bond M 1986 Stress and self-awareness: a guide for nurses. Butterworth Heinemann, Oxford, p. 98

Borkovec T D 1982 Insomnia. Journal of Consulting and Clinical Psychology 50: 880-895

Borkovec T D, Heide F 1980 Relaxation-induced anxiety: psychophysiological evidence of anxiety enhancement in tense subjects practicing relaxation. Paper presented at the Annual Meeting of the Association for the Advancement of Behaviour Therapy, New York, December

Borkovec T D, Sides J K 1979 Critical procedural variables related to the physiological effects of progressive relaxation: a review. Behaviour Research and Therapy 17: 119-125

Borkovec T D, Kaloupek D G, Slama K 1975 The facilitative effect of muscle tension-release in the relaxation treatment of sleep disturbance. Behaviour Therapy 6: 301-309

Borkovec T D, Grayson J, Cooper K 1978 Treatment of general tension: subjective and physiological effects of progressive relaxation. Journal of Consulting and Clinical Psychology 46: 518-528

Brauer A P, Horlick L, Nelson E, Farquhar J W, Agras W S 1979 Relaxation therapy for essential hypertension: a Veterans' Administration outpatient study. Journal of Behavioural Medicine 2: 21-29

Bricklin M 1990 Meditation: the healing silence. In: Bricklin M (ed) Positive living and health. Rodale Press, Emmaus, Pennsylvania

Brooke S T, Long B C 1987 Efficiency of coping with a real life stressor: a multimodal comparison of aerobic fitness. Psychophysiology 24: 173-180

Brown E B 1954 Physiological effects of hyperventilation. Physiological Review 33: 445-471

Burnard P 1991 Coping with stress in the health professions: a practical guide. Chapman and Hall, London

Burnard P 1992 Know yourself! self-awareness activities for nurses. Scutari Press, London

Buxton R St J 1973 Maternal respiration in labour. Nursing Mirror September 7th, pp 22-25

Cannon W B 1929 Bodily changes in pain, hunger, fear and rage. Appleton, New York

Cappo B M, Holmes D S 1984 The utility of prolonged respiratory exhalation for reducing physiological arousal in non-threatening and threatening situations. Journal of Psychosomatic Research 28: 265-273

Carrington P 1984 Modern forms of meditation. In: Woolfolk R L, Lehrer P M (eds) Principles and practice of stress management. Guilford Press, New York

Chow R, Harrison J E, Notarius C 1987 Effect of two randomized exercise programmes on bone mass of healthy post-menopausal women. British Medical Journal 295: 1441-1444

Clark D M 1986 A cognitive approach to panic. Behaviour Research and Therapy 24: 461-470

Clark D M 1989 Anxiety states: panic and generalized anxiety. In: Hawton K, Salkovskis P M, Kirk J, Clark D M (eds) Cognitive behaviour therapy for psychiatric problems. Oxford Medical, Oxford

Clark D M, Salkovskis P M, Chalkley A J, 1985 Respiratory control as a treatment for panic attacks. Journal of Behaviour Therapy and Experimental Psychiatry 16: 23-30

Cluff R A 1985 Chronic hyperventilation and its treatment by physiotherapy. Physiotherapy 71: 301-305

Cooper C L 1981 The stress check. Prentice-Hall, Spectrum, New Jersey

Cox T 1978 Stress. Macmillan, London

Cox T, Mackay C J 1976 A psychological model of occupational stress. A paper presented to The Medical Research Council. Mental Health in Industry, London, November

Culverwell G, McKenna J 1988 Aspects of body learning for the childbearing year. In: McKenna J (ed) Obstetrics and gynaecology. Churchill Livingstone, Edinburgh

Davidson R J, Schwartz G E 1976 The psychobiology of relaxation and related states: a multiprocess theory. In: Mostofsky D I (ed) Behaviour control and modification of physiological activity. Prentice-Hall, Englewood Cliffs, New Jersey

Davis M, Eschelman E, McKay M 1988 The relaxation and stress reduction workbook, 3rd edn. New Harbinger, Oakland, California

De Coverley Veale D M W 1987 Exercise and mental health. Acta Psychiatrica Scandanavica 76: 113-120

Deikman A J 1963 Experimental meditation. Journal of Nervous and Mental Diseases 136: 329-343

Dick-Read G D 1942 Childbirth without fear. Heinemann, Oxford

Dobson K S 1985 The relationship between anxiety and depression. Clinical Psychology Review 5: 307-324

Donovan M I 1980 Relaxation with guided imagery: a useful technique. Cancer Nursing 3: 27-32

Dossey B M 1988 Imagery: awakening the inner healer. In: Dossey B M, Keagan L, Guzzetta C E, Kolkmeier L G (eds) Holistic nursing: a handbook for practice. Aspen, Rockville, Maryland

Downie P A 1983 Cash's textbook of chest, heart and vascular disorders for physiotherapists, 3rd edn. Faber and Faber, London

Doyne E J, Bowman E D, Ossip Klein D J, Osborn K M 1983 A comparison of aerobic exercise and non-aerobic exercise in the treatment of depression. Presented at the 17th Annual Meeting, Association for the Advancement of Behaviour Therapy

Drug and Therapeutics Bulletin 1991 Hyperventilation syndrome: not to be dismissed. Consumers Association, Hertford 29: 83-84

Duclos S E, Laird J D, Schneider E, Sexter M, Stern L, Van Lighten O 1989 Emotion-specific effects of facial expressions and postures on emotional experience. Journal of Personality and Social Psychology 57: 100-108

Durham R C, Turvey A A 1987 Cognitive therapy versus behaviour therapy in the treatment of chronic general anxiety. Behaviour Research and Therapy 25: 229-234

Edinger J D, Jacobsen R 1982 Incidence and significance of relaxation treatment side-effects. The Behaviour Therapist 5: 137-138

Ekman P 1982 Emotion in the human face, 2nd edn. Cambridge University Press, Cambridge

Ekman P 1984 Expression and the nature of emotion. In: Scherer K, Ekman P (eds) Approaches to emotion. Laurance Erlbaum, Hillsdale, New Jersey

Ellis A 1962 Reason and emotion in psychotherapy. Lyle Stuart, New York

Ellis A 1973 Humanistic psychotherapy. McGraw-Hill, New York

Ellis A 1976 The biological basis of human irrationality. Journal of Individual Psychology 32: 145-168

Ellis A, Harper R A 1961 A guide to rational living. Wiltshire Books, North Hollywood

Erickson M, Rossi E 1979 Hypnotherapy: an exploratory casebook. Irvington, New York

Erickson M, Rossi E 1981 Experiencing hypnosis: therapeutic approaches to altered states. Irvington, New York

Ernst S, Goodison L 1981 In our own hands: a book of self-help therapy. The Women's Press, London

Everly G S, Rosenfeld R 1981 The nature and treatment of the stress response. Plenum Press, New York

Fahrni W H, Trueman G E 1965 Comparative radiological study of the spines of a primitive population with North Americans and northern Europeans. Journal of Bone and Joint Surgery 47-B: 552-555

Fanning P 1988 Visualization for change. New Harbinger, Oakland, California

Feldman B M, Richard E 1986 Prevalence of nurse smokers and variables identified with successful and unsuccessful smoking cessation. Research in Nursing and Health 9: 131-138

Ferrucci P 1982 What we may be. Mandala, London

Finke R A 1989 Principles of mental imagery. Massachusetts Institute of Technology, Cambridge, Massachusetts

Fontana D 1991 The elements of meditation. Element, Shaftesbury

Fontana D 1992 The meditator's handbook: a comprehensive guide to eastern and western meditation techniques. Element, Shaftesbury

Fordham F 1966 An introduction to Jung's psychology, 2nd edn. Pelican, London

Freud S 1973 Introductory lectures on psychoanalysis. Translated by James Strachey. Penguin, Harmondsworth

Friedman M, Rosenman R H 1974 Type A behaviour and your heart. Knoft, New York

Gagen J M 1984 Imagery: an overview with suggested application for nursing. Perspectives in Psychiatric Care 22: 20-23

Gallwey W T 1974 The inner game of tennis. Random House, New York

Ganster D C, Victor B 1988 The impact of social support on mental and physical health. British Journal of Medical Psychology 61: 3-17

Gardner W N 1992 Hyperventilation syndromes. Respiratory Medicine 86: 273-275

Gardner W N, Bass C 1989 Hyperventilation in clinical practice. British Journal of Hospital Medicine 41: 73-81

Gerard R 1963 Symbolic visualization: a method of psychosynthesis. Topical Problems in Psychotherapy 4: 70-80

Goldberg D P, Williams P 1988 A user's guide to the general health questionnaire. NFER-Nelson, Windsor

Goldfried M R 1971 Systematic desensitization as training in self-control. Journal of Consulting and Clinical Psychology 37: 228-234

Gray J 1990 Your guide to the Alexander technique. Gollancz, London

Green E E, Green A M, Walters E D 1970 Voluntary control of internal states: psychological and physiological. Journal of Transpersonal Psychology 9: 1-26

Griez E, Van den Hout M A 1982 Effects of carbon dioxide-oxygen inhalations on subjective anxiety and some neuro-vegetative parameters. Journal of Behaviour Therapy and Experimental Psychiatry 13: 27-32

Hamm B H, O'Flynn A I 1984 Teaching the client to cope through guided imagery. Journal of Community Health Nursing 1: 39-45

Hampson P J, Marks D F, Richardson J T E (eds) 1990 Imagery: current developments. Routledge, London

Hargie O, Saunders C, Dickson D 1981 Social skills in interpersonal communication, 2nd edn. Croom Helm, London

Harris V A, Katkin E S, Lick J R, Habberfield T 1976 Paced respiration as a technique for the modification of autonomic response to stress. Psychophysiology 13: 386-391

Harfland J 1971 Medical and dental hypnosis and its clinical applications, 2nd edn. Bailliere Tindall, London

Hatfield E, Cacioppo J T, Rapson R L 1992 Primitive emotional contagion. In: Clark M S (ed) Emotion and social behaviour. Sage, Newbury Park, California

Hawton K, Salkovskis P M, Kirk J, Clark D M (eds) 1989 Cognitive behaviour therapy for psychiatric problems. Oxford Medical, Oxford

Haynes S N, Moseley D, McGowan W T 1975 Relaxation training and biofeedback in the reduction of frontalis muscle tension. Psychophysiology 12: 547-552

Hegna T, Sveram M 1990 Psychological and psychosomatic problems. Churchill Livingstone, Edinburgh

Heide F J, Borkovec T D 1984 Relaxation-induced anxiety: mechanisms and theoretical implications. Behaviour Research and Therapy 22: 1-12

Hendler C S, Redd W H 1986 Fear of hypnosis: the role of labelling in patients' acceptance of behavioural interventions. Behaviour Therapy 17: 2-13

Henry M, De Rivera J L G, Gonzales-Martin I J, Abreu J 1993 Improvement of respiratory function in chronic asthmatic patients with autogenic therapy. Journal of Psychosomatic Research 37: 265-270

Heron J 1977 Catharsis in human development. Human Potential Research Project, University of Surrey, Guildford

Hewitt J 1977 The complete yoga book. Schocken, New York

Hicks C Research for physiotherapists, 2nd edn. Churchill Livingstone, Edinburgh, in press

Hiebert B, Fox E E 1981 Reactive effects of self-monitoring anxiety. Journal of Counselling Psychology 28: 187-193

Hillenberg J B, Collins F L 1982 A procedural analysis and review of relaxation training research. Behaviour Research and Therapy 20: 251-260

Hillenberg J B, Collins F L 1983 The importance of home practice for progressive relaxation training. Behaviour Research and Therapy 21: 633-642

Hodgkinson L 1987 Smile therapy: how smiling and laughter can change your life. Optima, London

Holmes D S 1984 Meditation and somatic arousal reduction: a review of the experimental evidence. American Psychologist 39: 1-10

Holmes D S 1987 The influence of meditation versus rest on physiological arousal: a second examination. In: West M A (ed) The psychology of meditation. Oxford Science, Oxford

Holmes D S, Solomon S, Cappo B M, Greenberg J L 1983 Effects of transcendental meditation versus resting on physiological and subjective arousal. Journal of Personality and Social Psychology 44: 1245-1252

Holmes T H, Rahe R H 1967 The social readjustment rating scale. Journal of Psychosomatic Research 11: 213-218

Horowitz M 1970 Image formation and cognition. Appleton Century Crofts, New York, p 30

Hough A 1991 Physiotherapy in respiratory care: a problemsolving approach. Chapman and Hall, London

Hughes I 1994 Personal communication

Hughes J R 1984 Psychological effects of habitual aerobic exercise: a critical review. Preventive Medicine 13: 66-78

Hutchings D F, Denney D R, Basgall J, Houston B K 1980 Anxiety management and applied relaxation in reducing general anxiety. Behaviour Research and Therapy 18: 181-190

Inglis B, West R 1983 Alternative health guide. Michael Joseph, London

Innocenti D M 1983 Chronic hyperventilation syndrome. In: Downic P A (ed) Cash's textbook of chest, heart and vascular disorders for physiotherapists, 3rd edn. Faber and Faber, London

Izard C E 1977 Human emotions. Plenum, New York

Jackson T 1991 An evaluation of the Mitchell method of simple physiological relaxation for women with rheumatoid arthrids. British Journal of Occupational Therapy 54: 105-107

Jacobson E 1934 Electrical measurements concerning muscular contraction (tonus) and the cultivation of relaxation in man: relaxation times of individuals. American Journal of Physiology 108: 573-580

Jacobson E 1938 Progressive relaxation, 2nd edn. University of Chicago Press, Chicago

Jacobson E 1942 The effect of daily rest without training to relax on muscular tonus. American Journal of Psychology 55: 248-254

Jacobson E 1964 Anxiety and tension control. J B Lippincott, Philadelphia

Jacobson E 1965 How to relax and have your baby. McGrawHill, New York

Jacobson E 1.970 Modern treatment of tense patients including the neurotic and depressed, with case illustrations, followups and EMG measurements. Charles C Thomas, Springfield, Illinois

Jacobson E 1976 You must relax. Souvenir Press, London

James W 1890/1950 The principles of psychology. Dover, New York

Janis I 1971 Stress and frustration. Harcourt Brace, New York

Jefferies W McK 1991 Cortisol and immunity. Medical Hypotheses 34: 198-208

Jung C G 1963 Memories, dreams, reflections. Vintage Books, New York

Jung C G (ed) 1978a Man and his symbols. Pan Books, London

Jung C G 1978b Selected writings. Storr A (ed). Fontana, London

Kasamatsu A, Hirai T 1966 An electroencephalographic study on the Zen meditation (Zazen). Folia Psychiatrica et Neurological Japonica 20: 315-336

Kazarian L 1975 Creep characteristics of the human spinal column. Orthopaedic Clinics of North America 6: 3-15

Kazdin A E, Wilcoxin L A 1975 Systematic desensitization and nonspecific treatment effects: a methodological evaluation. Psychological Bulletin 83:5

Keable D 1985a Relaxation training techniques - a review. Part one: what is relaxation? Occupational Therapy 48: 99-102

Keable D 1985b Relaxation training techniques - a review. Part two: how effective is relaxation? Occupational Therapy 48: 201-204

Keable D 1989 The management of anxiety: a manual for therapists. Churchill Livingstone, Edinburgh

Kelly G A 1955 The psychology of personal constructs. Norton, New York

Kelly G A 1969 The psychotherapeutic relationship. In: Maher B (ed) Clinical psychology and personality. Wiley, New York

Kermani K S 1987 Stress, emotions, autogenic training and AIDS: a holistic approach to the management of HIV infected individuals. Holistic Medicine 2:203-215

Kermani K S 1990 Autogenic training. Souvenir, London

Kiecolt-Glaser J K, Glaser R, Strain E C, Stout J C, Tarr K L, Holliday J E, Speicher C E 1986 Modulations of cellular immunity in medical students. Journal of Behavioural Medicine 9: 5-21

King J V 1988 A holistic technique to lower anxiety: relaxation with guided imagery. Journal of Holistic Nursing 6: 16-20

Kirk J 1989 Cognitive-behavioural assessment. In: Hawton K, Salkovskis P M, Kirk J, Clark D M (eds) Cognitive behaviour therapy for psychiatric problems. Oxford Medical, Oxford

Kirkpatrick E M (ed) 1983 Chambers 20th century dictionary. W & R Chambers, Edinburgh

Kitzinger S 1987 The experience of childbirth. Penguin, Harmondsworth

Kobasa S C, 1982 The hardy personality. In: Sanders G, Suls J (eds) The social psychology of health and illness. Lawrence Erlbaum, New Jersey

Kokoszka A 1992 Relaxation as an altered state of consciousness: a rationale for a general theory of relaxation. International Journal of Psychosomatics 39: 4-9

Kosslyn S M 1983 Ghosts in the mind's machine. W W Norton, New York

Kowalski R 1987 Over the top: a self-help programme for people with panic attacks, anxiety, tension and stress. Winslow Press, London

Krall E A, Dawson-Hughes B 1993 Heritable and lifestyle determinants of bone mineral density. Journal of Bone Mineral Research 8: 1-10

Krolner B, Toft B, Nielson S P, Tondevold E 1983 Physical exercise as prophylaxis against involutional vertebral bone loss: a controlled study. Clinical Science 64: 541-546

Kutner G, Zahourek R P 1988 Relaxation/imagery with alcoholics in group treatment. In Zahourek R P (ed) Relaxation and imagery: tools for therapeutic communication and intervention. W B Saunders, Philadelphia

Lachman S J 1972 Psychosomatic disorders: a behaviouristic interpretation. John Wiley, New York

Lanphier E H, Rahn H 1963 Alveolar gas exchange during breath holding with air. Journal of Applied Physiology 18: 478-482

Larkin D M 1988 Therapeutic suggestion. In: Zahourek R P (ed) Relaxation and imagery: tools for therapeutic communication and intervention. W B Saunders, Philadelphia.

Law M R, Wald N J, Meade T W 1991 Strategies for prevention of osteoporosis and hip fracture. British Medical Journal 303: 453-459

Lazarus A A 1966 Psychological stress and the coping process. McGraw-Hill, New York

Lazarus R S 1971 Behaviour therapy and beyond. McGrawHill, New York

Lehrer P M 1979 Anxiety and cultivated relaxation: reflections on clinical experiences and psychophysiological research. In: McGuigan F J (ed) Tension control: proceedings of the fifth annual meeting of The American Association for the Advancement of Tension Control. AAATC, Chicago

Lehrer P M 1982 How to relax and how not to relax: a re-evaluation of the work of Edmund Jacobson. Behaviour Research and Therapy 20: 417-428

Lehrer P M, Woolfolk R L 1983a Are stress reduction techniques interchangeable or do they have specific effects? In: Woolfolk R L, Lehrer P M (eds) Stress reduction techniques. Guilford Press, New York

Lehrer P M, Woolfolk R L, Rooney A J, McCann B, Carrington P 1983b Progressive relaxation and meditation: a study of psychophysiological and therapeutic differences between two techniques. Behaviour Research and Therapy 21: 651-662

Lehrer P M, Batey D M, Woolfolk R L, Remde A, Garlick T 1988 The effect of repeated tense-release sequences on EMG and self-report of muscle tension: an evaluation of Jacobsonian and post-Jacobsonian assumptions about progressive relaxation. Psychophysiology 25: 562-567

Leibowitz J, Connington B 1990 The Alexander technique. Souvenir Press, London

Levi L 1974 Psychosocial stress and disease: a conceptual model. In: Gunderson E K, Rahe R H (eds) Life stress and illness. Charles C Thomas, Springfield, Illinois

Lewis B I 1954 Chronic hyperventilation syndrome. Journal of the American Medical Association 155: 1204-1208

Ley P 1967 Communication. Staples Press, London

Ley P, Spelman S 1967 Communicating with the patient. Staples Press, London

Ley R 1985 Agoraphobia, the panic attack and the hyperventilation syndrome. Clinical Psychology Review 5: 271-285

Ley R 1988 Panic attacks during relaxation and relaxationinduced anxiety: a hyperventilation interpretation. Journal of Behaviour Therapy and Experimental Psychiatry 19: 253-259

Lichstein K L 1983 Ocular relaxation as a treatment for insomnia. Behavioural Counselling and Community Interventions 3: 178-185

Lichstein K L 1988 Clinical relaxation strategies. John Wiley, New York

Lichstein K L, Sallis J F 1982 Ocular relaxation to reduce eye movements. Cognitive Therapy and Research 6: 113-118

Lichstein K L, Sallis J F, Hill D, Young M C 1981 Psychophysiological adaptation: an investigation of multiple parameters. Journal of Behavioural Assessment 3: 111-121

Lindsay W R, Hood E H 1982 A cognitive anxiety questionnaire. Unpublished, University of Sheffield

Looker T, Gregson O 1989 Stresswise: a practical guide for dealing with stress. Hodder and Stoughton, London

Lucic K S, Steffen J J, Harrigan J A, Stuebing R C 1991 Progressive relaxation training: muscle contractions before relaxation? Behaviour Therapy 22: 249-256

Lum L C 1977 Breathing exercises in the treatment of hyperventilation and chronic anxiety states. The Chest, Heart and Stroke Journal 2: 6-11

Lum L C 1981 Hyperventilation and anxiety state. Journal of the Royal Society of Medicine 74: 1-4

Luthe W 1962 Autogenic training: method, research and application in psychiatry. Diseases of the Nervous System 23: 383-392

Luthe W (ed) 1965 Autogenic training: psychosomatic correlations. Grune and Stratton, New York

Luthe W (ed) 1969 Autogenic therapy. Grune and Stratton, New York, Vol 1

Luthe W 1970 Research and theory. In: Luthe W (ed) Autogenic therapy. Grune and Stratton, New York, vol 4

Lyman B, Bernadin S, Thomas S 1980 Frequency of imagery in emotional experience. Perceptual and Motor Skills 50: 1159-1162

Lynn S J, Rhue J W 1977 Hypnosis, imagination and fantasy. Journal of Mental Imagery 11: 101-113

McCaffrey M 1979 Nursing management of the patient with pain, 2nd edn. J B Lippincott, Philadelphia

McCormack G L 1992 The therapeutic benefits of the relaxation response. Occupational Therapy Practice 4: 51 -60

McGuigan F J 1971 Covert linguistic behaviour in deaf subjects during thinking. Journal of Comparative and Physiological Psychology 75: 417-420

McGuigan F J 1981 Calm down: a guide for stress and tension control. Prentice-Hall, Englewood Cliffs, New Jersey

McGuigan F J 1984 Progressive relaxation: origins, principles and clinical applications. In: Woolfolk R L and Lehrer P M (eds) Principles and practice of stress management. Guilford Press, New York

McKenna J (ed) 1988 Obstetrics and gynaecology. Churchill Livingstone, Edinburgh

Madders J 1981 Stress and relaxation: self-help ways to cope with stress and relieve nervous tension, ulcers, insomnia, migraine and high blood pressure, 3rd edn. Martin Dunitz, London.

Magnus R 1926 Some results of studies in the physiology of posture. Lancet 211(2): 531-536, 585-588

Maisel E (ed) 1974 The Alexander technique: essential writings of F M Alexander. Thames and Hudson, London

Maltz M 1966 Psycho-cybernetics. Pocket Books, New York

Martin C J, Ripley H, Reynolds J 1976 Chest physiotherapy and the distribution of ventilation. Chest 69: 174-178

Martinsen E W 1990 Physical fitness, anxiety and depression. British Journal of Hospital Medicine 43: 194-199

Martinsen E W, Medhus A, Sandvik L 1985 Effects of aerobic exercise on depression: a controlled study. British Medical Journal 291: 109

Mead G H 1934 Mind, self and society. Chicago University Press, Chicago

Meichenbaum D 1977 Cognitive behaviour modification: an integrative approach. Plenum Press, New York

Meichenbaum D, Cameron R 1974 Modifying what clients say to themselves. In: Mahoney M J, Thoresen C E (eds) Self-control: power to the person. Brooks/Cole, Monterey, California

Meichenbaum D, Cameron R 1983 Stress inoculation training. In: Meichenbaum D, Jaremko M E (eds) Stress reduction and prevention. Plenum Press, New York

Melzack R, Wall P D 1965 Pain mechanisms: a new theory. Science 150: 971-979

Mitchell L 1987 Simple relaxation: the Mitchell method for easing tension, 2nd edn. John Murray, London

Morris J N, Clayton D G, Everitt M G, Semmence A M, Burgess E H 1990 Exercise in leisure time: coronary attack and death rates. British Heart Journal 63: 325-334

Munk-Jensen N, Pors Nielsen S, Obel E B, Bonne Eriksen P 1988 Reversal of post-menopausal vertebral bone loss by oestrogen and progesterone: a double-blind placebo controlled study. British Medical Journal 296: 1150-1152

Neimeyer R A 1985 Personal constructs in clinical practice. In: Kendall P C (ed) Advances in cognitive-behavioural research and therapy. Volume 4. Academic Press, Orlando

Nelson L, Esler M D, Jennings G L, Komer P 1986 Effect of changing levels of physical activity on blood pressure and haemodynamics in essential hypertension. Lancet 2: 473-479

Neptune E C 1977 An investigation of the effect of meditation training in a cigarette smoking extinguishment programme. Dissertation Abstracts International 39 416B. University microfilms order number 7811433

Noble E 1980 Essential exercises for the childbearing year. John Murray, London

Noble E 1988 Maternal effort during labour and delivery. In: McKenna J (ed) Obstetrics and gynaecology. Churchill Livingstone, Edinburgh

O'Brien P 1988 Birth and our bodies. Pandora, London

Olton D S, Noonberg A R 1980 Biofeedback: clinical applications in behavioural medicine. Prentice-Hall, Englewood Cliffs, New Jersey

Onda A 1967 Zen, autogenic training and hypnotism. Psychologia 10: 133-136

Ornstein R E 1975 The Psychology of consciousness. Penguin. Hardmondsworth

Öst L G 1987 Applied relaxation: description of a coping technique and review of controlled studies. Behaviour Research and Therapy 25: 397-407

Öst L G 1988 Applied relaxation versus progressive relaxation in the treatment of panic disorder. Behaviour Research and Therapy 26: 13-22

Oyle I 1976a The healing mind. Pocket Books, New York

Oyle I 1976b Magic, mysticism and modern medicine. Celestial Arts, Millbrae, California

Paffenbarger R S, Hyde R T, Wing A L, Hsieh C C 1986 Physical activity: all causes mortality and longevity of college alumni. New England Journal of Medicine 314: 605-613

Partridge C, Barnitt R 1986 Research guidelines: a handbook for therapists. Heinemann, London

Patel C 1984 Yogic therapy. In: Woolfolk R L, Lehrer P M (eds) Principles and practice of stress management. Guilford Press, New York

Patel C, Marmot M G 1988 Can general practitioners use training in relaxation and management of stress to reduce mild hypertension? British Medical Journal 296: 21-24

Patel C, Marmot M G, Terry D Y 1981 A controlled study of biofeedback-aided behavioural methods in reducing mild hypertension. British Medical Journal 282: 2005-2008

Paul G L 1966 The specific control of anxiety: 'hypnosis' end 'conditioning'. In: Oseas L (chair) Innovations in therapeutic interactions. Symposium presented at the Meeting of the American Psychological Association, New York March

Paul G L 1969 Physiological effects of relaxation training and hypnotic suggestion. Journal of Abnormal Psychology 74: 425-437

Paul G L, Trimble R W 1970 Recorded versus live relaxation and hypnotic suggestion: comparative effectiveness for reducing physiological arousal and inhibiting stress responses. Behaviour Therapy 1: 285-302

Pavlov I P 1938 Conditioned reflexes. (Translated by Milford H.) Oxford University Press, Oxford

Payne R A 1986 Health Education for small groups, Physiotherapy 72: 56-57

Payne R A 1989 Glad to be yourself: a course of practical relaxation and health education talks Physiotherapy 75: 8-9

Payne R A, Rowland Payne C M E, Marks R 1985 Stress does not worsen psoriasis? A controlled study of 32 patients. Clinical and Experimental Dermatology 10: 239-245

Pearce J C 1982 The bond of power: meditation and wholeness. Routledge and Kegan Paul, London

Pennebaker J W 1985 Traumatic experience and psychosomatic disease: exploring the roles of behavioural inhibition, obsession and confiding. Canadian Psychology 26: 82-95

Perls F 1969 Gestalt therapy verbatim. Real People Press, Lafayette, California

Peveler R, Johnston D W 1986 Subjective and cognitive effects of relaxation. Behaviour Research and Therapy 24: 413-420

Polden M, Mantle J 1990 Physiotherapy in obstetrics and gynaecology. Butterworth Heinemann, Oxford

Pope K S, Singer J L 1978 The stream of consciousness: scientific investigations into the flow of human experience. Plenum Press, New York

Poppen R 1988 Behavioural relaxation training and assessment. Pergamon Press, Oxford

Poppen R, Maurer J 1982 Electromyographic analysis relaxed postures. Biofeedback and Self-regulation 7: 491-498

Porritt L 1984 Communication: choices for nurses. Churchill Livingstone, Melbourne

Powell K E, Thompson P D, Casperson C W, Kendrick J S 1987 Physical activity and the incidence of coronary heart disease. Annual Review of Public Health 8: 253-287

Powell T J 1987 Anxiety management groups in clinical practice: a preliminary report. Behavioural Psychotherapy 15: 181-187

Powell T J, Enright S J 1990 Anxiety and stress management. Routledge, London

Priest J, Schott J 1991 Leading antenatal classes: a practical guide. Butterworth Heinemann, Oxford

Ransford C P 1982 A role for amines in the anti-depressant effect of exercise: a review. Medical Science of Sports and Exercise 14: 1-10

Read M 1984 Sports medicine: a unique guide to selfdiagnosis and rehabilitation. Breslich and Foss, London

Remocker A J, Storch E T 1992 Action speaks louder: a handbook of structured group techniques, 5th edn. Churchill Livingstone, Edinburgh

Rimm D C, Masters J C 1974 Behaviour therapy: techniques and empirical findings. Academic Press, New York

Rogers A W 1992 Textbook of anatomy. Churchill Livingstone, Edinburgh

Rosa K R 1976 Autogenic training. Victor Gollancz, London

Rowbottom I 1992 The physiotherapy management of chronic hyperventilation. Journal of the Association of Chartered Physiotherapists in Respiratory Conditions 21: 9-12

Royal College of Physicians (London) 1991 Medical aspects of exercise: benefits and risks. RCP, London

Safran M R, Seaber A V, Garrett W E 1989 Warm-up and muscular prevention. Sports Medicine 8: 239-249

Salkovskis P M 1988 Hyperventilation and anxiety. Current Opinion in Psychiatry 1: 76-82

Samuels M, Samuels N 1975 Seeing with the mind's eye: the history, technique and uses of visualization. Random House, Toronto

Schilling D J, Poppen R 1983 Behavioural relaxation training and assessment. Journal of Behaviour Therapy and Experimental Psychiatry 14: 99-107

Schultz J H, Luthe W 1969 Autogenic methods. Grune and Stratton, New York

Schwartz J L 1987 Smoking cessation methods: the United States and Canada 1978-1985. National Cancer Institute, National Institutes of Health, Washington D C, NIH Publication number 87: 2940

Schwartz G E, Davidson R J, Goleman D T 1978 Patterning of cognitive and somatic processes in the self-regulation of anxiety: effects of meditation versus exercise. Psychosomatic Medicine 40: 321-328

Selye H 1956 The stress of life. McGraw-Hill, New York

Selye H 1974 Stress without distress. New American Library of Canada, Scarborough

Sheehan P W 1972 The function and nature of imagery. Academic Press, New York

Sheikh A A 1983 Imagery: current theory, research and application. Wiley, New York

Shiffman S 1982 Relapse following smoking cessation: a situational analysis. Journal of Consulting and Clinical Psychology 50: 71-86

Shiffman S 1985 Coping with temptations to smoke. In: Shiffman S, Wills T A (eds) Coping and substance use. Academic Press, New York

Shone R 1982 Autohypnosis: a step by step guide to self-hypnosis. Thorsons, Wellingborough, Northamptonshire

Shone R 1984 Creative visualization. Thorsons, Wellingborough, Northampton-shire

Sibbald B, Addington-Hall J, Brenneman D, Freeling P 1993 Counsellors in English and Welsh general practices: their nature and distribution. British Medical Journal 306: 29-33

Siegel E 1988 Stress management with staff groups. In: Zahourek R P (ed) Relaxation and imagery: tools for therapeutic communication and intervention. W B Saunders, Philadelphia

Sime W E 1990 Discussion: exercise, fitness and mental health. In: Bouchard C, Shephard R J, Stephens T, Sutton J R, McPherson B D (eds) Exercise, fitness and health: a consensus of current knowledge. Human Kinetics Books, Champaign, Illinois

Sirnonton O C, Matthews-Simonton S, Creighton J L 1986 Getting well again. Bantam, London

Singer J L 1975 The inner world of day-dreaming. Harper and Row, New York

Singer J L 1976 Daydreaming and fantasy. Oxford University Press, Oxford

Skinner B F 1938 The behaviour of organisms. Appleton Century Crofts, New York

Slonim N B, Hamilton L H 1976 Respiratory physiology, 3rd edn. C V Mosby, St Louis

Smith E, Wilks N 1988 Meditation. Optima, London

Snow- Harter C, Bouxsein M L, Lewis B T, Carter D, Marcus R 1992 Effects of resistance and endurance exercise on bone mineral status of young women: a randomized exercise intervention trial. Journal of Bone Mineral Research 7: 761-769

Snyder M 1985 Independent nursing interventions. John Wiley, New York

Spinhoven P, Corry A, Linssen G, Van Dyke R, Zitman F G 1992 Autogenic training and self-hypnosis in the control of tension headache. General Hospital Psychiatry 14: 408-415

Stevens J O 1971 Awareness: exploring, experimenting, experiencing. Real People Press, Moab, Utah

Stradling J 1983 Respiratory physiology in labour. Journal of the Association of Chartered Physiotherapists in Obstetrics and Gynaecology 53: 5-7

Stroebel C 1978 Quieting response training. Audio cassettes British Medical Association, London

Strongman K T 1987 The psychology of emotion. John Wiley, Chichester

Sutcliffe J 1991 The complete book of relaxation techniques. Quarto Publishing, London

Sweeney S S 1978 Relaxation. In: Carlson C, Blackwell B (eds) Behavioural concepts and nursing interventions, 2nd edn. J B Lippincott, Philadelphia

Szasz T, Hollander M H 1956 A contribution to the philosophy of medicine: basic models of doctor-patient relationship. American Medical Association Archives of Internal Medicine 97: 585-592

Talmage R V, Shnnett S S, Landwehr J T, Vincent L M, McCartney W H 1986 Age-related loss of bone mineral density in non-athletic and athletic women. Bone Mineral 1: 115-125

Thyer B A 1983 Behaviour modification in social work practice. In: Herson M, Eisler R M, Miller P M (eds) Progress in Behaviour Modification 15: 173-216. Academic Press, New York

Titlebaum H 1988 Relaxation. In: Zahourek R P (ed) Relaxation and imagery: tools for therapeutic communication and intervention. W B Saunders, Philadelphia

Tschudin V 1991 Beginning with awareness: a learner's handbook. Churchill Livingstone, Edinburgh

Twomey L T 1993 Lumbar biomechanics and physical therapy. Journal of the Organization of Chartered Physiotherapists in Private Practice 70: 14-19

Twomey L T, Taylor J R 1987 Physical therapy of the low back. Churchill Livingstone, New York

US Preventive Services Task Force 1989 Exercise counselling. In: Guide to clinical preventive services 49: 297-303. Williams and Wilkins, Baltimore

Valentine E R 1993 The effect of lessons in the Alexander technique on music performance in high and low stress situations. Paper presented the 2nd International Conference on Psychology and the Performing Arts, Institute of Psychiatry, London, September

Van Hooff J A 1972 A comparative approach to the phylogeny of laughter and smiling. In: Hinde R A (ed) Non-verbal communication, Cambridge University Press, Cambridge

Van Montfrans G A, Karemaker J M, Wieling W, Dunning A J 1990 Relaxation therapy and continuous ambulatory blood pressure in mild hypertension: a controlled study. British Medical Journal 300: 1368-1371

Vissing Y, Burke M 1984 Visualization techniques for health care workers. Journal of Psychosocial Nursing and Mental Health Services 22: 29-32

Waddington P J 1983 Basic anatomy. In: Downie P A (ed) Cash's textbook of chest, heart and vascular disorders for physiotherapists, 3rd edn. Faber and Faber, London

Wallace A 1989 An active role for patients in stress management. The Professional Nurse 5: 65-72

Wallace J M 1980 Muscular relaxation. In: Look after yourself. Health Education Authority, London

Wallace R K, Benson H 1972 The philosophy of meditation. Scientific American 226: 84-90

Waxman D 1981 Hypnosis: a guide for patients and practictioners. Unwin Paperbacks, London

Welford A T 1973 Stress and performance. Ergonomics 16: 567

West M A 1987 The psychology of meditation. Oxford Science, Oxford

Williams M, Booth D 1985 Antenatal education: guidelines for teachers, 2nd edn. Churchill Livingstone, Edinburgh

Wilson K J W 1990 Ross and Wilson anatomy and physiology in health and illness, 7th edn. Churchill Livingstone, Edinburgh, pp. 123, 268, 269, 316

Wolpe J 1958 Psychotherapy by reciprocal inhibition Stanford University Press, Stanford

Wolpe J 1969 The practice of behaviour therapy. Pergamon Press, Oxford

Wolpe J 1973 The practice of behaviour therapy, 2nd edn. Pergamon Press, New York

Wolpe J, Lazarus A A 1966 Behaviour therapy techniques. Pergamon Press, New York

Wood C 1984 Living in overdrive. Fontana, London

Woolfolk R L, Lehrer P M (eds) 1984 Principles and practice of stress management. Guilford Press, New York

Wynd C A 1989 The use of guided imagery to enhance power for smoking change. Dissertation Abstracts International 50 08B:3408. University microfilms order number QVM 9002682

Wynd C A 1992 Relaxation imagery used for stress reduction in the prevention of smoking relapse. Journal of Advanced Nursing 17: 294-302

Zahourek R P (ed) 1985 Clinical hypnosis and therapeutic suggestion in nursing. Grune and Stratton, Orlando, Florida

Zahourek R P (ed) 1988 Relaxation and imagery: tools for therapeutic communication and intervention. W B Saunders, Philadelphia

Zajonc R A, Murphy S T, Inglehart M 1989 Feeling and facial efference: implications of the vascular theory of emotion.
Psychological Review 96: 395-416

Zigmond A S, Snaith R P 1983 The hospital anxiety and depression scale. Acta Psychiatrica Scandanavica 67: 361-370

Register

A

Abdomen, 267
Abdominalatmung, 192, 196, 290
„Abnehmende Spannung", 62
Ablenkung, 27
Adrenalin, 21
aerobes Training, 178, 184
Affenstellung, 151, 152
Alberti, 26
Alexander-Technik, 143, 155, 160, 288
Alkohol, 49, 242
allgemeine Entspannungstheorie, 311
An- und Entspannungstechniken, 24
anaerobes Training, 183
Angst, 21, 24, 28, 49, 90, 106, 115, 155, 183, 228
Angsterkrankungen, 27
Angstniveau, 67
Angstzustände, 66
Arbeit mit Gruppen, 38
Arbeitswelt, 46
Assagioli, 220
Asthma bronchiale, 49
Atemmeditation, 193, 281
Atemtasche, 193
Atmung, 187, 189, 191, 290, 296
Atmungskontrolle, 187
Atmungsorgane, 187
Aufmerksamkeits-Switching, 313, 317
Aufwärmphase, 183
Augenbewegungen, 63
autogenes Training, 251, 257, 258
autonomes Nervensystem, 258
Azetylcholin, 24

B

Bänder, 182
Beck, 25
behaviorale
Entspannungstrainingsskala, 124
behaviorales Entspannungstraining, 117, 125
Behavioural Relaxation Scale, 307
Benson, 277
Bernstein, 69, 93, 158, 289
Bewältigungsstrategie, 19
Blutdruck, 180, 277
Bluthochdruck, 90, 193
Borkovec, 69, 93, 158, 289
Burn-out, 38

C

Cameron, 27
Chakras, 226, 271
Colitis ulzerosa, 49
Cortisol, 21
Creep, 163

D

Denkautomatismus, 25
Denkmuster, 25
Depersonalisation, 265
Depression, 49
Desensibilisierung, 26, 244
diaphragmatische Atmung, 192
differentielle Entspannung, 105, 158, 160

Immer auf Trab

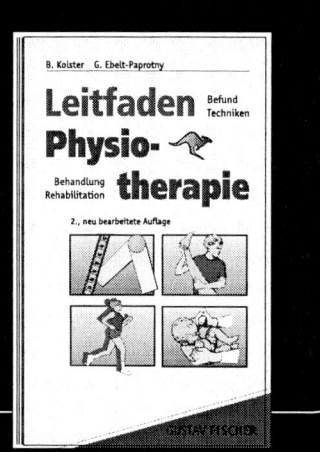

2., neubearb. Aufl. 1996. 708 S., geb.
DM 64,– / ÖS 467,– / SFr 61,50
ISBN 3-437-45161-8

Umfassende und praxisnahe Darstellung
des gesamten Gebietes der Physiotherapie
einschließlich Massagetechniken, Hydro-,
Balneo-, Thermo- und Elektrotherapie.
- Organisatorische Tips für die praktische
  arbeit und besondere Problemstellungen
- Grundlagen aller wichtigen
  Behandlungskonzepte
- Spezielle Krankheitsbilder
- Hilfen zu Befunderhebung und
  Therapieplanung

Neues bewegungs-
therapeutisches Konzept
für schizophren Kranke

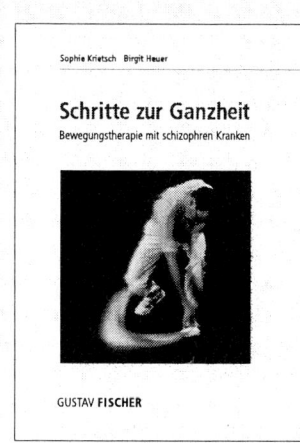

1997. 168 S., 78 Abb., kt.
DM 39,80 / ÖS 291,– / SFr 37,–
ISBN 3-437-45350-5

- Vier Leitlinien dienen als Grundlage:
  Beziehung zum eigenen Körper, zu Raum
  und Zeit, zu den Dingen, zu den Mit-
  menschen
- Anschauliche Darstellung der
  Bewegungswelt schizophren Kranker
- Mit zahlreichen Übungsbeispielen

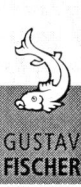

GUSTAV
FISCHER

Irrtümer und Preisänderungen vorbehalten. http://www.gfischer.de

Alles im Griff

Einstiegshilfe und neue Impulse

NEUAUFLAGE

GELBE REIHE

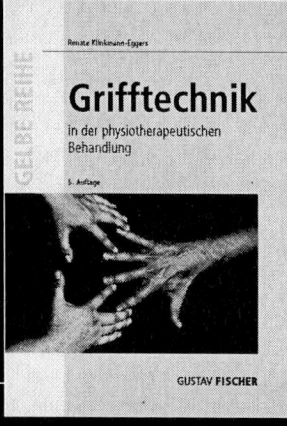

Renate Klinkmann-Eggers

Grifftechnik
in der physiotherapeutischen
Behandlung

5. Auflage

GUSTAV **FISCHER**

5., völlig überarb. Aufl. 1998. Ca. 200 S., 100 Abb.,
kt., ca. DM 59,– / ÖS 431,– / SFr 53,50
ISBN 3-437-45700-4
Erscheint im Februar '98

- Anschauliche Fotografien und leicht
  verständliche Texte stellen die verschiedenen Grifftechniken vor
- Praxisnahe Hinweise leiten an zu
  beobachten, Fehler zu erkennen
  und zu vermeiden
- Ideal zur Unterrichtsbegleitung und
  -nachbereitung sowie zur optimalen und
  effizienten Prüfungsvorbereitung
- Mit durchgehend neuen Abbildungen
  und neuem, übersichtlichem Layout

NEU

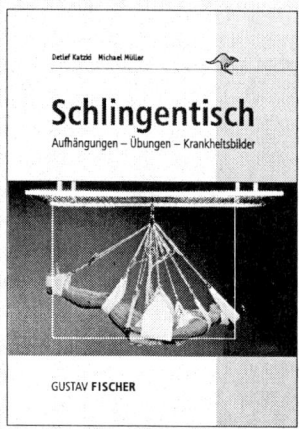

Detlef Katzid   Michael Müller

Schlingentisch
Aufhängungen – Übungen – Krankheitsbilder

GUSTAV **FISCHER**

1998. Ca. 200 S., 80 Abb., kt.
ca. DM 58,– / ÖS 423,– / SFr 52,50
ISBN 3-437-45230-4

- Kurze und prägnante Zusammenfassung
  der theoretischen Grundlagen der
  Schlingentischtherapie
- Hinweise zu Material und Ausstattung
- Anschauliche, direkt umsetzbare Anleitung und Darstellung der Aufhängungen
- Vorstellung der wichtigsten Krankheitsbilder, die im Schlingentisch behandelt
  werden können, mit umfassenden Übungs-
  vorschlägen

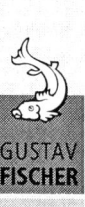

GUSTAV
FISCHER

Irrtümer und Preisänderungen vorbehalten. http://www.gfischer.de